Donald W. Winnicott
Die spontane Geste

Das Anliegen der Buchreihe Bibliothek der Psychoanalyse besteht darin, ein Forum der Auseinandersetzung zu schaffen, das der Psychoanalyse als Grundlagenwissenschaft, als Human- und Kulturwissenschaft sowie als klinische Theorie und Praxis neue Impulse verleiht. Die verschiedenen Strömungen innerhalb der Psychoanalyse sollen zu Wort kommen, und der kritische Dialog mit den Nachbarwissenschaften soll intensiviert werden. Bislang haben sich folgende Themenschwerpunkte herauskristallisiert: Die Wiederentdeckung lange vergriffener Klassiker der Psychoanalyse – wie beispielsweise der Werke von Otto Fenichel, Karl Abraham, Siegfried Bernfeld, W. R. D. Fairbairn, Sándor Ferenczi und Otto Rank – soll die gemeinsamen Wurzeln der von Zersplitterung bedrohten psychoanalytischen Bewegung stärken. Einen weiteren Baustein psychoanalytischer Identität bildet die Beschäftigung mit dem Werk und der Person Sigmund Freuds und den Diskussionen und Konflikten in der Frühgeschichte der psychoanalytischen Bewegung.

Im Zuge ihrer Etablierung als medizinisch-psychologisches Heilverfahren hat die Psychoanalyse ihre geisteswissenschaftlichen, kulturanalytischen und politischen Bezüge vernachlässigt. Indem der Dialog mit den Nachbarwissenschaften wiederaufgenommen wird, soll das kultur- und gesellschaftskritische Erbe der Psychoanalyse wiederbelebt und weiterentwickelt werden.

Die Psychoanalyse steht in Konkurrenz zu benachbarten Psychotherapieverfahren und der biologisch-naturwissenschaftlichen Psychiatrie. Als das ambitionierteste unter den psychotherapeutischen Verfahren sollte sich die Psychoanalyse der Überprüfung ihrer Verfahrensweisen und ihrer Therapie-Erfolge durch die empirischen Wissenschaften stellen, aber auch eigene Kriterien und Verfahren zur Erfolgskontrolle entwickeln. In diesen Zusammenhang gehört auch die Wiederaufnahme der Diskussion über den besonderen wissenschaftstheoretischen Status der Psychoanalyse.

Hundert Jahre nach ihrer Schöpfung durch Sigmund Freud sieht sich die Psychoanalyse vor neue Herausforderungen gestellt, die sie nur bewältigen kann, wenn sie sich auf ihr kritisches Potenzial besinnt.

Bibliothek der Psychoanalyse
Herausgegeben von Hans-Jürgen Wirth

Donald W. Winnicott

Die spontane Geste

Ausgewählte Briefe

Herausgegeben von F. Robert Rodman

Aus dem Englischen von Oskar Halbsattel

Psychosozial-Verlag

Titel der Originalausgabe:
The spontaneous gesture. Selected letters of D. W. Winnicott

Published by arrangement with The Marsh Agency

Bibliografische Information der Deutschen Nationalbibliothek
Die Deutsche Nationalbibliothek verzeichnet diese Publikation
in der Deutschen Nationalbibliografie; detaillierte bibliografische Daten
sind im Internet über http://dnb.d-nb.de abrufbar.

Unveränderte Neuauflage der Ausgabe von 1995 (Stuttgart: Klett-Cotta)
Deutsche Übersetzung von Oskar Halbsattel © Klett-Cotta, Stuttgart 2023

info@psychosozial-verlag.de
www.psychosozial-verlag.de

Umschlagabbildung: Mary Cassatt, *Das Bad*, 1893
Umschlaggestaltung nach Entwürfen von Hanspeter Ludwig, Wetzlar
ISBN 978-3-8379-3335-2 (Print)

INHALT

VORWORT

Ich konnte nicht wissen, daß die Veröffentlichung von Winnicotts Briefen schon geplant war, als ich 1979 an Dr. Winnicotts Witwe, Mrs. Clare Winnicott, schrieb, um anzufragen, ob ich sie nicht herausgeben könnte. Ich hatte gerade noch einmal gelesen, was er mir 1969 geschrieben hatte, als Antwort auf einen Aufsatz von mir, den ich ihm geschickt hatte. In seiner Offenheit und Ausführlichkeit war Winnicotts Brief nicht nur eine Antwort auf meine Zuschrift; er war ein Geschenk. Ich fand es wahrscheinlich, daß er auch anderen Korrespondenten ähnlich bereitwillig geantwortet hatte. Winnicotts Arbeiten und wohl auch er selbst waren mir immer leicht zugänglich erschienen, seit ich als Medizinstudent zum ersten Mal etwas von ihm gelesen hatte. Ihm einfach einen Aufsatz zu schicken, ohne vorher anzufragen, ob er ihn interessieren würde, war daher bezeichnend für meine Unbefangenheit gegen ihn, ebenso wie zehn Jahre später meine Anfrage bei Mrs. Winnicott: etwas, das man ins Blaue hinein abschickt, in der Gewißheit, daß es auf jeden Fall freundlich aufgenommen würde. Und es wurde freundlich aufgenommen.

Im Mai 1980 besuchte ich Mrs. Winnicott in ihrem Haus in der Lower Belgrave Street, wo ich auch Ray Shepherd traf, Psychoanalytiker und Mitglied des Komitees, das Winnicotts Werke herausgibt, außerdem Winnicotts alten Freund Peter Tizard, einen angesehenen Kinderarzt. Nach dem Essen brachte Mrs. Winnicott mich in den bequemen Raum im Kellergeschoß, wo sie die Briefe aufbewahrte. Sie lagen in einer Reihe von Schnellheftern, ein Hefter pro Jahr von 1958 an, alphabetisch nach Empfängern geordnet. Nach einer ersten Durchsicht gewann ich die Überzeugung, daß ein großer Teil davon für ein breites Publikum von Psychoanalytikern und anderen Menschen aus vielerlei Fachgebieten von Interesse wäre.

Im nächsten Jahr veranlaßte ich, daß die Briefe fotokopiert wurden. Aber erst 1984 konnte ich die Arbeit daran fortsetzen, und inzwischen war Mrs. Winnicott der Krankheit erlegen, unter der sie seit vielen Jahren gelitten hatte. Sie hatte sich lange überlegt, was mit Winnicotts schriftlichem Nachlaß zu tun sei, und sich dafür entschieden, die Originale der Bibliothek des New York Hospital – Cornell Medical Center zur Aufbewahrung und Nutzung durch die künftige Forschung zu schicken; Duplikate sollten in England im Wellcome Institute für Medizingeschichte zur Verfügung stehen. Sie hatte bereits lange vorher sorgfältige Vorkehrungen für die Publikation von Winnicotts Werken getroffen, die in den Händen eines Herausgeber-Komitees lag, das aus ihr selbst, Madeleine Davis und Ray Shepherd bestand. Nach ihrem Tod kam Christopher Bollas als Dritter hinzu. Später wurde noch eine Sammlung von Briefen entdeckt, von der ein Großteil der ersten Kollektion hinzugefügt wurde.

Alles in allem sind etwa 825 von Winnicott geschriebene Briefe erhalten. Für dieses Buch habe ich nur diejenigen mit direktem Bezug zu seinem Werk und seinen Theorien ausgewählt. Aus der Zeit vor 1949 stammen nur sehr wenige. Vermutlich hatte Winnicott damals keine Sekretärin. Außerdem erlebte er in dieser Zeit einige persönliche Erschütterungen: den Tod seines Vaters, die Scheidung von seiner ersten Frau und schließlich die zweite Heirat im Jahre 1951. Da kann es gut sein, daß Unterlagen verlorengingen oder weggeworfen wurden. Ein Umzug in die neuen Wohn- und Arbeitsräume am Chester Square markierte den Beginn jener letzten Periode, in der seine Leistung weithin Anerkennung fand. Vielleicht ist ihm damals allmählich klar geworden, daß eine vollständige Ablage seiner Korrespondenz sich eines Tages als interessant erweisen könnte, zumindest für ihn selbst, aber möglicherweise auch für andere.

Mit zwei Ausnahmen sind die Vorlagen für diese Briefe maschinenschriftliche Durchschläge ohne Unterschrift, die Winnicott aufbewahrte. Brief 1, an seine Schwester, lag in einer Fotokopie des handgeschriebenen Briefes vor, und von dem Brief 118, an mich gerichtet, besitze ich das getippte Original. Wo es möglich war, wurden die Briefe stets vollständig abgedruckt. Auslassungen dienen hauptsächlich zur Wahrung der Vertraulichkeit, und zu demselben Zweck wurden in einigen Fällen die Namen durch Großbuchstaben ersetzt. Auslassungen werden durch Pünktchen bezeichnet, Ergänzungen durch eckige Klammern. Manche einfachen Orthographie- oder Interpunktionsfehler wurden ohne Vermerk berichtigt.

DANK

Zutiefst dankbar bin ich der verstorbenen Mrs. Clare Winnicott, die mir die Aufgabe anvertraute, diese Briefe zu edieren. Ihre herzliche, witzige und intelligente Mitwirkung habe ich sehr vermißt.

Madeleine Davis nahm das Projekt da auf, wo Mrs. Winnicott hatte abbrechen müssen, und stellte sich mir durchweg als hilfsbereite und anregende Beraterin zur Verfügung. Ihre Kenntnis von Winnicotts Leben und Werk und, mehr noch, ihre Einsicht in seine wahre Bedeutung sind überwältigend. Sie hat mir viel Auskunft und guten Rat gegeben. Ray Shepherd war von Anfang an eine Quelle stiller Ermutigung. Dank seiner Nachforschungen in den Archiven der Britischen Psychoanalytischen Gesellschaft ist es mir gelungen, die Daten und Titel der meisten Aufsätze zu bestimmen, zu denen Winnicott sich in diesen Briefen äußert.

Arthur Rosenthal, der Direktor der Harvard University Press, ging mit Begeisterung auf den Vorschlag ein, die Briefe zu publizieren. Winnicott und seine Schriften waren ihm wohlbekannt, da er früher bei Basic Books seine *Collected Papers* herausgebracht hatte.

Mein guter Freund Lance Lee ließ mich von seinem intensiven Verständnis von Winnicotts Werk profitieren und, wie üblich, auch von seinen scharfsinnigen Bemerkungen, dieses Mal zum Aufbau meiner Einleitung.

Meine Frau und meine Kinder ertrugen geduldig mein langwieriges Beschäftigtsein mit Winnicott, die vielen Stunden vor dem Schreibcomputer und die Stimmungsumschwünge, die bei der Arbeit an einem Buch auftreten. Meinen liebevollen Dank dafür und für alles andere.

EINLEITUNG

D. W. Winnicott war eine Hauptfigur der britischen Psychoanalyse in der Generation nach Freud. Seine Schriften handeln vornehmlich von der Natur menschlicher Beziehungen, angefangen bei der Beziehung zwischen Mutter und Säugling, die er mit großem Feingefühl beschrieben hat. Als Angehöriger der »mittleren Gruppe« unter den britischen Psychoanalytikern hielt er auf Abstand zu den Kreisen um Melanie Klein und Anna Freud, womit er all denen Mut gab, die einen ähnlichen Hang zur Unabhängigkeit hatten, und zugleich eine schmale Brücke zwischen den beiden rivalisierenden Fraktionen schlug. Die vielen psychoanalytischen Bücher und Aufsätze, in denen auf sein Werk eingegangen wird, bezeugen sowohl den bleibenden Wert seiner Gedanken als auch ihre Kraft, das Denken anderer zu bereichern und anzuregen. Weil seine Schriften eine gewisse Frische bewahrt haben und die Eigenschaft besitzen, zu unerwarteten Schlüssen herauszufordern, ist sein Einfluß im Lauf der Jahre eher noch gewachsen.

Donald Woods Winnicott wurde 1896 in Plymouth (Devon) geboren, einer Hochburg der nonkonformistischen Wesleyanischen Tradition. Sein Vater, ein erfolgreicher und hochgeachteter Kaufmann, Bürgermeister von Plymouth, wurde für sein öffentliches Wirken geadelt. Donald, das jüngste von drei Kindern, mit zwei älteren Schwestern, hatte offenbar eine glückliche Kindheit. Mit vierzehn ging er von zu Hause fort, um die Leys School in Cambridge zu besuchen. Dort faßte er im folgenden Jahr, als er wegen eines gebrochenen Schlüsselbeins behandelt wurde, den Entschluß, später einmal Arzt zu werden. Stark eingenommen für die Ideen Darwins, studierte er in Cambridge am Jesus College zunächst Biologie, dann am St. Bartholomew's Hospital in London Medizin. Während des Medizinstudiums trat er zur anglikanischen Kirche über.[1] Zu dieser Zeit fiel ihm auch auf, daß er sich an seine Träume nicht erinnern konnte, und bei der Suche nach einem Buch, das ihm darin helfen könnte, stieß er auf ein Werk über Freud von einem Schweizer Geistlichen namens Oskar Pfister. Dieses Werk erweckte sein Interesse für psychoanalytische Schriften.[2]

Während des Ersten Weltkriegs diente Winnicott einige Zeit als Hilfsarzt auf einem Zerstörer. Er nahm dann das Studium der Medizin wieder auf und schloß es 1920 ab. 1923 heiratete er.

In diesem Jahr wurde er auch Arzt am Kinderkrankenhaus Paddington Green, eine Stellung, die er bis 1963 innehatte. Seine Mittwochsarbeit in dieser Klinik, die sich nach und nach von herkömmlicher kinderärztlicher Tätigkeit zur Kinderpsychiatrie hin entwickelte, war ein Teil seiner kontinuierlichen ärztlichen Erfahrung, die sich zuletzt auf etwa 60 000 Fälle stützen konnte. 1923 begann er auch eine zehn Jahre dauernde Analyse bei James Strachey. Für die British Psycho-Analytical Society, die Britische Psychoanalytische Gesellschaft (im folgenden auch kurz als »Society« bezeichnet), war dies ein Jahrzehnt tiefgreifender Veränderungen. 1926 zog Melanie Klein von Berlin nach London, von Ernest Jones zu dem Zweck geholt, seine Frau und seine zwei Kinder zu analysieren. Ein Konflikt zwischen Melanie Klein und Anna Freud über Theorie und Technik der Kinderanalyse hatte ernste Formen angenommen und sollte auf viele Jahre hinaus einer der wichtigsten Gesprächsstoffe bleiben. 1933 wurde die wissenschaftliche Diskussion in der Society stark durch die polemischen Attacken beeinflußt, denen sich Melanie Klein von seiten Edward Glovers und seiner Analysandin Melitta Schmideberg ausgesetzt sah, ihrer eigenen Tochter, die ihre Mutter beschuldigte, Gefühle in sie hineinzwingen zu wollen.

1935 begann Winnicott eine sechs Jahre dauernde Supervision bei Melanie Klein. Er wollte sich von ihr analysieren lassen, aber dadurch wäre es für ihn unmöglich geworden, zu tun, was sie von ihm wollte: nämlich unter ihrer Supervision ihren Sohn zu analysieren. Er lehnte eine solche Vereinbarung ab, war aber dennoch von 1935 bis 1939 der Analytiker ihres Sohnes.[3] Ende der 30er Jahre unterzog Winnicott sich einer zweiten Analyse bei Joan Riviere.

Am 6. Juni 1938 kam Freud nach London, zu einer Zeit, als die Mitglieder der Britischen Psychoanalytischen Gesellschaft zu einem vollen Drittel mitteleuropäischer Herkunft waren. Nach Freuds Tod im September 1939 und während des Krieges geriet die Society in spaltungsträchtige Streitigkeiten. Die sogenannten »kontroversen Diskussionen« zu Beginn der 40er Jahre dienten dem Versuch, eine Lösung zu finden. Die Spaltung zwischen den Anhängern Melanie Kleins und Anna Freuds, die zur Gründung einer zweiten psychoanalytischen Gesellschaft geführt hätte, konnte durch eine Vereinbarung, die zwei getrennte Ausbildungsprogramme vorsah, vermieden werden. Winnicott, der sich weder in die A-Gruppe (Kleinianer) noch in die B-Gruppe (Anna Freuds Anhänger) einreihen mochte, schloß sich der Gruppe an, die man mit der Zeit als die mittlere bezeichnete und zu der Michael Balint, Ronald Fairbairn, Sylvia Payne, Ella Sharpe und Marjorie Brierley gezählt wurden. Dies entsprach am besten dem Charakter des Mannes, der unser Vokabular um den Ausdruck »Übergangsobjekt« erweitern sollte und dessen Schriften sich auf den Bereich des Zwischenmenschlichen konzentrieren, das Gebiet der Beziehung und des kulturellen Erlebens, wo Spiel und Bewegung die Hauptmerkmale sind.

Im Zusammenhang mit den Kriegsereignissen wirkte Winnicott als beratender Psychiater an einem Evakuierungsprogramm mit, bei dem Londoner Kinder auf dem Land untergebracht wurden. Dies führte ihn nach Oxfordshire, wo er die Behandlung von entlaufenen und straffällig gewordenen Kindern supervidierte und Gedanken zum Thema der »antisozialen Tendenz« entwickelte. Bei diesem Projekt arbeitete er mit Clare Britton zusammen, einer psychiatrischen Sozialarbeiterin, die später seine zweite Frau wurde. Nach dem Tod seines geliebten Vaters im Jahr 1948 leitete er seine Scheidung in die Wege und heiratete 1951 zum zweiten Mal. In dieser Zeit schrieb er seinen berühmtesten Aufsatz, »Übergangsobjekte und Übergangsphänomene«[4]. Diese Arbeit, die sich in dem 1945 entstandenen Aufsatz »Die primitive Gefühlsentwicklung«[5] schon andeutete, leitete die schöpferische letzte Phase seines Lebens ein, zwanzig Jahre, in denen er die Bahnen psychoanalytischen Denkens durch seinen stetigen Beitrag eigenständiger Ideen veränderte und vertiefte. Wie seine Schriften langfristig nachwirken, wird man abwarten müssen. Er starb 1971.

Unter den vielen beruflichen Stellungen, die Winnicott innehatte, seien die folgenden genannt: Er war fünfundzwanzig Jahre lang ärztlicher Leiter der Kinderabteilung des British Psycho-Analytical Institute, und für zwei Dreijahresperioden (1956–59 und 1965–68) Präsident des Instituts. Außerdem war er für mehrere Dreijahresperioden wissenschaftlicher Sekretär und Ausbildungs-Sekretär der Psycho-Analytical Society. Er war Vorsitzender der medizinischen Sektion der British Psychological Society, Vorsitzender der pädiatrischen Sektion der Royal Society of Medicine und Präsident der Association of Child Psychology and Psychiatry. Daneben gab es zahlreiche Ehrenmitgliedschaften, Beratertätigkeiten und Gastvorlesungen. Als Vortragsredner war er bei Psychoanalytikern wie Laien sehr gefragt, und in der BBC hielt er eine vielbeachtete Serie von Rundfunkvorträgen über die kindliche Entwicklung. Viele Bücher flossen ihm aus der Feder, angefangen bei einem Lehrbuch der Kinderheilkunde von 1931[6], in dem er als erster analytische Ideen in die kinderärztliche Praxis einführte. Er schrieb sowohl für Psychoanalytiker als auch für Laien. Viele unveröffentlicht gebliebene Arbeiten werden erst jetzt endlich zugänglich.

Ich habe Winnicott nur einmal gesehen, bei einer Versammlung der Britischen Psychoanalytischen Gesellschaft 1963, wo er eine seiner Arbeiten vortrug.

»Die Frage des Mitteilens und des Nicht-Mitteilens führt zu einer Untersuchung gewisser Gegensätze.«[7] In dieser Arbeit behauptete er, daß es in jedem Menschen etwas gibt, das nicht bekannt zu werden wünscht. »Im Zentrum jeder Person ist ein nicht mitgeteiltes Element, das heilig und höchst bewahrenswert ist ... Wir können den Haß der Menschen auf die Psychoanalyse verstehen, die tief in die menschliche Persönlichkeit eingedrungen ist und die für das menschliche Individuum in seinem Bedürfnis nach Geheimhaltung und Isolierung eine Bedrohung darstellt. Die Frage ist, wie kann man isoliert sein, ohne völlig abgesondert sein zu müssen?« Man hätte denken können, damit sei jener Zustand der Besetzung des Selbst gemeint, den Freud für den zu Anfang gegebenen hielt, der primäre Narzißmus (so verstand es Anna Freud[8]), oder eine Fortsetzung dieser Erscheinung während des späteren Lebens. Aber Winnicotts Vostellung läßt sich darunter nicht ganz einordnen. In einem anderen Aufsatz betont er, daß der innerste Kern von der äußeren Realität nie angegriffen werden dürfe.[9] Und in einem Brief an Melanie Klein (vom 17. November 1952) bemerkt er über einen Kollegen: »Wenn er eine Narzisse pflanzen würde, dann dächte er, daß er die Narzisse aus der Zwiebel macht, und nicht, daß er es der Zwiebel durch hinlänglich gute Pflege ermöglicht, sich zu einer Narzisse zu entwickeln.« An einen Korrespondenten in Tansania schreibt er über Kinder: »Wir können ihnen nicht mal das Gehen beibringen, aber ihre eingeborene Tendenz, in einem bestimmten Alter gehen zu lernen, käme ohne uns als Entwicklungshelfer nicht aus ...«[10] Er scheint damit zu sagen, ebenso wie die genetisch-organischen Grundlagen des physischen Lebens intakt bleiben müßten, um sich richtig entfalten zu können, so komme es auch im geistigen Leben, für uns als Eltern – oder als Analytiker eines schwer gestörten Patienten – darauf an, für günstige Wachstumsbedingungen zu sorgen. Gerade indem er den Terminus »Narzißmus« vermeidet, erschließt er das Thema. Das Gebiet, von dem er spricht, wird weder von ihm erobert noch durch Bezeichnung mit einem metapsychologischen Ausdruck in Besitz genommen. Ein Stück Respekt vor dem Wunder bleibt gewahrt, wenn wir an die unversehrte Blumenzwiebel denken.

Winnicott hat sich die eigene Einfühlsamkeit sorgsam erhalten.

»Das erinnert mich an eine sonderbare eigene Erfahrung, damals in den zwanziger Jahren. In Paddington Green bekam ich, nachdem ich eine Weile Ambulanz-Arzt gewesen war, auch Anspruch auf Belegbetten. Das war sehr aufregend, denn ein Arzt gewinnt Status, wenn er im Krankenhaus selbst Fälle behandelt. Betten haben heißt arriviert sein. Ohne recht zu wissen, warum, lehnte ich es ab, diese Sprosse auf der Leiter zu nehmen. Man erlaubte mir, wenn nötig, Betten zu belegen, aber die stationäre Behandlung überließ ich einem Unterarzt. Zu dem Zeitpunkt wurde mir

> dann klar, warum ich das tat. Ich sagte mir: Babys und kleine Kinder, auch wenn es noch so freundlich zugeht, machen in einer Krankenhausstation alles in allem doch etwas Furchtbares durch. In die Stationen zu gehen regt dich sehr auf. Wenn du Stationsarzt wirst, bildest du die Fähigkeit aus, dich über das Leiden der Kinder nicht mehr aufzuregen; andernfalls kannst du kein tüchtiger Arzt sein. Konzentriere dich darum lieber auf die ambulante Praxis, dann kannst du es vermeiden, im Interesse der Effizienz abgestumpft zu werden.[11]

So wie er keine »Betten haben« wollte, war es auch typisch für ihn, daß er in seiner ganzen langen Laufbahn als Kinderarzt und Verfasser von Büchern für das Laienpublikum nie bereit war, direkte Ratschläge zu geben. Er glaubte, daß »das Baby eine Beziehung zur Mutter und zum Vater hat, und wie diese Beziehung sich entwickelt, hängt davon ab, was alle drei für Menschen sind. Man kann zwar darüber reden, was passiert, und sagen, daß dies vielleicht besser wäre als jenes, aber worauf es ankommt, ist doch, daß es dabei natürlich zugeht, und nicht, ob etwas nach irgendeiner Regel richtig oder falsch ist.«[12]

Er hatte schon früh bemerkt, daß die körperliche Untersuchung zu seinen psychiatrischen Behandlungen von Kindern wenig beitrug, und gab sie daher als eine starre Routinemaßnahme auf, obwohl er sein Leben lang der Meinung war, daß körperliche Untersuchungen für die kinderärztliche Praxis unerläßlich seien. Die Psychoanalyse, sagte er später, könne man als Ausweitung der Anamnese betrachten. Zu einem bestimmten Zeitpunkt beschloß er auch, keine Medikamente mehr zu verordnen.

Diese Zurückhaltung, die auf eine verfeinerte Form des Respekts hinauslief, sollte die Störung des Beobachtungsvorgangs verringern. Die Psychoanalyse mit ihrem Abstinenzgebot für den Patienten wie für den Analytiker, die sich beide streng an die Regeln zu halten haben, muß diese Seite seiner Persönlichkeit nachdrücklich verstärkt haben. Bei der Erläuterung seiner Theorie des Übergangsobjekts spricht er von dem Paradoxon seines Ursprungs: daß es zugleich gefunden und erschaffen wird. Er dringt darauf, dieses Paradoxon zu respektieren und es nicht »durch eine Neuformulierung zu lösen, die so geschickt ist, daß sie das Paradoxon aufzuheben scheint«.[13] Mit dem Ausdruck »impingement«, »Übergriff«, bezeichnet er die Tendenz mancher Mütter, die Daseinskontinuität des Säuglings durch unnötige Einmischungen zu stören und damit seine natürliche Entfaltung zu behindern. Nicht nur versuchte Winnicott, sich jedes Übergriffs gegen seine Patienten zu enthalten, er ließ auch – wie es ihm seine Entwicklung gezeigt haben muß – entsprechende Formen des Übergriffs unter Erwachsenen gegen sich nicht zu, und darüber hinaus war ihm bewußt, daß er und andere einer Atmosphäre der (nicht notwendig unkritischen) Toleranz bedurften, damit das, was er die »Gesten« nannte, in Erscheinung treten konnte. Er selbst konnte die Bedürfnisse jedes Menschen, der einen originellen Gedanken hatte, verstehen.

In dem Brief an Melanie Klein von 1952 spricht er von ihrer ausgebliebenen Reaktion auf einen seiner Vorträge[14]:

»Was ich am Freitag zweifellos vermißt habe, war ein Eingehen von deiner Seite auf meine Geste in diesem Vortrag. Es ist eine kreative Geste, und ich kann keine Beziehung dadurch herstellen, wenn mir nicht jemand dabei entgegenkommt. Ich glaube, ich vermißte etwas, das ich von eurer Gruppe zu erwarten kein Recht habe, etwas, das eigentlich den Charakter einer therapeutischen Maßnahme hätte und das ich auch in meinen beiden langen Analysen nicht finden konnte, obwohl ich ansonsten so viel dabei gewonnen habe.« Er spricht dann von der Notwendigkeit, die psychoanalytische Sprache lebendig zu halten, indem für Gedanken verschiedener Herkunft Raum zu lassen wäre, die jeweils in der Sprache des einzelnen Teilnehmers ausgedrückt werden. »Die erste Formulierung wird gewöhnlich unter großen Kosten geleistet, und der Mann oder die Frau, die diese Arbeit geleistet haben, sind nachher für eine Weile in einem Zustand besonderer Empfindlichkeit, weil sie persönlich beteiligt sind.«

Es überrascht nicht, daß sich Winnicotts persönliche Bestrebungen auch in seinen theoretischen Konzepten wiederfinden. Seine Entwicklungstheorie umreißt die Bedingungen, unter denen die Reifungsprozesse des Kleinkinds auf eine förderliche Umwelt treffen, so daß diese Prozesse bis zur vollen Entwicklung hinführen und Lust und Kreativität ermöglichen können. Gesundheit ist in seiner Theorie nicht als Fehlen von Krankheit definiert. Winnicott will mehr als das: Er will gesundes Leben positiv definieren.[15]

Deutlicher als die meisten anderen Analytiker beharrte Winnicott darauf, immer er selbst zu sein. In der Britischen Psychoanalytischen Gesellschaft, in der seit Ende der dreißiger Jahre Anna Freud und Melanie Klein die beiden Wortführerinnen waren, stieß er damit auf zahlreiche Schranken. Da er bei den Kontroversen, die zur Spaltung des Ausbildungsprogramms geführt hatten, auf seiten der Kleinianer gestanden war, hatte Anna Freud Grund, ihn als Gegner anzusehen. Anfang der 50er Jahre erzürnte er sie mit einem Brief, in dem er einen Vortrag von einem ihrer Anhänger kritisierte. Aber sie vermochte ihre Meinung zu ändern. 1961 reagierte sie auf eine Besprechung von Winnicotts *Collected Papers* mit der Bemerkung, nun habe sie seine Theorien und seine therapeutischen Absichten zum ersten Mal verstanden. 1968 teilte sie Winnicott mit, sein Begriff des Übergangsobjekts habe sich »in der analytischen Welt durchgesetzt«.[16] Und früher schon hatte sie in einem Brief an ihn der Tatsache gedacht, daß er nach dem Umzug der Freuds nach London der einzige britische Psychoanalytiker gewesen war, der sie in ihrer Wohnung in Maresfield Gardens besuchte, um sich nach ihrem Befinden zu erkundigen.[17] Dennoch verraten die Briefe, die sie wechselten, eine höfliche Distanz.

Anders stand es um seine Beziehungen zu Melanie Klein und den Kleinianern. Ende der 30er Jahre war Melanie Klein seine Mentorin gewesen, und trotz aller Meinungsverschiedenheiten hielt er sein Leben lang viel von ihren Ideen. Er sah in ihr den kreativsten Kopf unter den Psychoanalytikern, gleich nach Freud. Er analysierte ihren Sohn, wenn auch nicht, wie sie es gewünscht hatte, unter ihrer Supervision. In der ersten Zeit schrieb sie ihm lange, herzliche Briefe. Mit der Zeit konnte er einigen ihrer Theorien nicht mehr zustimmen, insbesondere ihren Erweiterungen der Todestrieb-Theorie, wie etwa dem Konzept des angeborenen Neids. Er wehrte sich vor allem dagegen, wie ihre Ideen vorgetragen wurden. Brief um Brief schrieb er, um die Kleinianer davon zu überzeugen, daß sie sich mit ihren Kodewörtern selbst von anderen abkapselten. An den Wert von Melanie Kleins früheren Theorien glaubte er felsenfest, und er meinte, sie würden der Art ihrer Darstellung wegen ignoriert. Schließlich erkannte er, daß auch Melanie Klein selbst an dieser Geisteshaltung nicht unschuldig war. Seine Einwände richteten sich besonders dagegen, daß sie die Bedeutung der wirklichen Mutter und ihres wirklichen Verhaltens für die Entwicklung des Kleinkinds nicht anerkennen wollte. Als erfahrener Kinderarzt konnte er nicht umhin, die empirische Realität der frühkindlichen Entwicklung im Auge zu behalten. Das Wissen aus diesem Bereich ergänzte vortrefflich, was er bei der Kinderanalyse und beim Rekonstruieren der frühen Kindheit schwer gestörter erwachsener Patienten gelernt hatte.

Die Bedeutung der äußeren Realität war durch Freuds Entdeckung in Frage gestellt worden, daß die Berichte von Patienten über sexuelle Belästigungen in ihrer Kindheit oftmals auf ödipalen Phantasien und nicht auf wirklichen Geschehnissen beruhten. Damit wurde die Welt der Phantasien einer genauen Untersuchung erschlossen, und hier nahm Freuds großes Werk seinen Ausgang, in dem er demonstrierte, wie die Triebwünsche und die infantile Neurose eines Menschen seinen Lebenslauf formen und färben. Diese Auffassung, die man als Kerngedanken der psychoanalytischen Theorie und Therapie betrachten könnte und die mehrfach bestritten wurde, findet in Kleins Theorie wohl ihre Apotheose. Indem sie die äußere Realität von jedem prägenden Einfluß auf die Entwicklung nahezu ausschließt, erweckt Melanie Klein den Eindruck, daß die aus ihrer Theorie hervorgegangene Technik dem Patienten dadurch zugute komme, daß sie ihm erschütternde Einsichten nahebringt. Winnicott, ebenfalls in der psychoanalytischen Tradition fest verwurzelt, zugleich aber auch praktischer Beobachter kranker Kinder und ihrer Eltern, konnte den Einfluß der äußeren Realität berücksichtigen, ohne die Bedeutung des kindlichen Phantasielebens deshalb leugnen zu müssen. Der eigene Realitätssinn gebot es ihm, und vielleicht auch sein Sinn für Fairneß.

Seine Bücher für Eltern, seine BBC-Sendungen, seine Lehrveranstaltungen für Sozialarbeiter an der London School of Economics, seine Rolle als hochgeachteter Kinderarzt – all dies gab seiner Stimme öffentliches Gewicht, wenn wichtige Themen aufkamen. In seinen öffentlichen Stellungnahmen finden wir eine Ausgewogenheit zwischen seinem beobachtenden und teilnehmenden Interesse an der äußeren Realität einerseits und seiner Konzentration auf die innere Realität seiner Patienten andererseits.

Er entwickelte seine eigenen Ideen immer weiter, stieß aber dabei auf einen Widerstand, der mit der Zeit hinterhältig wurde. Ein Brief (vom 3. Februar 1956) an Joan Riviere, seine zweite Analytikerin, beginnt so:

> Nach Mrs. Kleins Vortrag haben Sie und Mrs. Klein mit mir gesprochen und mir in aller Freundlichkeit zu verstehen gegeben, daß Sie beide vollkommen sicher sind, daß ich keinerlei positiven Beitrag zu Melanies interessanten Arbeiten leisten könnte, in denen sie sich die ganze Zeit bemüht, die Psychologie der frühesten Entwicklungsstadien zu bestimmen. Wie Sie zugeben werden, haben Sie angedeutet, daß ich unfähig sei zu erkennen, daß Melanie eben das sagt, was ich von ihr hören will. Mit anderen Worten, in mir besteht eine Sperre.

Er fährt fort: »Ich möchte, daß Sie wissen, daß ich nicht damit einverstanden bin, was Sie und Melanie andeuteten, nämlich daß meine Bedenken gegen Melanies Darstellung der Psychologie der frühesten Kindheit auf subjektiven und nicht auf objektiven Faktoren beruhten.«

Selbst wenn Winnicotts Auffassungen etwas mit seinen inneren Konflikten zu tun gehabt hätten – sie deshalb als falsch zu betrachten wäre ein Fehler gewesen. Jedenfalls hätte er auf solche Vorwürfe nicht mit den entsprechenden Gegenvorwürfen antworten können. Riviere hatte den Vorteil, ihn analysiert zu haben, während er keine entsprechenden Kenntnisse über die intimen Details von Melanie Kleins Kindheit besaß. Natürlich sprechen Theorien immer für sich selbst und können nur in dem, was sie besagen, bestätigt oder widerlegt werden, unabhängig von der interessanten oder auch neurotischen Persönlichkeit ihres Urhebers. Versuche, eine Idee durch Argumente ad hominem, mit dem Hinweis auf unanalysierte Konflikte, zu entwerten, sind in den öffentlichen und privaten Auseinandersetzungen der verschiedenen psychoanalytischen Schulen freilich alles andere als ungewöhnlich. Aber nur selten haben wir Gelegenheit zu einem Einblick in schriftliche Auseinandersetzungen oder einen Fall wie den Winnicotts, wo eine vorsätzliche Anstrengung unternommen wird, einen potentiell wichtigen Beitrag niederzumachen.

Die Auseinandersetzung findet ihren heftigsten Ausdruck in Winnicotts Brief von 1952 an Melanie Klein. Sie hatte ihn aufgefordert, ein Kapitel zu einem geplanten Buch beizusteuern, und er erklärte ihr, warum er dies nicht tun könne. Joan Riviere hatte zu dem Buch ein Vorwort geschrieben, in dem sie behauptete, Klein habe tatsächlich »etwas in der Psychoanalyse Neues hervorgebracht, nämlich eine in sich geschlossene Theorie, die, wenn auch einstweilen nur im Grundriß, alle psychischen Erscheinungen berücksichtigt, die normalen und die anormalen, von der Geburt bis zum Tod, eine Theorie, die keine unüberbrückbaren Lücken hat und keine Phänomene ohne einsehbare Beziehung zum übrigen abseits stehen läßt«.[18] Winnicott schreibt an Melanie Klein:

> Persönlich halte ich es für sehr wichtig, daß Dein Werk von anderen umformuliert wird, die es auf ihre eigene Weise entdecken und ihre Entdeckung in ihrer eigenen Sprache beschreiben. Nur auf diese Weise kann die Sprache lebendig erhalten werden. Wenn Du zur Bedingung machst, daß künftig nur noch in Deiner Sprache über die Entdeckungen anderer Leute berichtet werden darf, dann wird aus der Sprache eine tote Sprache, und in der Society ist sie das schon ... Ich mache mir Sorgen wegen dieser Clique, wie man die Kleinianer nennen könnte. Hier, glaube ich, liegt die echte Gefahr für die Verbreitung Deines Werkes. Deine Gedanken werden nur insoweit lebendig bleiben, als sie von originellen Personen innerhalb und außerhalb der psychoanalytischen Bewegung neu entdeckt und neu formuliert werden ... Die Gefahr ist, ... daß der Klüngel ein System zur Verteidigung der von der Urheberin, in diesem Fall also von Dir, erarbeiteten Position entwickelt ... Du bist die einzige, die diese Sprache der sogenannten Kleinschen Doktrin oder des Kleinianismus zerstören kann – und zwar in konstruktiver Absicht. Wenn Du sie nicht zerstörst, dann muß diese künstlich integrierte Erscheinung destruktiv angegangen werden. Sie fordert zum Angriff heraus, und, wie ich zu erklären versuchte, Mrs. Rivieres unglücklicher Satz in ihrer ansonsten ausgezeichneten Einleitung kleidet die Sache gerade so in Worte, daß er von Menschen zitiert werden kann, die nicht unbedingt Feinde Deiner Gedanken, wohl aber Feinde von Systemen sind.

Mit dem Satz »wenn Du sie nicht zerstörst, dann muß diese künstlich integrierte Erscheinung destruktiv angegangen werden«, zeigt Winnicott gleichzeitig zwei Aspekte seines Charakters: sein Bestreben, die eigene Aggressivität für konstruktive Zwecke einzusetzen, und seine religiöse Seite. Wenn er sich gegen das Dogma in der psychoanalytischen Bewegung wehrt, ruft er zur Befolgung des zweiten Gebots auf.

Das Wort »erbarmungslos« scheint auf den ersten Blick einem sanften Menschen wie Winnicott unangemessen, der als Kliniker den Ruf höchster

Gewissenhaftigkeit und Einfühlsamkeit genießt. Und doch war dieses Adjektiv in der Gedenksitzung der Britischen Psychoanalytischen Gesellschaft zu Winnicotts Ehren zweimal zu hören.[19] Er konnte erbarmungslos sein, wo es um eine Sache von prinzipieller Bedeutung ging, und über Erbarmungslosigkeit hat er einiges geschrieben, sowohl als Stadium in der frühkindlichen Entwicklung[20] als auch über den Eintritt in dieses Stadium in der Analyse schwer gestörter Patienten[21]. In seiner Rolle als Funktionär der Britischen Psychoanalytischen Gesellschaft ergriff er vielfach die Initiative. In den Briefen, in denen er Kritik anbringt, ist der Angriff oft frontal. Der Eindruck einer ehrlichen, gutgemeinten Kritik wird manchmal durch freundliche Worte verstärkt, aber es gibt auch Briefe, in denen davon sehr wenig zu spüren ist.

In einem seiner frühen Aufsätze, »Haß in der Gegenübertragung«[22], gebrauchte er zum ersten Mal das ausdrucksstarke Wort »Haß« im Kontext der Beziehungen von Analytikern zu ihren Patienten. Etwa um diese Zeit schrieb er an den Autor eines Gesetzentwurfs zur Verstaatlichung des britischen Gesundheitswesens: »Ich muß ... gegen mich selbst ehrlich sein und Ihnen den Haß zum Ausdruck bringen, der naturgemäß in mir aufsteigt ...«[23] In einem Brief über privat finanziertes Fernsehen heißt es: »Ich weiß, daß mein Haß auf die Politiker immer stärker werden wird, wenn ich allmählich eine neue Generation heranwachsen sehe, die das Recht der Werbung, überall einzudringen, schon für selbstverständlich hält.«[24] Daß er dieses Recht der Werbung als den Grund für seinen Haß nennt, ist bezeichnend für den Mann, der uns auf den innersten Kern des Individuums aufmerksam gemacht hat, in den niemand hineindringen darf. In einem Brief an die Zeitschrift *New Society* (23. März 1964) bemerkt er über soziale Tätigkeit jeglicher Art, einschließlich der Psychoanalyse: »Der Haß des Professionellen erwächst aus der Struktur der professionellen Beziehung, ihrer Begrenztheit, der Tatsache, daß sie bezahlt wird, usw., usw.« Haß kommt nicht nur manchmal auf, bei der Behandlung bestimmter Patienten, sondern gehört zum Arbeitsalltag. In einem seiner letzten Aufsätze, »Objektverwendung und Identifizierung« (1968)[25], wo er sich bemüht, den konstruktiven Aspekt der Destruktivität aufzuweisen, arbeitet Winnicott heraus, wie das Realitätsbewußtsein davon abhängt, daß das Objekt die beständigen Versuche, es zu zerstören, überlebt. Er führt den Gedanken aus, daß ein Mensch für den anderen verwendbar, wirklich wird, indem er das durchgängig aggressive Moment in der Beziehung überlebt.

Sentimentalität hielt er für eine Schwäche, vor der man sich hüten muß. Das heißt, die natürliche Aggressivität muß zu ihrem Recht kommen. Dies wird am deutlichsten in seinen Briefen zum Thema der Jugendkriminalität ausgesprochen. »Auf eine sentimentale Hinwendung zu antisozialen Kindern oder Erwachsenen muß früher oder später eine Gegenreaktion folgen.«[26] »Meine Ansicht ist, daß jede Art Sentimentalität mehr schadet als nützt.«[27] In dem Brief an die *New Society* heißt es: »... eine große Gefahr liegt in der Verbreitung einer sentimentalen Vorstellung von Psychoanalyse, Sozialarbeit oder Elternschaft.« In einem Brief an den *Observer* (12. Oktober 1964) schreibt er in bezug auf die Mütter von Neugeborenen: »Ich habe das Wort *devotion* [Hingabe, Fürsorglichkeit] hier im Bewußtsein eines gewissen Risikos gebraucht, denn für manche Menschen ist dieses Wort mit Sentimentalität verknüpft.« Eine Vorstellung ist sentimental, wenn sie dem Haß, oder zumindest der Aggression keinen Raum läßt. In Bemerkungen zu einer ihm vorgelegten Übersetzung seines Aufsatzes über Übergangsobjekte ins Französische schreibt er: »Das Wort ›tender‹ ist ganz gut, betont aber das Fehlen von Aggression und Destruktivität, während ›affectionate‹ dies weder betont noch ausschließt. Man kann sich zum Beispiel eine Umarmung vorstellen, die zwar ›affectionate‹, aber alles andere als ›tender‹ wäre.«[28]

Eine recht wichtige Rolle spielte in Winnicotts Leben die Religion. Er war im nonkonformistischen Glauben erzogen, in dem die Tiefe des inneren Überzeugtseins betont wird. Offenbar war er ein religiöser Mensch in dem Sinne, daß er sich die Fähigkeit zu staunen bewahrte, und das Aufscheinen dieser Fähigkeit auf der gedruckten Seite ist es, was ihn von so vielen anderen psychoanalytischen Autoren unterscheidet. Zugleich aber war er äußerst mißtrauisch gegen jede Religion, die auf Unterdrückung individueller Entwicklung zugunsten überlieferter Kultpflichten hinauslief. Dazu konnte er sich mit Ingrimm äußern. Worauf es ihm ankam, war die Qualität der Andacht. Das Staunen brachte die Ehrfurcht vor den Gegenständen mit sich, die es erweckten. Ehrfurcht schloß Zurückhaltung ein, ging allerdings auch über sie hinaus. In das Gebiet des Ehrfurchtgebietenden konnte man nicht einfach eindringen. Man konnte nur beobachten, beschreiben und bezeugen. Und ebenso durfte man auch erwarten, mit Respekt behandelt und nicht mit Zwang und Predigten zu etwas gemacht zu werden, was einem wider die Natur ging.

Winnicotts Familie ging regelmäßig zur Kirche. Clare Winnicott berichtet in ihren Erinnerungen, daß er einmal die folgende Geschichte erzählte: »Mein Vater hatte einen ganz einfachen (religiösen) Glauben, und einmal, als ich ihm eine Frage stellte, über die wir in einen langen Streit hätten geraten können, sagte er nur: ›Lies die Bibel, und was du da findest, das wird für dich die richtige Antwort sein.‹ Also blieb es mir Gott sei Dank überlassen, selbst damit fertigzuwerden.«[29] Die Gründe und Folgen von Winnicotts Übertritt zur anglikanischen Kirche während des Medizinstudiums sind nicht bekannt.

1919 schrieb er schon: »daß extreme Handlungen, religiöse Riten und Zwangsvorstellungen das genaue Gegenstück dieser Geistesstörungen sind, und durch Psychotherapie können viele Fanatiker oder religiöse Extremisten (bei frühzeitiger Behandlung) zu einem richtigen Verständnis der Religion und ihres Sinns in der Aufrichtung einer hohen ethischen Norm hingeführt werden. Auf diese Weise werden sie aus einem für die Gemeinschaft lästigen Herd religiöser Ansteckung zu normalen, nützlichen Mitgliedern der Gesellschaft gemacht und in die Lage versetzt, sich nach ihrer eigenen Fasson weiterzuentwickeln.«[30]

Er kritisiert jeden, der die psychoanalytische Theorie behandelt, als ob sie eine Religion oder eine politische Sichtweise mit religiösen Obertönen wäre. So schreibt er an Roger Money-Kyrle (am 23. September 1954): »Ich glaube, was mich so ärgerte, war eine Spur von Parteilinie, die ich aus dem, was Sie sagten, heraushörte, etwas, wogegen ich allergisch bin.« Und in dem Brief an Melanie Klein und Anna Freud (vom 3. Juni 1954), in dem er auf Abschaffung des zweigeteilten Ausbildungsprogramms drängt: »Wenn wir gegenwärtig starre Schemata aufzustellen versuchen, bringen wir damit Ikonoklasten oder Klaustrophobe hervor (vielleicht bin ich einer von ihnen), welche die Unaufrichtigkeit eines starren Systems in der Psychologie ebensowenig ertragen können wie in der Religion.« Im Februar 1956 an Joan Riviere: »Das einzige, was passieren kann, ist, daß alle, die Melanie unterstützen möchten, klinische Belege vorbringen, was wir ja alle können, wie Bibelzitate, um ihre Thesen zu bestätigen.«

Meistens wird das Wort »Religion« in diesen Briefen pejorativ gebraucht, aber Winnicott sagt auch: »Man muß fähig sein, religiöse Überzeugungen und ihre Stellung in der Psychologie so zu betrachten, daß man nicht für einen Feind vor irgend jemandes persönlicher Religion gehalten werden kann. Ich habe andere getroffen, die meinten, ich sei in manchen meiner Schriften antireligiös, aber immer stellte sich dann heraus, daß sie sich nur darüber ärgerten, daß ich meinerseits nicht in ihrem besonderen Sinne religiös war.«[31] Wogegen er sich wehrte, war nicht die Religion schlechthin, sondern eine Religion, die von den Gläubigen Gehorsam verlangt. »Ich kann unmöglich die Religion über Bord werfen, bloß weil die Menschen, von denen die Religionen der Welt organisiert werden, auf dem Glauben an Wunder beharren.«[32] Religion, die Kreativität erstickte, und geschlossene Systeme, die keine persönlichen Entdeckungen und Neuorientierungen zuließen, erregten seinen Zorn.

Als er an Melanie Klein schreibt, wenn sie die Sprache der sogenannten Kleinschen Doktrin nicht zerstöre, dann müsse »diese künstlich integrierte Erscheinung« destruktiv angegangen werden, spricht er sich gegen eine Form des Götzendienstes aus. Die Perfektion des Idols und seine dementsprechende pathologische Idealisierung werden als tödlich betrachtet. Winnicotts Einstellung wird noch deutlicher durch den Hinweis auf Joan Rivieres Behauptung, die Kleinsche Theorie sei eine im wesentlichen vollständige Theorie des menschlichen Seelenlebens. Darin bleibt kein Raum für individuelles Neuentdecken und Umformulieren, kein Platz für Winnicott selbst oder irgendwen sonst, der etwas beitragen könnte.

An diesem strittigsten Punkt, dem Einsatz der Aggression zur Überwindung einer lebensverleugnenden Theorie, müssen die Wurzeln des Konflikts tiefer reichen als nur bis zu einer theoretischen Meinungsverschiedenheit mit Melanie Klein. Jay R. Greenberg und Stephen A. Mitchell haben erklärt, daß Winnicott die Theorien Freuds in der Weise mißdeute, daß sein eigenes Werk als ihre logische Weiterentwicklung erscheinen könne.[33] Winnicott nimmt eine Beziehungsstruktur zwischen dem Säugling und der Mutter als die elementare Gegebenheit an, im Gegensatz zu Freud, der an derselben Stelle ein Triebleben sieht, das ursprünglich keine bestimmte Objekte kennt. Was Melanie Klein angeht, so verwandelt er ihre Theorie der depressiven Position in eine Theorie dessen, was er »die Phase der Besorgnis« nennt, und weist dabei dem tatsächlichen Verhalten der Mutter einen wichtigen Platz zu. Greenberg und Mitchell erörtern Winnicotts Ideen im Lichte einer Theorie des dichterischen Schaffens, die der Literaturkritiker Harold Bloom vertritt. Bloom zufolge beginnt der Neuling/Sohn ein Duell mit dem Vorgänger/Vater, um das Gefühl des Zuspätkommens zu überwinden. Dies kann ihm nur gelingen, wenn er das Werk des Vorgängers mißdeutet, so daß der Neuling einen rechtmäßigen Platz in der Tradition findet. Dieser Gedanke bietet sich zur Untersuchung der psychoanalytischen Theoriebildung an, insofern alle, die sich als Psychoanalytiker bezeichnen, sich den Anschein geben, das Werk Freuds fortzusetzen. Melanie Klein gab an, Freuds Begriff des Todestriebs bilde die Grundlage für einen großen Teil ihrer Arbeit. Die Ich-Psychologen nahmen sich wieder einen anderen Freud zum Vorbild. Technisch gesehen, praktizieren manche orthodoxe Analytiker von heute in einer Atmosphäre, die Freuds technische Anweisungen hinsichtlich Abstinenz und Anonymität bis in die Karikatur hinein befolgt, während andere, die mit den Regeln großzügiger verfahren, immer auf den *echten* Freud hinweisen, der manchmal auch von persönlichen Dingen sprach, sich zur Belohnung für eine schöne Deutung eine gute Zigarre gönnte, gewisse Analysanden um Übersetzung seiner Schriften bat oder für den hungrigen Rattenmann etwas zum Essen bereitstellte. Natürlich sind hier alle Verbindungen und Zwischenformen möglich.

Man geht wohl nicht allzu weit fehl, wenn man sagt, daß jeder Analytiker einen Freud im Kopf hat, den er durch wichtige Aspekte der eigenen Persönlichkeit ergänzt.

Für Winnicott war Freud nicht so sehr der große Systembildner als vielmehr der Urheber einer Methode zum Ausloten der Menschenseele. Man gewinnt den Eindruck, daß Winnicott nicht auf eine absolute Wahrheit erpicht war, sondern auf Wahrheiten, die nicht stillstehen, auf jene Wahrheit, die im fortwährenden Wechselspiel zwischen Menschen enthalten ist. Anscheinend bedurfte er nicht der »metaphysischen Tröstung«, wie es Nietzsche genannt hat, einer Tröstung, wie man sie zum Beispiel aus einem überzeugenden philosophischen System gewinnt. Doch diese Eigenart seines Denkens stellte ihrerseits eine Art Philosophie dar, wie J. P. M. Tizard erklärt hat.[34]

In den Briefen finden sich zahlreiche Belege für Winnicotts Abneigung gegen den Gebrauch metapsychologischer Termini. Zum Beispiel in dem Brief an David Rapaport vom 9. Oktober 1953: »Ich bin einer von denen, die sich gedrängt fühlen, alles auf meine eigene Art zu machen und es zunächst in meiner eigenen Sprache auszudrücken; mit einiger Mühe kann ich mich manchmal dazu überwinden, das, was ich sagen will, so umzutexten, daß es mit den Arbeiten von anderen in Einklang kommt, woraufhin ich dann gewöhnlich meine eigenen ›originellen‹ Ideen gar nicht mehr so originell finde ...« An Anna Freud (am 18. März 1954):

> »Ich habe eine ärgerliche Art, etwas in meinen Worten zu sagen, anstatt die Termini der psychoanalytischen Metapsychologie gebrauchen zu lernen. Ich versuche herauszufinden, woran es liegt, daß ich gegen diese Termini so mißtrauisch bin. Etwa, weil sie den Anschein von Einverständnis erwecken können, wo keines vorhanden ist? Oder liegt es an irgendwas in mir selbst? Vielleicht natürlich auch an beidem.«

Und an Michael Balint (5. Februar 1960):

> »Während ich früher völlig außerstande war, mich an einer metapsychologischen Diskussion zu beteiligen, sehe ich nun schon manchmal ein Fünkchen Licht, und wenn ich lange genug lebe, werde ich vielleicht ab und zu einmal mitreden können.«

Mit diesem Mißtrauen gegen die metapsychologische Terminologie stimmt überein, daß Winnicott anscheinend auch Freud nur mit Widerstreben gelesen hat. An James Strachey schreibt er (am 1. Mai 1951): »Es wird Sie beruhigen zu hören, daß ich nun doch eine ganze Menge psychoanalytische Lektüre geschafft habe«; und in einem Brief an Ernest Jones (am 22. Juli 1952) erwähnt er »meine Hemmungen hinsichtlich der Lektüre von Freud«.

Obwohl er Freud oft erwähnte und seinen Vorrang anerkannte – »meiner Ansicht nach sind alle etwa originellen Theorien von mir nur als Zuwachs zur gewöhnlichen Freudschen psychoanalytischen Theorie von Wert«[35] –, unterscheidet sich Winnicott von den meisten wichtigen psychoanalytischen Autoren insofern, als er einen ganz und gar eigenen Stil beibehielt. Nur selten versuchte er seine Ideen in »gewöhnliche psychoanalytische Theorie« zu übersetzen. Er wurde ins Abseits gestellt, oder, richtiger, er stellte sich selbst dorthin. In einem Brief an Adam Limentani (vom 27. September 1968) schreibt er:

»Wie Sie wissen, wurde ich lange Zeit überhaupt nicht zu psychoanalytischen Lehrveranstaltungen aufgefordert, weil weder Miss Freud noch Miss Klein für mich Verwendung hatten oder ihren Studenten erlauben mochten, regelmäßig zum Unterricht zu mir zu kommen, nicht mal in Kinderanalyse ... Als ich später dann für tragbar befunden und zu manchen Lehrveranstaltungen eingeladen wurde, hatte ich schon ein paar eigene Gedanken gehabt, und die fielen mir natürlich immer wieder ein, wenn ich einen Vortrag vor den Studenten halten wollte.«

Weil ihn die beiden Protagonistinnen der britischen Psychoanalyse hatten links liegen lassen, war er gezwungen, sich auf seine eigene Weise zu entwickeln (zumindest in dem, was die Technik anging), und sobald dieser Weg einmal eingeschlagen war, gab es kein Zurück mehr. Als eigenwilliger Analytiker war er genötigt, den beiden inneren Kreisen, die ihren Mitgliedern Sicherheit gaben, fernzubleiben.

Winnicotts Vermeidung der metapsychologischen Terminologie, in einer Hinsicht ein klarer Nachteil, weil damit vieles, was er zu sagen hatte, unverstanden blieb und nicht ohne weiteres in die allgemeine Theorie aufgenommen werden konnte, ist ein Aspekt seiner Selbstbeherrschung, der die Lebendigkeit seines Denkens sich entfalten und mitteilen läßt. Im Bemühen, ohne den obligatorischen Jargon auszukommen, mußte er in gewöhnlichen Worten, so klar er konnte, beschreiben, was er meinte. Es gibt bei ihm kaum sorgfältig recherchierte Literaturübersichten, auch wenn Freud, Klein und noch ein paar andere immerhin genannt werden. Seine Texte kommen leicht und spielerisch daher, doch bei all dem nicht ohne Ernsthaftigkeit. Ganz im Gegenteil. Seine Leser bekommen einen Blick für das Wesentliche, weil sie sich nicht erst durch viele Seiten hindurcharbeiten müssen, bevor sie zu den Hauptgedanken vordringen, und diese werden alltagssprachlich ausgedrückt. Diese gefällige Klarheit kann allerdings trügerisch sein, denn meistens sind die Gedanken nicht so einfach, wie sie zu sein scheinen, und bei aller Originalität sind sie nicht losgelöst von den Gedanken anderer.

Beim Lesen seiner Briefe und Aufsätze staunen wir wie über einen Fallschirmspringer, der plötzlich mitten unter uns genau auf seinem Zielpunkt landet. Oft beginnt Winnicott mit ein paar bündigen Sätzen, die manch ein anderer Autor ans Ende rücken würde. Die Freiheit seines Denkens wird sofort deutlich. Eine Untersuchung seines Lebenslaufs würde vermutlich die Bedingungen erkennen lassen, unter denen es für ihn zu einem Dauerzustand geworden war, »er selbst zu sein«; aber diesen Gedanken können wir hier nicht weiter verfolgen. In ihrem Gedenkaufsatz spricht seine Witwe von seiner allem Anschein nach glücklichen Kindheit. Er hatte keine augenfällig neurotischen Eltern und erlitt keinen schweren Verlust. Und doch erkennen wir in diesen Briefen die Spuren eines Konflikts. Er steuerte auf ein Drama zu, in dem seine besondere Empfindlichkeit gegen alles, was ihm in seinem Selbstausdruck behindern könnte, zum Ausbruch kommen würde. In seiner Rolle als feinfühliger Vermehrer menschlichen Wissens fühlte er sich auch als Vertreter anderer, und diese Anteilnahme weitete er auf die Gesamtheit der Psychoanalyse aus. Einer direkten Äußerung über diesen Konflikt kommt der wichtige Brief von 1952 an Melanie Klein am nächsten: »Meine Krankheit ist etwas, womit ich auf meine Weise fertigwerden kann, und sie ist von der immanenten Schwierigkeit allen menschlichen Kontakts mit der äußeren Realität nicht weit entfernt.«

1952 war Winnicott schon so weit, daß er Melanie Klein vor die Wahl stellte, entweder selbst den Kleinianismus zu zerstören oder sich auf die Angriffe von seiten anderer gefaßt zu machen, die sich dazu herausgefordert fühlten. Es spricht nicht gegen die Richtigkeit seiner Argumente, wenn man sich vorstellen kann, daß seine Kritik unter anderem auch aus seinem früheren Berauschtsein von ihren Ideen entsprang. Ebensowenig ist es ein Einwand gegen seine Argumente, wenn wir es für möglich halten, daß er einen persönlichen religiösen Konflikt erlebt hatte (während seines Medizinstudiums vielleicht), der ihn gegen die Kleinsche Theorie in derselben Weise empfindlich machte wie gegen eine Gehorsam fordernde Religion. Seine Unfähigkeit oder Abneigung, sich der metapsychologischen Terminologie zu bedienen, verrät vielleicht einen ähnlichen, wenngleich weniger dramatischen und flagranten Konflikt im Hinblick auf Freud.

Er nahm für sich in Anspruch, selbst den Blickwinkel zu bestimmen, von dem aus die relative Bedeutung widerstreitender Einflüsse gemessen werden kann, denn ihm graute vor dem Gedanken, »meine Arbeiten könnten in der Kontroverse zugunsten der Umwelteinflüsse in die Waagschale geworfen werden, obwohl ich freilich der Ansicht bin, daß die Psychoanalyse es sich heute erlauben kann, den äußeren Faktoren, ob gut oder schlecht, ihre volle

Bedeutung beizumessen, insbesondere der Rolle der Mutter in der allerersten Zeit, wenn der Säugling das Nicht-Ich vom Ich noch nicht unterscheidet.«[36]

Bei einem Versuch, dem Einfluß äußerer Ereignisse auf die menschliche Entwicklung und Urteilsbildung gerecht zu werden, ging Winnicott das Risiko ein, als jemand hingestellt zu werden, der Freuds revolutionären Nachweis, daß unsere Wahrnehmung der Außenwelt zu einem sehr großen Teil vom Unbewußten her geordnet wird, aus den Augen verloren hatte. Was der Psychoanalytiker dem Patienten zu bieten hat, ist eine Gelegenheit, sich ein neues Bild von sich selbst zu machen und aufgrund tieferer Kenntnis aller einschlägigen Faktoren neue Entscheidungen zu treffen. Melanie Klein hatte diese Akzentsetzung Freuds maßlos übersteigert, bis die äußere Realität von jeder kausalen Einwirkung auf die inneren Vorgänge so gut wie ausgeschlossen war. Um ihre Übertreibung zu korrigieren, führte Winnicott ein ganzes Aufgebot neuer Gedanken in das Gebiet der psychologischen Wissenschaften ein.

Unter den von ihm vorgeschlagenen Begriffen sind die »primäre Mütterlichkeit«, die »hinreichend gute« oder »hinreichend fürsorgliche Mutter«, die »Phase der Besorgnis«, die »haltende Umwelt«, »Übergangsobjekte und Übergangsphänomene«, »Übergriffe«, »Regression in die Abhängigkeit«, das »wahre« und das »falsche Selbst«, das Schnörkelspiel und die »antisoziale Tendenz«.[37] Er entwickelte eine umfassende Theorie der normalen und der pathologischen Entwicklung von Kleinkindern. Er behandelte Themen wie Kindererziehung; das Spielen in allen seinen Formen; die Beziehung des individuellen Lebens zum Leben der Gruppe, der Gesellschaft und Kultur; Kriminalität; und die psychoanalytische Technik. Er war der erste, der sich analytisch an eine Frage heranwagte, die von den Psychoanalytikern vor ihm nicht beachtet worden war: Was ist es, was das Leben lebenswert macht? Und in allen seinen Schriften spürt man das Bemühen, die Bestandteile menschlichen Wirklichkeitserlebens zu fassen, ein Thema, das an die Funktionsweise des wahren Selbst nah heranführt.

Wer sagt, daß Winnicott den therapeutischen Wert der Beziehung zum Analytiker höher einschätzte als den des Deutungsvorgangs, mißversteht und trivialisiert seine weitaus komplexere Auffassung. Sein Werk hat sich gehalten und erweist sich in Arbeiten zur analytischen Technik, in denen es zitiert wird, gerade deshalb als weiterhin fruchtbar, weil seine Schriften in ihrer weitgespannten Anwendbarkeit eine solche Einordnung nicht bestätigen. Er blieb ein beharrlicher Entzifferer des Unbewußten und verlor nie den Glauben, daß zutreffende und zum richtigen Zeitpunkt gegebene Deutungen das wichtigste Werkzeug der Veränderung sind. Nur bei der Behandlung schwer gestörter Patienten hielt er eine Phase der Pflege[38] für unerläßlich. Solche Patienten, die bis zu dem Punkt regredieren, an dem die Umgebung in ihrer frühen Kindheit versagt hat, machten als Korrektiv eine haltende Umwelt erforderlich, von der aus die Entwicklung von neuem aufgenommen werden kann. Eine Auffassung von Psychoanalyse als professionalisierter Freundlichkeit, die Beschränkung von Psychoanalyse auf Empathie oder auf einen langwierigen Prozeß, der in der Bestätigung gipfelt, daß das Leben des Patienten, wie nicht anders zu erwarten, von seinen Eltern verdorben wurde, lagen Winnicott sehr fern. Er sagte zwar, »die Psychose ist eine Mangelkrankheit«, wußte aber, daß eine lange Periode psychoanalytischen Deutens erforderlich ist, um den Punkt, wo der Mangel bestand, zu erreichen.

Winnicott war nicht leicht einzuordnen oder zusammenzufassen; er ließ sich nicht in extreme Behauptungen treiben, die für alle psychoanalytischen Eventualitäten zu gelten hätten. Was er sagte, blieb abgewogen und spielte mit dem Unerwarteten. Indem er das Augenmerk auf die Überlappungs- und Berührungszone mitten unter den Menschen richtete, von den Übergangserlebnissen des Säuglingsalters bis hin zur alltäglichen Kreativität und den Freuden des kulturellen Erlebens, konnte er es vermeiden, säuberliche Kategorien zu bilden, denen der Duft der gelebten Erfahrung fehlt. Er lenkte unsere Aufmerksamkeit auf den dauernden Wechsel, in dem sich das Leben entwickelt und erschöpft, denn daß Leben Bewegung heißt, setzte er immer voraus. Die teutonische Tradition des Kategorisierens, die im Hintergrund psychoanalytischer Theoriebildung steht, war in Winnicotts Kopf nicht auf sehr fruchtbaren Boden gefallen. Dazu war sein Sinn für Komik und Ironie zu tief eingewurzelt.

Weil ihm die eigenen Omnipotenzwünsche nur allzu bekannt waren, konnte Winnicott es sich erlauben, seine Gedanken bis zu ihren glanzvollen und unerwarteten Grenzen hin ausschweifen zu lassen. Er wußte, daß wir alle unsere Fehler machen, daß man die Fehler meistens korrigieren kann, daß es sich lohnte, die Worte: »Es gibt den Säugling gar nicht«[39] über die Lippen zu bringen. Er konnte es sich erlauben, über einen Satz wie diesen dann selber erstaunt zu sein und erst im nachhinein zu begreifen, was er gemeint hatte, nämlich, daß man überall, wo man einen Säugling findet, auch eine Mutter findet, und daß die beiden, wo immer sie auftreten, als ein Paar zu betrachten sind. Das ist nur ein Beispiel seiner Verwegenheit.

Einem Korrespondenten schrieb er: »Sie können sich vorstellen, wie sehr es mir widerstrebt, eine ›Schnörkel-Methode‹ in Konkurrenz zu anderen projektiven Methoden herauszubringen. Der Hauptzweck der Übung würde verfehlt, wenn etwas Stereotypes wie der Rorschach-Test dabei herauskäme. Entscheidend ist die vollkommene Freiheit, bei der jede Abwandlung zugelassen werden kann, wenn sie zweckmäßig ist. Das Unterscheidungsmerkmal ist wohl weniger die Verwendung der Zeichnungen als die freie Beteiligung des Analytikers, der hier als Psychotherapeut fungiert.«[40] Er suchte taktvolles, improvisatorisches Handeln vor den Bleigewichten einer förmlichen Klassifikation zu bewahren. Er wollte in anderen den Geschmack am Experimentieren wecken, das aus seiner Sicht ein inspiriertes Denken war, das in der Sicherheit einer Beziehung offen zutage tritt. Darum arbeitete er darauf hin, Bedingungen zu schaffen, die bei Patienten, Analytikern und normalen Bürgern die Bereitschaft fördern würden, ihren je eigenen Beitrag zu leisten und eine spontane Geste zu wagen. Er begrüßte es, wenn die innere Welt für andere sichtbare Formen annahm. Indem er Freuds Konzept der freien Assoziation eine erweiterte und menschlichere Definition gab, brachte er den Geist der Psychoanalyse voran zu Bezügen von neuer Relevanz.

1 Persönliche Mitteilung von Clare Winnicott.

2 »A Personal View: 10, Donald Winnicott.« *St. Mary's Hospital Gazette* 67, no. 5 (Juli–August 1961).
Bei dem erwähnten Buch von Oskar Pfister handelt es sich um: Die psychoanalytische Methode. Leipzig: Internationaler psychoanalytischer Verlag 1913 (Anm. d. Red.).

3 Phyllis Grosskurth, *Melanie Klein: Her World and Her Work* (New York, Knopf, 1986; dt. Melanie Klein. Ihre Welt und ihr Werk. Stuttgart: Verlag Internationale Psychoanalyse 1993, S. 294).

4 In *Von der Kinderheilkunde zur Psychoanalyse,* München, Kindler, 1976, jetzt Frankfurt, Fischer, 5. Auflage 1994; außerdem in *Vom Spiel zur Kreativität,* Stuttgart, Klett-Cotta, 7. Auflage, 1993.

5 In *Von der Kinderheilkunde zur Psychoanalyse,* a.a.O.

6 *Clinical Notes on Disorders in Childhood,* London, Heinemann, 1931.

7 In *Reifungsprozesse und fördernde Umwelt,* München, Kindler, 1974, S. 246; jetzt Frankfurt, Fischer, 5. Auflage 1993.

8 Persönliche Mitteilung, 1963.

9 »Klassifikation: Gibt es einen psychoanalytischen Beitrag zur psychiatrischen Klassifikation?«, in *Reifungsprozesse und fördernde Umwelt,* a.a.O.

10 An J. D. Collinson, 10. März 1969.

11 An Margaret Torrie, 5. September 1967.

12 An Marjorie Spence, 23. November 1967.

13 »Die Frage des Mitteilens und des Nicht-Mitteilens führt zu einer Untersuchung gewisser Gegensätze.«

14 »Anxiety Associated with Insecurity«, in *Collected Papers: Through Paediatrics to Psycho-Analysis.* London: Hogarth 1975. Dieser Aufsatz ist in der deutschen Fassung *Von der Kinderheilkunde zur Psychoanalyse* nicht enthalten (Anm. d. Red.).

[15] Dt. »Kreativität und ihre Wurzeln«, in *Vom Spiel zur Kreativität,* a.a.O.
[16] Anna Freud an Winnicott, 30. Oktober 1968.
[17] Anna Freud an Winnicott, 15. Februar 1949.
[18] Joan Riviere, Preface, in: Melanie Klein et al., *Developments in Psycho-Analysis* (London, Hogarth Press, 1952).
[19] »Remarks by Mrs. Marion Milner« und »Remarks by Dr. W.H. Gillespie«, *British Psycho-Analytical Society and the Institute of Psycho-Analysis Scientific Bulletin,* no. 57, 1972.
[20] »The Depressive Position in Normal Emotional Development«, in *Collected Papers,* a.a.O. Deutsch in *Von der Kinderheilkunde zur Psychoanalyse,* a.a.O.
[21] An Barbara Lantos, 8. November 1956.
[22] In *Von der Kinderheilkunde zur Psychoanalyse,* a.a.O.
[23] An Lord Beveridge, 15. Oktober 1946.
[24] An die *Times,* 21. Juli 1954.
[25] In *Vom Spiel zur Kreativität,* a.a.O.
[26] An die *Times,* 10. August 1949.
[27] An P.D. Scott, 11. Mai 1950.
[28] An V. Smirnoff, 19. November 1958.
[29] »D.W.W.: A Reflection«, in *Between Reality and Fantasy,* hrsg. von Simon Grolnick, New York und London, Jason Aronson, 1978.
[30] An Violet Winnicott, 15. November 1919.
[31] An Michael Fordham, 11. Juni 1954.
[32] An Wilfred Bion, 5. Oktober 1967.
[33] Jay R. Greenberg und Stephen A. Mitchell, *Object Relations in Psychoanalytic Theory,* Cambridge, Mass., Harvard University Press, 1983.
[34] J.P.M. Tizard, »Donald Winnicott: The President's View of a Past President«, *Journal of the Royal Society of Medicine,* April 1981.
[35] Brief an Harry Guntrip, 20. Juli 1954.
[36] An die Redaktion der *New Society,* 23. März 1964.
[37] »Primäre Mütterlichkeit« ist der Geisteszustand der Mutter in den Wochen vor und nach der Entbindung: Sie ist vorwiegend mit ihrem Säugling beschäftigt und ein wenig abgewandt von ihren sonstigen Interessen. Die Ausdrücke »hinreichend gute Mutter« und »hinreichend fürsorgliche Mutter« deuten Winnicotts Überzeugung an, daß fast alle Mütter gut genug sind und nicht erst einem von irgendwem definierten Ideal der perfekten Mutter nacheifern müssen. Die »Phase der Besorgnis« ist Winnicotts Ausdruck für Melanie Kleins »depressive Position«. Hauptmerkmal dieser Phase ist die Besorgnis des Säuglings um das Wohlbefinden der Mutter. Winnicotts Definition betont die normale Entwicklung moralischer Vorstellungen und blendet die pathologischen Obertöne Kleins aus. Zentral ist aus seiner Sicht die Mutter als wirkliche Person und nicht nur als Produkt der kindlichen Phantasie. »Die haltende Umwelt« bezeichnet alle nährenden und pflegenden Aspekte in der Umgebung des Kindes, darunter auch das körperliche Gehaltenwerden im wörtlichen Sinne. Die Beschäftigung der Mutter mit dem Kind ist eine Art des Haltens. Diese Umwelt wird reproduziert in der psychoanalytischen Behandlung, bei der sich der Analytiker mit dem inneren Zustand des Patienten befaßt, und sie wird besonders wichtig, wenn der Patient regrediert ist. Der Terminus »Übergangsobjekte« bezeichnet bestimmte Spielsachen oder Gegenstände, z.B. eine Decke, von denen kleine Kinder sich nicht gern trennen und die ihnen ein beruhigendes Gefühl vor dem Einschlafen verschaffen. Winnicott glaubte, daß die Mütter anfänglich solche Objekte genau in dem Augenblick,

wenn sie gebraucht werden, anbieten, wodurch im Geist des Kindes die Illusion begünstigt wird, die Objekte erschaffen zu haben. Ausgehend von dieser frühen Sphäre lustvoller Illusionen weitet sich das menschliche Erleben später auf Spiel, künstlerisches Schaffen und Kultur allgemein aus. Alle diese Kategorien des Erlebens sehen einen Ort der Ruhe vor, wo die strenge Abgrenzung zwischen dem Selbst und anderen nicht nur unnötig, sondern für die Erfüllung hinderlich ist. Alles spielt sich in dem Bereich ab, wo sich das von innen Kommende mit dem von außen Gegebenen überlappt. Zu den »Übergriffen« vgl. S. 15 f.; »Regression in die Abhängigkeit«: schwer gestörte Patienten fallen emotional auf einen sehr frühen Entwicklungsstand zurück; ein Merkmal ist die völlige Abhängigkeit von einer Pflegeperson. »Wahres und falsches Selbst« ist Winnicotts Ausdruck für die Spanne zwischen einem äußeren, gefügigen Aspekt einer Person und einem inneren, authentischen und widerspenstigen Aspekt. Die Spannung zwischen beidem besteht auch im normalen Leben, verschärft sich aber bei manchen Menschen, die mit einem falschen Selbst leben, ohne daß andere – oder manchmal auch sie selbst – es bemerken. Das Schnörkelspiel ist ein Spiel des Therapeuten mit einem Kind; abwechselnd ziehen sie Striche aufs Papier, die zusammen eine Zeichnung ergeben, die wichtige Aufschlüsse über die innere Verfassung des Kindes gewährt. »Die antisoziale Tendenz«: ein Symptom, das oft zurückführbar ist auf hinreichend gute Bemutterung in der ersten Zeit, mit darauf folgendem Umweltversagen, etwa in Form einer Trennung von den Eltern im zweiten oder dritten Lebensjahr.

[38] Winnicott gebraucht den Begriff Pflege (management) zur Beschreibung von spezifischen Behandlungsmodifikationen gegenüber der klassischen psychoanalytischen Technik. Der Begriff umfaßt sowohl die Grundhaltung als auch das Therapeutenverhalten, das durch mütterliches Halten (holding) geprägt ist und ein verläßliches therapeutisches Milieu gewährleistet (Anm. d. Red.).

[39] Zitiert in *Reifungsprozesse und fördernde Umwelt*, a.a.O., S. 50 (Anm. d. Red.).

[38] An L. Joseph Stone, 18. Juni 1968.

BRIEFE

Wir glauben nicht mehr daran,
daß Wahrheit noch Wahrheit bleibt,
wenn man ihr den Schleier abzieht;
wir haben genug gelebt, um dies zu glauben.

Friedrich Nietzsche,
Fröhliche Wissenschaft,
Vorrede

1 An Violet Winnicott

62 Oxford Terrace
Paddington W2
15. November 1919

Meine liebe Violet,[1]

die Psychotherapie macht Fortschritte. Mach Dir nicht die Mühe, noch mehr zu lesen, da ich Dir (auf Deinen Wunsch) nun einiges dazu erklären werde.

Zunächst ein paar Definitionen. Therapie heißt Behandlung. Psychotherapie heißt Behandlung geistiger Störungen, abgesehen von den durch eine Krankheit des Gehirns bedingten. Das Gehirn ist die graue und weiße Masse, die im Schädel verborgen liegt, während der Geist derjenige Teil einer Person ist, der Erinnerungen speichert, Denk- und Willensakte vollzieht (wenn er überhaupt Willensregungen kennt). Das Gehirn ist vom Geist ebenso verschieden, wie ein Nerv von dem Impuls verschieden ist, der ihn durchläuft.

Suggestion ist das Wirkprinzip fast aller Medizin; sie ist es, durch die ein Arzt dafür sorgt, daß ein Medikament seine Wirkung hat. Sie ist der Einfluß, den die Persönlichkeit eines Mannes und seine Art, die Dinge anzusehen, auf die Besserung des Patienten ausübt. Jeder weiß, wie wirksam und notwendig die Suggestion ist, um eine Heilung zu bewirken. Hypnose ist eine Methode, eine konzentrierte Dosis Suggestion zu verabreichen.

Und nun kommen wir zur Psychoanalyse. Dieses lange Wort bezeichnet eine von Freud entwickelte Methode, durch die Geistesstörungen ohne Hypnose geheilt werden können, und zwar mit dauerhaftem Erfolg, im Gegensatz zu der manchmal nur zeitweiligen Heilung durch Hypnose. Die Psychoanalyse ist der Hypnose überlegen und muß an ihre Stelle treten, wird aber von englischen Ärzten nur sehr langsam aufgenommen, weil sie mühsame Arbeit und eine lange Ausbildung (außerdem viel Einfühlungsvermögen) erfordert, was man alles bei der Hypnose nicht braucht. Erst gestern sah ich, wie ein Mann, der am Schützengrabenschock leidet, von dem Mann, der sich im Bart's [St. Bartholomew's Hospital] um die seelischen Krankheiten kümmert, in Hypnose versetzt wurde. Psychoanalyse könnte dieser Mann nie leisten, denn die erfordert Geduld, Einfühlung und noch andere Eigenschaften, die er nicht besitzt.

Dem entlassenen Soldaten wurde durch die Hypnose vielleicht ein wenig geholfen, aber geheilt wird er nicht werden, denn die Hypnose behandelt nur ein oder zwei Symptome – während die Psychoanalyse direkt zur Wurzel des Übels vordringt.

Soll ich Dir ein bißchen was über diese Methode erklären, die Freud so ideenreich zur Heilung von Geisteskrankheiten entwickelt hat? Ich halte alles so einfach wie irgend möglich. Sollte irgend etwas nicht sofort für jeden zu verstehen sein, mußt Du es mir sagen, denn ich bin jetzt am Üben, damit ich die Sache eines Tages den englischen Lesern so vorstellen kann, daß sie jedem ohne weiteres einleuchtet.

Das Thema ist so enorm, daß ich Dich bitten muß, zunächst ein paar erstaunlich kontroverse Axiome hinzunehmen. Zum Beispiel wollen wir annehmen, daß es eine Einteilung des Geistes in das Bewußtsein und ein Unterbewußtsein gibt und daß im letzteren alle seit der Geburt (und möglicherweise schon vorher) aufgenommenen Eindrücke gespeichert sind. Wir können ein Diagramm zeichnen,

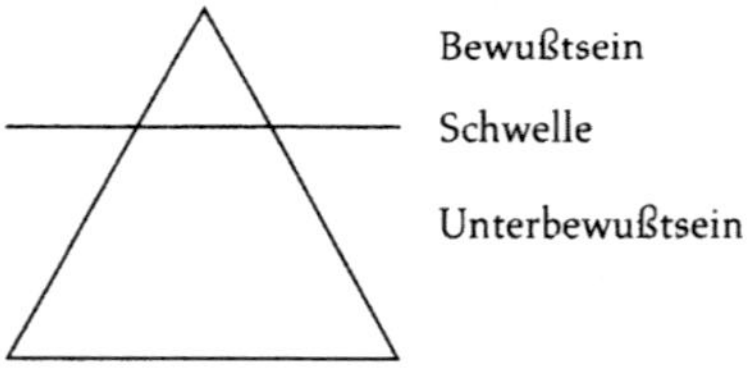

in dem der menschliche Geist als eine im Unterbewußtsein ruhende Pyramide dargestellt ist, die nur mit der Spitze über die Grenzlinie hinausragt. Um uns zu erinnern, denken wir uns allerlei verrückte Methoden aus, mit denen wir ins Unterbewußte hinabtauchen können. Zwischen dem einen Gedanken und dem nächsten besteht immer die eine oder andere Verbindung, sei es durch Logik, durch eine Ähnlichkeit von zwei Wörtern wie in Wortspielen oder irgendein anderes Bindeglied, welches das Bewußtsein zu einer ununterbrochenen Abfolge von Ereignissen macht.

Von hier nun muß ich gleich zu den Trieben kommen. Egal, wie viele es davon geben mag, diese sind jedenfalls die natürlichen Richtungen, in denen das Etwas, das wir die Lebenskraft nennen, nach außen dringen muß.

Ich muß noch einen Sprung machen und einfach behaupten, daß eine Vorstellung oder eine abnorme Neigung, solange sie sich im Bewußtsein befindet oder vom Bewußtsein vollkommen verstanden wird, bei einem Menschen, der nicht von Sinnen ist, mit Sicherheit vom Willen beherrscht werden kann. Ebenso richtig ist jedoch, daß ein auf abnormen Wegen verdrängter Trieb wahrscheinlich tief ins Unterbewußte hinabgestoßen wird und dort als ein Fremdkörper wirkt: Dieser »fremde Körper« kann das ganze Leben lang im

Unterbewußtsein bleiben und das Leben des Individuums vollständig beherrschen, das über diese sonderbare Neigung keine Macht hat, weil ihm nicht mal deren Existenz bekannt ist.

Kurz, die Psychoanalyse ist eine Methode, durch die der Patient Schritt für Schritt zum Ursprung seiner Träume und Zwangsvorstellungen, die er oft schon seit seiner Kindheit oder seit dem Säuglingsalter hegt, zurückgeführt wird. Der Patient ist höchst erstaunt, wenn er sein sonderbares Verhalten erklärt bekommt und ihm die Ursache zu Bewußtsein gebracht wird. Er kann nun seinen eigenen Willen ins Gefecht führen, und sein Wille bekommt eine echte Chance.

Die Hypnose dagegen beruht darauf, daß der Patient sich vom Arzt einen Willen entleiht. Nur die Psychoanalyse gibt einem eine echte Chance, seinen eigenen Willen gegen die jeweilige Situation zu mobilisieren. Und weil der Wille eines Menschen gegen eine einmal erkannte Tendenz immer ausreicht (in der Regel jedenfalls), besteht viel Hoffnung für die Zukunft.

Ich werde wahrscheinlich der Gotteslästerung bezichtigt, wenn ich sage, daß Christus ein großer Psychotherapeut war. (Ich weiß nicht, warum, aber Violet behauptet gern, was ich sage, sei Lästerung, wenn gar keine Verbindung zwischen dem, was ich gesagt habe, und dieser Sünde besteht.) Nichtsdestoweniger trifft zu, daß extreme Handlungen, religiöse Riten und Zwangsvorstellungen das genaue Gegenstück dieser Geistesstörungen sind, und durch Psychotherapie können viele Fanatiker oder religiöse Extremisten (bei frühzeitiger Behandlung) zu einem richtigen Verständnis der Religion und ihres Sinns in der Aufrichtung einer hohen ethischen Norm hingeführt werden. Auf diese Weise werden sie aus einem für die Gemeinschaft lästigen Herd religiöser Ansteckung zu normalen nützlichen Mitgliedern der Gesellschaft gemacht und in die Lage versetzt, sich nach ihrer eigenen Fasson weiterzuentwickeln.

So, nun weißt Du ein bißchen Bescheid über dieses riesige Thema, das den großen Reiz hat, wirklich nützlich zu sein. Jetzt muß ich nur noch ausprobieren, was ich gelernt habe. Selbst wenn ich mich auf kein Fach verlege, wo ich Psychotherapie in meiner Arbeit anwenden kann, wird es mir als Hobby doch nützlich sein, etwas davon zu wissen.

Ich habe übers Wochenende einen O.L.[2] namens Alcock hier zu Besuch. Er ist hergekommen, um seine Verlobte zu sehen. Er ist mit den Edes[3] befreundet und war lange als Kriegsgefangener in Deutschland und Holland.

Vergiß nicht den Beethoven für Ona, die Schlipsnadel oder vielmehr Kragennadel für mich und die Gläser aus Lascelles.

Hoffentlich hat dieser Brief Dich nicht gelangweilt. Mir hat es Freude gemacht, ein paar Einzelheiten über mein Hobby aufzuschreiben, denn es tut immer gut, wenn man seine Gedanken ein bißchen kristallisiert.

Mit ganz herzlichen Grüßen
Dein Dich liebender
Donald

[1] Diesen langen Brief an seine Schwester schrieb Winnicott als Medizinstudent. Die ersten Seiten wurden hier weggelassen.

[2] Old Leysian: ein ehemaliger Schüler der Leys School.

[3] H.S. Ede war auf der Schule Winnicotts bester Freund, und daraus entwickelte sich eine Freundschaft auch zwischen ihren Familien.

2 An Mrs. Neville Chamberlain

10. November 1938

Liebe Mrs. Chamberlain,

ich glaube, der Herr Premierminister hat zu viel zu tun, um mir zu antworten, aber ich hätte zwei Fragen. Könnten Sie versuchen, sie zu beantworten, da viele von uns ein dringendes Bedürfnis nach den Antworten haben, die wir nirgendwo erhalten?

Jedenfalls, glaubt der Premierminister denn nun wirklich, daß eine weniger gute Führung durch jemanden, der die Mehrheit der Wählerstimmen repräsentiert, der besseren Führung durch einen andern vorzuziehen ist, der sich durch Unterdrückung der Gedankenfreiheit an der Macht hält?

Meine zweite Frage: Warum erwähnt der Premierminister die Juden niemals? Verachtet er sie insgeheim? Wenn wir in England WIR sagen, zählen wir auch die Juden dazu, denn sie sind Menschen wie wir. Ich verlange nicht von ihm, daß er projüdisch sein soll, aber ich möchte endlich wissen, ob er insgeheim anti-jüdisch ist oder nicht ... zur Zeit scheinen wir den anti-jüdischen Wahnsinn der Deutschen insgeheim mitzumachen, und das ist es nicht, wo wir von unseren Führern hingeführt werden wollen.

Mit freundlichen Grüßen

3 An Kate Friedlander

8. Januar 1940

Liebe Frau Dr. Friedlander,

am letzten Donnerstagabend war ich sehr müde, und teils deshalb, teils weil ihr Vortrag mehrere verschiedene Themen anschnitt, habe ich manches nicht gesagt, was ich zu Ihrem Hauptgedanken gern gesagt hätte.

Ihre Bemerkung, daß gewöhnliche Menschen auf den Krieg damit reagierten, daß sie Meinungen äußerten, ohne bereit zu sein, darüber zu diskutieren, ist gewiß richtig. Ich weiß nicht mehr genau, ob Sie versucht haben, diesen Mechanismus zu erklären, aber eine Ihrer Fragen war ganz einfach, ob andere das auch bemerkt hätten. Ich jedenfalls ja.

Sie würden mir vermutlich zustimmen, daß an der Tatsache nichts Neues ist, daß Menschen Meinungen haben, die sie äußern müssen und über die sie nicht diskutieren können. Sie sagen, der Krieg sei eines der Themen, die in dieser Weise zwanghaft benutzt werden, und daß in Zeiten stärkster Belastung Menschen, die für gewöhnlich über ihre Meinungen diskutieren könnten, vorübergehend dazu unfähig oder unwillig würden.

Ich glaube, es wäre sehr interessant, über den Grund dieser Veränderung mehr in Erfahrung zu bringen.

Die Ungewißheit selbst muß viel dazu beitragen, daß jemand das Bedürfnis nach Magie hat, wie Dr. Payne sagte (im Anschluß an Dr. Kris, der die Magie zur Sprache gebracht hatte). Das führt zu der Frage, warum ist Ungewißheit alarmierend? Und dies wieder führt zum Gedanken an die Kontrolle. Je größer die Ungewißheit, desto größer das Bedürfnis nach Kontrolle, und die eine Methode der Kontrolle sind Ideen und Wortäußerungen; sogar das Böse, wenn vorausgesagt, ist besser als die Aussicht auf unkontrollierte Möglichkeiten.

Nun findet man Individuen, die auf diese Weise eine Kontrolle ausüben müssen, und andere, die viel weniger unter einem solchen Zwang stehen. Eine Möglichkeit, sie zu klassifizieren, bestünde darin, diejenigen, welche die politische Lage (magisch) kontrollieren müssen, als Menschen zu bezeichnen, denen die politische Lage dazu dient, ein Stück von ihrer eigenen Innenwelt (oder ihren unbewußten Phantasien) zu repräsentieren, für das sie die volle Verantwortung nicht tragen wollen. Dies liegt auf halbem Weg zwischen Depression und Euphorie, zwischen dem Beladensein mit den Sünden der ganzen Welt und der Ableugnung jeder Verantwortlichkeit.

Im Lauf der Diskussion sagte ich, diese Menschen könnten sich auf keine

Diskussion einlassen, weil sie in ihrer Angst vor der Ungewißheit und vor dem Unbekannten den letzten noch möglichen Ratgeber konsultierten, nämlich Gott. Dahinter liegt nur noch die Gefahr der Depression oder des Wahnsinns, das heißt, der mechanischen Kontrolle oder des Chaos. Ich habe das so ausgedrückt, um auf den Gedanken vorzubereiten, daß der normale Mensch in der Phantasievorstellung, die er (unbewußt) in sich selbst lokalisiert, »Leute« in sich trägt, und daß diese Leute, wenn die Angst nicht groß ist, menschlich und Argumenten zugänglich sind; wenn die Angst aber groß ist, steigern sich ihre magischen Eigenschaften, und sie werden zu Göttern.

Wenn man die Sache auf diese Weise ansieht, gebraucht man das Konzept der Innenwelt, der Phantasie, die in der unbewußten Vorstellungswelt des einzelnen lokalisiert ist und mit den Resorptions-, Retentions- und Exkretionserfahrungen zusammenhängt. Dies ist der Teil der psychoanalytischen Theorie, den ich in der Sichtweise der Wiener Gruppe vermisse, und ich glaube, daß gerade dieses Stück Theorie immer wieder zur Sprache kommen wird, so lange, bis wir genau begriffen haben, wie die andere Seite dazu steht.

Ich kann Ihnen gar nicht sagen, wie ich die Diskussionen im kleineren Kreis schätze, etwa in Anna Freuds Gruppe, aber auch in meiner, wo so viele Fragen angeschnitten werden. Es tut mir nur leid, daß ich am letzten Donnerstag durch die Vielzahl Ihrer Gedanken verwirrt war und Ihnen nicht gleich sagen konnte, daß mir Ihr Hauptgedanke gefiel.

Mit herzlichen Grüßen

4 An die Redaktion des *British Medical Journal*

22. Dezember 1945

Sir,

es ist nun zwei Jahre her, daß Sie zwei Briefe von mir und viele Briefe von anderen zum Thema der neuen medizinischen Behandlungsmethoden für Geisteskrankheiten veröffentlicht haben, besonders über elektrisch induzierte Krämpfe. In den letzten zwei Jahren ist eine sehr große Anzahl Menschen mit Elektroschocks behandelt worden; manche wurden dabei geschädigt und manche »geheilt«. Tatsache bleibt meiner Ansicht nach, daß diese Formen der Therapie ihre Nachteile haben, deren größter der ist, daß um die falschen

Deutungen des Wirkmechanismus bei diesen »Heilungen« herum falsche Theorien der geistigen Störung aufgebaut werden. Die Ärzteschaft sollte von Zeit zu Zeit daran erinnert werden, daß man bei diesen Behandlungen einfach »im Nebel stochert«; und keine Theorie über ihre Wirkungsweise, selbst da, wo sie anscheinend wirksam sind, wird auch nur von den Psychiatern selbst akzeptiert.

Das Paradebeispiel dafür, was für üble Folgen es hat, wenn man auf anderen als wissenschaftlichen Grundlagen aufbaut, stellt die Behandlung geistiger Störungen durch Gehirnoperationen dar. Guten Glaubens schneiden Kollegen in Gehirnen herum, trennen Verbindungsfasern zwischen den Frontallappen durch und denken sich neue Einsatzmöglichkeiten für ihr brillantes Teamwork und ihre chirurgische Technik aus. Aber über geistige Störungen ist immerhin schon so viel bekannt, daß wir sagen können, daß kein Geisteskranker je durch eine Operation am normalen Gehirn geheilt werden kann. Im Grunde müßte es ein wichtiger Teil jeder Leukotomie sein, dafür zu sorgen, daß der Patient, wenn er so weit gesund wird, daß er aus dem Haus gehen und seine Einkäufe machen oder ins Kino gehen kann, damit noch nicht das Recht wiedererlangt, zu wählen oder an der Regelung unserer öffentlichen Angelegenheiten aktiv Anteil zu nehmen. Er ist für immer verstümmelt.

Mir ist klar, daß es richtig ist, wenn wir die Forschung zur Psychologie des Wahnsinns schneller vorantreiben und damit die Arbeit in den psychiatrischen Krankenhäusern auf eine wissenschaftliche Grundlage stellen, aber sollen wir in der Zwischenzeit zusehen, wie die Zahl der »geheilten« Anstaltspatienten mit permanent deformiertem Gehirn im Lande immer mehr zunimmt? Und was passiert, wenn diese medizinischen Therapiemethoden auf die Behandlung von Kriminellen ausgeweitet werden? Welche Garantie haben wir, daß man einem Bunyan im Gefängnis künftig sein intaktes Gehirn und die Freiheit seiner Phantasie belassen wird, oder, um einen näherliegenden Fall zu nehmen, daß man einem politischen Gefangenen erlauben wird, seine politischen Überzeugungen und sein Gehirn zu behalten?

Eine neue Habeas-corpus-Akte ist heute nötig, ein »habeas cerebrum«, und zwar schleunigst. Auf jeden Fall wäre ich dankbar, wenn Ihre Zeitschrift es noch einmal ermöglichen könnte zu sagen, es gibt hier einen Arzt, der die neue medizinische Therapie geistiger Störungen soziologisch für gefährlich und chirurgische Eingriffe ins Gehirn bei geistigen Störungen für absolut niemals gerechtfertigt hält.

Ich verbleibe etc.
D. W. Winnicott

5 An Lord Beveridge

15. Oktober 1946

Lieber Lord Beveridge,

bitte helfen Sie mir aus einer Schwierigkeit heraus. Ich bin sehr beeindruckt von Ihren Ansichten darüber, wie wir Deutschland behandeln sollten, und möchte Sie in dieser Hinsicht nachdrücklich unterstützen. Als praktizierender Arzt jedoch (Kinderarzt/Psychiater), der außerdem des Denkens fähig ist, meine ich, daß die Verstaatlichung der Arztpraxen das Beste an unserem Beruf zerstört und daß einer der wichtigsten Einflüsse, die dies bewirkt haben, der Paragraph in Ihrem berühmten Report ist. Aus meiner Sicht sind Sie daher der Hauptverantwortliche für eine üble Sache.

Ich denke, daß Ihr Vorschlag zur Verstaatlichung der Ärzteschaft in gutem Glauben gemacht wurde und daß Sie von dem Schaden, den Sie damit anrichten, wirklich nichts wissen. Aus echter Unwissenheit haben Sie die ärztliche Praxis der Politik anstatt der Wissenschaft untergeordnet, aber Unwissenheit kann Sie vor meinem Haß nicht bewahren.[1]

Wie soll ich meine Bewunderung für Ihr neues Werk zugunsten unserer demokratischen Werte mit meinem Haß wegen Ihres unverantwortlichen Vorschlags hinsichtlich der Ärzte vereinbaren?

Wenn Sie Zeit finden, diesen Brief zu beantworten, nehmen Sie bitte nicht an, daß ich leichtfertig und ohne echte Kenntnis der ärztlichen Praxis daherrede. Als Psychoanalytiker habe ich meine eigene beträchtliche Erfahrung durch eingehende Kenntnis der Gefühle anderer erweitern und vertiefen können.

Von der Öffentlichkeit kann man natürlich kein Verständnis dieser Dinge erwarten, und nur sehr wenige verstehen, was sie dabei zu verlieren haben, wenn man die Ärzte zu öffentlich Bediensteten macht; Sie aber, in Ihrer Position, können von Schuld nicht freigesprochen werden, und ich muß wenigstens gegen mich selbst ehrlich sein und Ihnen mitteilen, welcher Haß auf Sie natürlicherweise in mir aufsteigt, ganz abgesehen von meinen sonstigen Gefühlen für Sie und Ihre Tätigkeit.

Hochachtungsvoll
D. W. Winnicott, F.R.C.P.

[1] Am 5. Februar 1947 wurde Winnicotts Aufsatz »Haß in der Gegenübertragung« (in: Von der Kinderheilkunde zur Psychoanalyse, Frankfurt, Fischer, 5. Aufl. 1994) der Britischen Psychoanalytischen Gesellschaft vorgetragen. Das Thema Haß muß ihn zu der Zeit, als er diesen Brief schrieb, stark beschäftigt haben.

6 An die Redaktion der *Times*

6. November 1946

Sir,

über den Gesetzentwurf für das staatliche Gesundheitswesen in seinen verschiedenen Stadien ist regelmäßig berichtet worden, aber aus irgendeinem Grund wurde in Ihren Spalten kaum darüber diskutiert; dabei werden die Folgen doch gewiß weitreichend sein. Jetzt, wo der Entwurf praktisch schon Gesetz geworden ist, wird ein Brief vielleicht zulässig sein, der besagt, daß eine totale Verstaatlichung des Gesundheitswesens schwere nachteilige Folgen haben kann.

Die eine Folge ist die, daß die ärztliche Praxis nun nicht der Wissenschaft, sondern der Politik untergeordnet sein soll. Alle etwaigen Vorteile der neuen Regelung können nicht den Verlust der Errungenschaften aufwiegen, die wir den großen wissenschaftlichen Medizinern unserer Geschichte verdanken und die von Generationen von Ärzten sorgsam bewahrt wurden, obwohl die Öffentlichkeit weiterhin nach Glaubensheilung und Magie verlangte.

Schon hat ein Gesundheitsminister (ohne wissenschaftliche Ausbildung) die Entscheidung treffen dürfen, Osteopathologie [Wissenschaft von den Knochenleiden] und Glaubensheilung ins staatliche Gesundheitswesen nicht mit aufzunehmen. Aus ärztlicher Sicht ist das genauso schlecht, wie wenn er die gegenteilige Entscheidung getroffen hätte. Daß solche Entscheidungen irgendwem überlassen werden, dem die jeweilige Parlamentsmehrheit gerade die Verantwortung für Wohnungsbau, Gesundheit und noch so ein paar Kleinigkeiten zugesprochen hat, ist ein niederschmetternder Gedanke.

Mir scheint, es wäre Pflicht und Vorrecht einer Zeitung mit dem Ansehen der *Times* gewesen, der Öffentlichkeit diese Frage klar vor Augen zu führen; ein Gremium von Menschen, ohne Ausbildung in wissenschaftlicher Methodik, gewählt nur wegen der Farbe ihrer politischen Ansichten, hat am Ende aus Unwissenheit eine gute Sache vernichtet.

Ich verbleibe etc.
D. W. Winnicott

7 An Ella Sharpe

13. November 1946

Liebe Miss Sharpe,

ich bin Ihnen sogar sehr dankbar, daß Sie mir zu der Sitzung vom Mittwoch geschrieben haben.[1] Das Thema mußte nahezu mißhandelt werden, weil ich nur eine halbe Stunde lang darüber sprechen durfte, während ich ihm meiner ursprünglichen Absicht nach eigentlich sechs oder mehr Vorträge widmen wollte.

Tatsache ist, daß ich nicht recht weiß, ob ich Ihnen darin zustimmen kann, daß die Psychoanalyse eine Kunst ist. Aus Ihrer sehr weitgespannten Erfahrung heraus gibt es da etwas, das Sie sagen möchten, und das drücken Sie so aus. Aber was mich angeht, so habe ich an echter psychoanalytischer Arbeit mehr Freude als an anderen Verfahrensweisen, und kein unwesentlicher Grund dafür ist, daß an der Psychoanalyse die Kunst weniger und die auf wissenschaftlichen Erwägungen begründete Technik mehr Anteil hat. Daher habe ich Schwierigkeiten, wenn ich Sie über die Psychoanalyse als Kunst sprechen höre. Ohne Ihnen in allem geradezu widersprechen zu wollen, befürchte ich doch, daß dies, was Sie hervorheben, zu viel Bedeutung erhalten könnte. Natürlich bleibt hier sehr viel Spielraum für Diskussionen, aber ich dachte, ich sollte Sie wissen lassen, was ich dazu meine, weil ich gewöhnlich feststelle, [wenn] ich über nicht-analytische Aspekte psychiatrischer Praxis spreche, [daß dann manche Leute denken,] ich würde damit indirekt etwas über die echte Analyse sagen, was nicht der Fall ist.

[1] Miss Sharpe hatte Winnicott in einem Brief zu seinem Referat »Consultation Technique« beglückwünscht, das er am 6. November 1946 vorgetragen hatte. Sie hatte sich an der Diskussion beteiligt.

8 An Anna Freud

6. Juli 1948

Liebe Miss Freud,

man kann gar nicht umhin, an diese gräßliche Mental-Health-Konferenz und Ihre Aufgabe dabei zu denken. Als einem, der vielleicht für dieses Programm der kinderärztlichen Sektion hauptverantwortlich war, ist es mir ein Anliegen, daß wenigstens ein Zweck erreicht wird, nämlich daß die Arbeit, die in den letzten 25 Jahren speziell in Großbritannien auf diesem Gebiet geleistet worden ist, von demjenigen, der Großbritannien dort repräsentiert – wer er auch immer sein mag –, dargestellt wird. Denn meiner Meinung nach ist es im natürlichen Entwicklungsgang der Psychoanalyse gerade den Psychoanalytikern in diesem Lande zugefallen, den aggressiven Regungen und Vorstellungen in der psychoanalytischen Theorie und Praxis den Platz zuzuweisen, der ihnen gebührt. Besonders wichtig gewesen ist die Untersuchung des Verhältnisses, in dem Aggression, Schuldgefühl und Depression sowie Wiedergutmachung zueinander stehen.

Es überrascht mich ein wenig, feststellen zu müssen, daß ich Ihnen zu diesem Thema noch einen Brief schuldig bin. Als ich Ihnen mein Referat über Aggression (R.S.M.[1]) schickte, schrieben Sie mir mit der Bitte um eine Zusammenfassung. Es ist nun wirklich furchtbar schwer, zu einer so kondensierten Arbeit eine Zusammenfassung zu geben. Entweder kennt und versteht man die allgemeine Tendenz und die Arbeit, aus der sie hervorgeht, oder (würde ich sagen) eine Zusammenfassung hat nicht den mindesten Nutzen. Dennoch, ich würde folgendes sagen:

(a) Bei diesem Kongreß kommt es vor allem darauf an, die Idee rüberzubringen, daß die Nöte der Welt nicht durch die menschliche Aggressivität bedingt sind, sondern durch die verdrängte Aggression im einzelnen.
(b) Woraus folgt, daß das Heilmittel nicht darin liegt, Kinder zur Steuerung und Beherrschung ihrer Aggression zu erziehen, sondern darin, dafür zu sorgen, daß möglichst viele Säuglinge und Kinder unter so stabilen und verläßlichen Bedingungen (der emotionalen Umwelt) aufwachsen, daß sie, und zwar jedes einzelne, das gesamte Spektrum ihrer Aggression allmählich erkennen und als Teil ihrer selbst tolerieren können (primitive gierige Liebe, Zerstörungslust, Fähigkeit, zu hassen etc.).
(c) Damit Menschen (Säuglinge, Kinder oder Erwachsene) die eigene Aggression tolerieren und akzeptieren können, ist Respekt vor dem Schuldgefühl und der Depression erforderlich und die volle Anerkennung von Wiedergutmachungstendenzen, wo sie vorhanden sind.
(d) Wichtig ist auch, deutlich zu sagen, daß uns in dieser Frage der Aggression und ihrer Ursprünge in der menschlichen Entwicklung vieles noch nicht bekannt ist.

Diese Themen werden in meinem Referat weiter ausgeführt.

Sie werden verstehen, daß ich jedenfalls brennend daran interessiert bin, was Sie im August vorzutragen gedenken, und daß es eine große Erleichterung wäre, wenn Sie diejenigen von uns, denen viel daran liegt, rechtzeitig sehen lassen könnten, was Sie vorbereitet haben, so daß eine Diskussion darüber noch möglich ist.

Mit guten Wünschen
und freundlichen Grüßen
D. W. Winnicott

[1] Royal Society of Medicine.

9 An Paul Federn

3. Januar 1949

Lieber Dr. Federn,

eben erst habe ich Ihre Vorlesungen zur Psychoanalyse der Psychosen von 1943 gelesen und möchte Ihnen auf diesem Wege sagen, daß sie mir sehr gut gefallen haben. Was für eine Fülle an klinischer Erfahrung dahinter steht, wird ja so deutlich! Ich hätte sehr gern ein Exemplar davon zum Nachlesen, denn das Exemplar, das ich hatte, war eine Fotokopie aus dem Besitz der US-Army. Sollten Sie noch einen Sonderdruck haben, wäre ich sehr dankbar, wenn Sie mir einen schicken könnten. Andernfalls könnte ich mir ein Exemplar des Psychiatric Quarterly beim Verlag bestellen. In ein oder zwei Wochen hoffe ich Ihnen einen Sonderdruck von einer Vorlesung schicken zu können, die ich meinerseits über einen anderen Aspekt desselben Themas gehalten habe.

Sie haben mich vielleicht noch als den jungen Analytiker in Erinnerung, der Ihnen nie geschrieben hat, um sich für die gewaltige Mühe zu bedanken, die Sie sich mit einem Artikel gegeben haben, den ich vor langer Zeit einmal geschrieben habe, über das Spielen oder irgend so was. Dieser Artikel war unter dem Einfluß von Melitta Schmideberg entstanden, als ich noch gar nicht so weit war, daß ich über dieses Thema hätte schreiben können. Die ganze Sache kam mir damals ziemlich unwirklich vor, und es dauerte viele Jahre, bis ich wußte, was ich davon halten sollte. Als Sie nach England kamen, sagten Sie mir, daß dies eine starke negative Übertragung darstellen müsse, die sich an Ihnen festgehakt habe. Ich denke, das war nicht richtig; es gab eine andere Erklärung, nämlich, daß ich mich hatte überreden lassen, etwas zu machen, was nicht wirklich meine Sache war und was mich im Grunde ärgerte.

Mit guten Wünschen
und herzlichen Grüßen
D.W. Winnicott

10 An die Redaktion des *British Medical Journal*

6. Januar 1949

Sir,

Meine Freundin Dr. Joan Malleson bittet in ihrem Brief vom 11. Dezember 1948 um Stellungnahme von Psychologen zur Frage der rektalen Temperaturmessung bei Kindern, wie sie von Professor Moncrieff und Dr. Hussey in einem Artikel in der vorigen Nummer empfohlen wurde.[1]

Ich habe gezögert, mich mit der Frage zu beschäftigen, denn meine erste Reaktion beim Lesen des Artikels war Freude, daß die psychologische Seite der Sache immerhin erwähnt wurde. Kinderärzte sind ja bekanntermaßen an Psychologie nicht interessiert, und hier war mal eine Ausnahme. Außerdem empfindet ein Säugling nicht viel dabei, wenn man ihm ein Thermometer ins Rektum steckt, so daß das Problem, wenn überhaupt der Rede wert, hauptsächlich daher kommt, daß sich die Schwester, wenn sie nach dieser Methode verfährt, mit viel Interesse um sein Rektum kümmern muß. In der Mehrzahl der Fälle, denke ich mir, gibt es hier wohl keine besonderen Schwierigkeiten, es sei denn, es haben schon viele rektale Eingriffe mit Seifenzäpfchen, Einläufen usw. stattgefunden und das Kind gegen dergleichen Dinge widerspenstig gemacht.

Da Dr. Malleson jedoch die Frage aufgeworfen hat, kann ich sagen, daß die Worte: »mögliche Schwierigkeiten unter dem Gesichtspunkt des psychologischen Traumas … werden erörtert« in der Zusammenfassung des Artikels mehr zu versprechen scheinen, als in dem Artikel selbst dann geboten wird, der sich eigentlich nur mit dem Aspekt befaßte, den man den *humanen* nennen könnte. Daran, so hoffen wir, wird es bei der Betreuung von Kindern, ob durch einen Arzt oder eine Schwester, niemals fehlen.

Das Problem ist, daß man eine Frage wie diese psychologisch nur erörtern kann, wenn alle Beteiligten bereit sind, sich für die Diskussion Zeit zu nehmen und etwas über die Anwendung der Techniken zu lernen, mit denen Informationen gesammelt werden können. Schon diese relativ einfache Frage der rektalen Temperaturmessung erfordert Überlegungen, die sich nicht in einem Brief unterbringen lassen. Dr. Malleson schneidet weitere Probleme an, und man kann sicherlich sagen, daß man dem Thema, welche Auswirkungen Einläufe gegen Würmer und Verstopfungen und andere heftige anale Eingriffe haben, nicht gerecht werden kann, es sei denn, eine Gruppe von Studenten richtet sich auf eine Reihe von 10 bis 20 Vorlesungen ein. Obendrein müßten diese Vorlesungen noch über eine längere Zeitspanne verteilt sein, damit die Studenten nach und nach ein Gefühl für die Situation der Kinder gewinnen könnten und Gelegenheit hätten, verschiedene Arten des klinischen Zugangs zu den Problemen kennenzulernen, die in den Vorlesungen eher theoretisch behandelt würden.

Man kann daher sagen, daß dies kein Thema ist, das in den Leserbrief-Spalten zu behandeln wäre; dennoch kann nur mit solchen Mitteln die Aufmerksamkeit auf das Erfordernis gelenkt werden, daß Ärzte bereit sein müßten, die Psychologie als ein mit der Physiologie vergleichbares Fachgebiet zu behandeln, das vom Lernenden eine strenge Disziplin verlangt.

Ich verbleibe etc.
D. W. Winnicott, F.R.C.P.

[1] Die Entscheidung, ob dieser Brief zur Veröffentlichung eingereicht werden sollte, wurde Dr. Malleson überlassen. Sie entschied dagegen.

11 An Marjorie Stone

14. Februar 1949

Liebe Mrs. Stone,

vielen Dank für Ihren Brief, in dem Sie mir mitteilen, daß Sie Puppen nach Angaben des Instituts für Kinderpsychologie herstellen.

Ich bin sicher, daß Sie solche Puppen in der besten Absicht machen, und vermutlich werden Sie eher überrascht sein zu hören, daß ich mir keineswegs sicher bin, daß dies eine gute Idee ist. Auf jeden Fall möchte ich Ihnen sagen, daß ich, wenn es zu einer öffentlichen Diskussion über diese Frage käme und ich Partei ergreifen müßte, wahrscheinlich mit Entschiedenheit gegen die Verbreitung dieser Puppen auftreten würde. Wahrscheinlich hätten Sie von einem Psychoanalytiker eine andere Auffassung erwartet.

Meine Gründe für diese Auffassung sind zu komplex, als daß sie sich in einem Brief angeben ließen. Ich erkenne zwar an, daß manche Kinder zu manchen Zeiten an Puppen mit sichtbaren Geschlechtsorganen etwas finden können, bin aber sehr viel sicherer, daß es für die große Mehrheit der Kinder allzu verwirrend wäre, Puppen mit solchen Merkmalen geschenkt zu bekommen. Ich finde, daß es mit einer Puppe viel mehr auf sich hat, als daß sie nur ein lebloses Baby ist. Im Grunde braucht sie mit einem Baby nur geringe Ähnlichkeit zu haben. Mir scheint, die logische Konsequenz wäre sonst, auch einen Teddybären zu machen, der wirklich beißt, wenn man ihn ärgert.

Ich hätte diesem Thema gewiß noch einiges hinzuzufügen, wenn ich den Eindruck hätte, daß es Sie interessiert, aber ich dachte, Sie sollten erst mal in diesen wenigen Worten erfahren, daß ich meine, daß Sie trotz der guten Absicht Ihre Energien in eine nicht wirklich wünschenswerte Richtung lenken.

Hochachtungsvoll
D. W. Winnicott, F.R.C.P.

12 An die Redaktion der *Times*

10. August 1949

Sir,

im Rahmen Ihrer zuverlässigen Berichterstattung über öffentliche Belange haben Sie in der letzten Woche mehrere Berichte, Kommentare und Leserbriefe über Jugendkriminalität, die Verfahrensweisen im Holloway-Gefängnis und über das verwickelte Problem von Verbrechen und Wahnsinn veröffentlicht. Sehr selten wird dazu die Stellungnahme eines Psychoanalytikers eingeholt oder abgedruckt; statt dessen wird wohl angenommen, daß der Psychologe eine vorgefaßte Meinung hat, vermutlich eine sentimentale. Die Idee, daß die Psychoanalyse keine vorgefaßte Meinung hat, sondern aufklärend wirken kann, findet selten einen Fürsprecher.

Der jetzige Trend birgt eine große Gefahr, die manche von uns vorausgesehen haben. Auf eine sentimentale Hinwendung zum antisozialen Kind oder

Erwachsenen muß früher oder später eine Reaktion folgen. Wer dem Verbrechen sentimental begegnet, benutzt ja den Verbrecher zum Ausdruck seiner eigenen, versteckten Kriminalität und befindet sich in derselben Position (nur nicht so offen) wie der Normalbürger, der mit Vergnügen Kriminalromane oder die Verbrechensmeldungen in den Sonntagszeitungen liest. Die Entscheidungen der Gerichte müssen auf etwas Zuverlässigeres als auf Sentimentalität gegründet sein, entweder auf die tiefen Gefühle unsentimentaler Menschen, die bis zu dem Verbrecher in sich selbst vordringen können, oder auf die reiflichen Überlegungen derjenigen, die das Unbewußte berücksichtigen.

Es gibt einen sehr realen Beitrag, den die Psychoanalyse hier leisten könnte, sogar jetzt, wenn sie dazu aufgefordert würde. Ein Beispiel wäre gleich jetzt, und vielleicht nützlicherweise, zu nennen. Es ist das folgende:

In welchem Zustand der Verbrecher auch ist, ob alt oder jung, normal oder verrückt, Mann oder Frau, es gibt bei jeder antisozialen Handlung immer eine zweite Hälfte zu bedenken – die Rachegefühle der Gesellschaft.

Nun wird das öffentliche Rachebedürfnis nicht notwendig angesichts jeder einzelnen antisozialen Handlung empfunden, doch die unbestraften Übertretungen und Verbrechen lassen das Reservoir der unbewußten öffentlichen Rachsucht anschwellen, und wenn diese Rache nicht in gewissen Abständen ihren Ausdruck findet, dann wird sie in irgendeiner üblen Form herauskommen. Die wichtigste Funktion des Strafverfahrens ist die Prävention von Lynchjustiz, die immer hinter der nächsten Straßenecke lauert, sogar in diesem Land, wo sie (wegen der erfolgreichen Strafverfolgung) niemals auftritt. Ich habe festgestellt, daß diese Ansicht besonders unter den Sentimentalisten in der Strafrechtsreform-Bewegung überaus unpopulär ist. Die Öffentlichkeit braucht ihre Rache.

Was ist mit Erziehung der Öffentlichkeit? Könnte man die Öffentlichkeit nicht dazu erziehen, den Verbrecher als einen Kranken anzusehen? Die Antwort ist, daß Männer und Frauen, soweit sie sich ihrer Gefühle bewußt sind, zu allem erzogen werden können, was über die Psychologie des Verbrechens tatsächlich bekannt ist. Aber Menschen sind nun mal nicht so, und Gruppen von Menschen haben immer einen großen zentralen Kern, der unbewußt und dem Bewußtsein weitgehend nicht zugänglich ist, nicht einmal mit der Hilfe, die Dichter, Künstler und Philosophen denjenigen geben können, die der Hilfe Zeit lassen, wirksam zu werden.

Mit anderen Worten, jeder einzelne von uns ist nur in begrenztem Maße erziehbar, sogar im Blick auf das, wovon wir doch wissen, daß es richtig ist. Es müssen also immer zwei Standpunkte vertreten werden. Der Arzt (Psychoanalytiker) wird sicherlich mit der Zeit mehr und mehr geneigt sein, zu sagen:

dieses Kind oder dieser Erwachsene ist antisozial, weil krank. Und anschließend muß das Gericht erwägen, wie weit das öffentliche (unbewußte) Empfinden die Verhängung einer Strafe fordert, ohne Rücksicht auf die psychiatrische Diagnose.

Nur wenn sich diese schlichte Trennung der beiden Standpunkte vornehmen und durchhalten läßt, kann der Seelenarzt hoffentlich die Gelegenheit erhalten, das antisoziale Individuum als kranken Menschen zu untersuchen und diesen Standpunkt, wenn man ihn dazu auffordert, zu vertreten!

Ich verbleibe etc.
Ihr
D. W. Winnicott, F.R.C.P.

13 An R. S. Hazlehurst

1. September 1949

Lieber Mr. Hazlehurst,

danke für Ihren Brief an die *Times*. Ihre Klassifikation in zwei Haupt- und zwei Nebengesichtspunkte gefällt mir.[1]

Es würde Sie sicherlich interessieren, wie in der psychoanalytischen und auch in der gewöhnlichen psychotherapeutischen Arbeit, besonders mit Kindern, die antisozialen Zwänge als Krankheitssymptome herauskommen. Besonders in den frühesten Stadien ist oft ganz deutlich, daß Stehlen etwas Unwillkommenes ist, das ins Leben des Kindes einbricht und es in Verwirrung stürzt. Bald aber, weil das Kind nicht versteht, warum es stehlen muß, kommt es zu einer Verhärtung mit einem ganzen Schwarm sekundärer Motive, und nun besteht schon fast keine Hoffnung mehr, daß noch eine Heilung erzielt werden könnte. In den frühen Stadien gelingt uns die Heilung in vielen Fällen anscheinend sehr wohl.

Stehlen hat mit Armut und Bedürftigkeit praktisch nicht mehr zu tun als Mord mit Verfolgtwerden.

Hochachtungsvoll
D. W. Winnicott

[1] Die zwei Hauptgesichtspunkte bei der Bestrafung waren 1. der Hinweis darauf, daß das Gesetz mehr ist als ein Leitfaden zur persönlichen Vervollkommnung, und 2. die soziale Vergeltung. Die Nebengesichtspunkte waren Abschreckung und Besserung.

14 An S. H. Hodge

1. September 1949

Lieber Mr. Hodge,

vielen Dank, daß Sie mir zu meinem in der *Times* abgedruckten Brief geschrieben haben. Es interessiert mich, was Sie dazu sagen.

Sie werden leicht verstehen, daß aus meiner Sicht die Bestrafung eines Verbrechens nichts damit zu tun hat, daß man dem Verbrecher etwas Gutes tun will. Er sollte eigentlich als ein Kranker behandelt werden, wenn die Gesellschaft das zulassen könnte: sie kann es nur in gewissem Maße. Sie könnte es in höherem Maße zulassen, wenn die Kenntnisse und die Einrichtungen für *erfolgreiche* Behandlungen verfügbar wären, aber es interessiert das öffentliche Unbewußte nicht, daß kriminelle Symptome behandelt werden könnten, d. h. theoretisch behandelt werden könnten.

Ihr Argument hinsichtlich der Bedeutung von Buße und Sühne für den Verbrecher ist ungemein interessant. In gewissem Maße hat der Verbrecher teil (als Mitglied der Gesellschaft) an der Erleichterung über die Bestrafung des Verbrechens (sogar seines eigenen). Dennoch muß sich die Psychologie hier von der theologischen Sichtweise scheiden, denn diese hat sich noch nicht (meine ich) auf die neuen Erkenntnisse im Hinblick auf das Unbewußte eingestellt.

Wir stellen regelmäßig fest, daß zu Beginn der antisozialen Tendenzen in einem Menschen (immer in der Kindheit) ein normal starkes Schuldempfinden vorhanden ist, das sich aber (was einen Teil der Krankheit ausmacht) nicht mit dem Stehlen (oder egal welchem Symptom) verbindet, weil das Individuum gespalten wird. Hilft man dem Patienten zu diesem Zeitpunkt, so wird er fähig, sich des Konflikts zu einem großen Teil bewußt zu werden, kann sich damit reintegrieren und wird fähig, wegen des Stehlens Schuld zu empfinden.

Zum Beispiel fängt ein Kind vielleicht aus einem Gefühl des Liebesverlusts zu stehlen an, ohne überhaupt zu wissen, was mit ihm passiert. Fragt man es, warum stiehlst du, sagt es zunächst wahrheitsgemäß, daß es das nicht weiß. Wird die Frage aber wiederholt, erfindet es lieber Gründe, als daß es sich idiotisch oder verrückt vorkommt, und später (für den Fall, daß die Frage noch einmal gestellt wird) stiehlt es aus bestimmten Gründen, die es nun kennt. Dieses dritte Stadium aber ist Teil eines Verhärtungsprozesses. Ein Schuldgefühl ist nicht mehr vorhanden, weil die ganze Sache zu einer Abwehrkonstruktion geworden ist. Um das Schuldgefühl zu erreichen, muß man bis zu dem ursprünglichen Konflikt vordringen, der schon da war, bevor das Stehlen anfing und bevor das Kind den Liebesverlust fühlte, das heißt, bis zu dem Konflikt, der allen menschlichen Wesen gemeinsam ist: den destruktiven Vorstellungen in den ursprünglichen Liebesimpulsen. In allen späteren Stadien empfindet das Individuum keine Schuld mehr, und auf jeden Fall ist sein Symptom eine Reaktion auf ein Versagen der Umwelt – eine schwache Stelle in dem Gerüst, das vom Leben für das Individuum in seiner Entwicklung bereitgestellt werden sollte.

Ich denke, bei Ihrer Arbeit müssen Sie die Menschen nehmen, wie sie sind, abgesehen von ihrer Lebensgeschichte; außerdem müssen Sie das verdrängte Unbewußte außer Betracht lassen. Dies beides beeinträchtigt Ihre Arbeit in hohem Maße, weil Sie sich in gewisser Weise nur mit der (psychiatrisch) gesunden Persönlichkeit befassen können; allzu oft ist es aber gerade der nicht gesunde Mensch, der Hilfe braucht. Und es wird wohl noch viele Jahrzehnte dauern, bis es genug Psychotherapeuten gibt, die kompetent sind, Menschen zu helfen, indem sie ihr Unbewußtes befreien und damit (in vielen Fällen) auch ihre Schuldgefühle und, in positiverem Sinne, ihre Fähigkeit zur Anteilnahme.

Ich hoffe doch, Ihnen ein wenig geholfen zu haben, meine Sichtweise zu verstehen.

Hochachtungsvoll
D. W. Winnicott

15 An Otho W. S. Fitzgerald

3. März 1950

Lieber Dr. Fitzgerald,

danke für Ihren Brief.[1] Die Schwierigkeit mit den Psychoanalytikern ist die, daß sie alle einen sehr langen Arbeitstag haben: sie machen Analysen, sind klinisch ziemlich stark ausgelastet und müssen von den Leuten, die analysiert werden, diejenigen, die Kandidaten sind, auch noch unterrichten. Die älteren Mitglieder sind zur Zeit enorm überlastet, was daher kommt, daß es so lange dauert, einen erfahrenen Psychoanalytiker hervorzubringen und daß der Zustrom an Kandidaten seit dem Krieg gewaltig ist. So sehr ich das beklage, habe ich persönlich noch das Gefühl, daß man es hinnehmen muß, denn bei allen Fehlern, die manchmal sehr deutlich sind und mit der psychoanalytischen Gesellschaft zu tun haben, hat die Sache noch ein Gutes – daß eine gefestigte wissenschaftliche Gruppe im Aufbau ist, die schließlich ein sehr wichtiger Faktor in der allgemeinen psychiatrischen Ausbildung sein wird. Was gegenwärtig am verlockendsten wäre, um die Mitglieder von diesen Tätigkeiten abzubringen, weiß ich nicht recht. Mit Sicherheit würden die meisten von uns es als Zeitverschwendung empfinden, in Planungskomitees zu sitzen und eine Art Lehrbetrieb auszuhandeln, der ein Kompromiß zwischen den vielerlei sogenannten Schulen wäre.

Meiner Meinung nach ist es die psychoanalytische Gruppe, die am Ende alles, was an den anderen Gruppen gut ist, in sich aufnehmen muß, und im Gedanken an die Zukunft ist es wichtiger, daß die psychoanalytische Gesellschaft sich selbst um die Forschung kümmert, die die Meinungsverschiedenheiten zwischen ihren Mitgliedern auflösen wird, als daß sie versucht, ringsum freundlich zu sein. Von den anderen Gruppen scheint mir leider keine imstande zu sein, in der gleichen Weise zu wachsen und am Ende das, was an der freudianischen Gruppe wertvoll ist, in sich aufzunehmen, mit der möglichen Ausnahme der Jungianer. Meiner persönlichen Ansicht nach sind aber selbst im Falle der Jungianer zu wenig gemeinsame Grundlagen vorhanden, als daß ihre Vereinigung fähig wäre, allerlei Psychotherapeuten draußen zu halten, die zwar talentvoll oder sogar brillant anfangen, denen aber die fachlich psychiatrische Erfahrung fehlt.

In Amerika liegt die Sache, glaube ich, ganz anders, teils weil das Wort Psychoanalytiker dort eine viel diffusere Bedeutung hat, und außerdem, weil die finanzielle Situation drüben ganz anders ist. Zur Zeit ist es für einen älteren Analytiker überaus schwer, sich einen anständigen Lebensunterhalt zu verdienen, was daran liegt, daß er als älterer Analytiker Patienten hat, die meistens Kandidaten sind und nicht nach ihrem Vermögen, sondern nach ihrer Eignung ausgewählt werden.

Ein weiterer Unterschied ist, daß Amerikaner anscheinend imstande sind, den ganzen Tag und den größten Teil der Nacht durchzuarbeiten, obwohl dies, glaube ich, den Nachteil hat, daß ihnen zum Leben, Denken und Fühlen dann nicht mehr viel Zeit bleibt.

Nun sollte in meinem Brief eigentlich ein praktischer Vorschlag kommen, im Hinblick auf den »Schlüssel, der alle Schranken zwischen Psychoanalytikern und organisch denkenden Psychiatern öffnet«. Ich brauche noch mehr Zeit, bevor ich dazu etwas sagen kann. Was ich jedoch tun könnte, ist, einen negativen Beitrag zu leisten und zu sagen, daß die Schwierigkeit eigentlich darin liegt, daß der Glaube an das Unbewußte schon dasein muß, bevor der Psychoanalytiker überhaupt anfangen kann zu reden, und daß es vergleichsweise wenige Psychiater gibt, die schlucken können, was gesagt werden muß. Es ist viel leichter, zum Beispiel zu Lehramtskandidaten oder zu normalen Medizinstudenten über das Unbewußte zu sprechen als zu Psychiatern. Daß ich Ihnen dies schreibe, zeigt schon, daß ich weiß, es gibt Ausnahmen. Ich schreibe Ihnen wieder, hoffentlich.

Mit freundlichen Grüßen
D. W. Winnicott

[1] Dr. Fitzgerald hatte um Vorschläge gebeten, wie Psychiater, Psychotherapeuten und Psychoanalytiker zusammenzubringen wären, so wie es seiner Ansicht nach in Amerika schon geschah.

16 An die Redaktion der *Times*

[vermutlich Mai 1950]

Sir,

das wichtigste Element in unserem Land ist zu jeder Zeit die normale Familie, in der normale Eltern ihre Sache gewöhnlich gut machen, wenn sie den Säuglingen und Kindern jede Basis seelischer Gesundheit mit auf den Weg geben, die es ihnen später ermöglicht, Mitglieder der Gemeinschaft zu werden. Keinerlei Einmischung in diese Verhältnisse, die nicht nur eine gute, sondern auch eine empfindliche und leicht zu verstörende Sache sind, darf gestattet werden. Es ist zwar bedauerlich, daß es Familien gibt, in denen die Kinder vernachlässigt oder grausam mißhandelt werden; und Organisationen wie die nationale Gesellschaft zur Verhinderung von Kindesmißhandlungen, die solchen Kindern helfen, verdienen bei ihrer schwierigen Tätigkeit unsere Unterstützung. Wenn aber, bei der Ergänzung dieser privaten Körperschaften durch eine staatliche Behörde, die Erleichterung des Zugangs zu den Problem-Familien auch nur ein Mindestmaß an Einmischung in die normale gute Familie mit sich bringen sollte, so wird das Ganze mehr geschadet als genützt haben. Nichts wäre verheerender als die Ausweitung der Einmischungen militanter Sentimentalisten, die den Eltern Angst machen werden, sich natürlich zu verhalten.

Es besteht die Gefahr, daß Sozialarbeiter mit amtlichem Rückhalt sich scheuen werden, verdächtigen Familien nahezutreten, wegen der gesetzlichen Garantien, die die Familie vor staatlicher Einmischung schützen, oder aber, daß die gesetzlichen Garantien ihrerseits vermindert werden müssen und die Privatsphäre der normalen guten Familie den Schutz verliert. Außerdem, wie nach den veröffentlichten Berichten niemand erraten könnte, herrscht ein entschiedener Mangel an geschultem Personal, so daß die Durchführung der neuen Bestimmung, die aus dem schätzenswerten Curtis-Report entstanden ist, auf viele Jahre hinaus nicht geleistet werden kann. Der Aufschrei wegen der in ihren eigenen Familien schlecht behandelten Kinder kommt aus leicht aufgestacheltem Mitleid und nicht aus Kenntnis der gegenwärtigen Situation im Hinblick auf Personen, die fähig wären, diese Aufgabe gut zu erfüllen.

Ich verbleibe etc.
D. W. Winnicott

17 An P. D. Scott

11. Mai 1950

Lieber Dr. Scott,

ich glaube, Ihre Studenten versuchen Ihnen etwas weiterzugeben, was ich tatsächlich gesagt habe. Sie werden verstehen, daß ich eine Strafrechtsreform für äußerst dringlich halte und daß meine Äußerungen vor Studenten zu meinen Bemühungen um eine solche Reform gehören. Das Argument, auf das Ihre Studenten hinweisen, habe ich nicht sorgfältig in einer veröffentlichten Arbeit ausgeführt, aber ich habe schon oft darüber gesprochen.[1] Auf jeden Fall ist es sehr leicht mißzuverstehen.

Mein Gedanke ist, daß jederlei Sentimentalität mehr schadet als nützt. Die Schwierigkeit liegt nicht so sehr in den Gefühlen der Öffentlichkeit gegen eine bestimmte antisoziale Handlung. Durch Identifikation mit dem Verbrecher oder dem Antisozialen ist die Öffentlichkeit oft äußerst verständnisvoll und wird dem Verbrecher gegenüber schuldig. Dennoch gibt es, und dessen bin ich mir sicher, eine höchst reale Sache, die wir als das Reservoir einer Gesellschaft an unbewußter Rache bezeichnen könnten. Es wäre möglich, im Parlament Gesetze durchzubringen, die dieses Rachebedürfnis mißachten. Im Extremfall käme es dann zu Vorfällen, in denen die sogenannte Lynchjustiz angewandt würde. Im Grunde, würde ich sagen, ist der Zweck des Gerichtsverfahrens in erster Linie die Prävention von Lynchjustiz, und dies leistet es, indem es erstens die Verantwortung für die Rache übernimmt und zweitens die Abkühlung der Gemüter und die objektive Urteilsbildung ermöglicht.

Ich finde, es ist extrem schwierig, dieser Funktion des Gerichtsverfahrens allgemeine Anerkennung zu verschaffen, besonders unter Juristen, die dazu neigen, das Recht für eine »Sache« oder bestenfalls für einen Hokuspokus zu halten, und die im Gerichtsverfahren den Ausdruck der eigenen, tiefverwurzelten Gefühle nicht zu erkennen vermögen.

Aus diesen Auffassungen heraus sehe ich die große Gefahr, daß die Reformen, die wir anstreben, mit kalten, formalen Methoden eingeführt und dann von einer Welle der Reaktion weggefegt werden. Das Gerichtsverfahren muß seine Funktion behalten.

In diesem Rahmen, glaube ich, ist Raum für Fortschritte, zu denen die Psychiatrie allmählich fähig zu werden beginnt, aber wirklich erst beginnt. Die Öffentlichkeit in unserem Land ist meiner Ansicht nach bereit, in einem gewissen Umfang hinzunehmen, daß antisoziale Personen behandelt statt bestraft werden. Diese Bereitschaft, würde ich sagen, könnte aber in ihr Gegenteil umschlagen, sollte sich herausstellen, daß tatsächlich nur sehr wenige Kriminelle mit Erfolg behandelt werden können. Es besteht nicht der geringste Zweifel, daß es selbst dann, wenn unser Wissen um die Psychopathologie der Kriminellen morgen vervollständigt würde, noch viele, viele Jahre dauern würde, bis Psychotherapeuten in hinreichender Zahl entsprechend ausgebildet werden können, so daß es für die praktische Bewältigung des Problems einen Unterschied machen würde. Wir wissen aber, daß es so vieles gibt, wovon wir eben erst die Anfangsgründe kennen, und darum ist beim heutigen Stand der Dinge die Behandlung von Kriminellen in den meisten Fällen eine Sache der Forschung.

Das Ergebnis von all dem ist nach meiner Meinung, daß der Psychiater unter anderem die Aufgabe hat, die Richter und die für Gerichtsverfahren Verantwortlichen daran zu erinnern, daß ihre primäre Funktion die ist, dem unbewußten Rachebedürfnis der Öffentlichkeit auf möglichst zivilisierte Weise Ausdruck zu geben. Dann ist der Psychiater in der Lage, sein Gutachten über einen Verbrecher abzugeben, und mir scheint, daß wir einem Stand der Dinge nicht mehr fern sind, bei dem wir sagen können, daß jeder Verbrecher krank ist. Dies zu sagen ist Sache des Arztes. Nicht Sache des Arztes ist es, zu sagen, was zur Befriedigung des öffentlichen Rachebedürfnisses erforderlich ist. Nach Beendigung des Gerichtsverfahrens kann, sofern sich die Psychiater dazu verwenden lassen, jede Menge Forschung über die Behandlung aller Arten von Antisozialen stattfinden. Mir scheint, daß es manche

Typen von Verbrechen gibt, bei denen unsere Gesellschaft einverstanden wäre, daß man lieber behandeln als bestrafen sollte – bei Homosexualität zum Beispiel und bei den Perversionen allgemein, bei versuchter Selbsttötung und bei Kindestötung. Die Anwendung von all dem auf antisoziales Verhalten bei Kindern ist ein zu weitläufiges Thema, als daß es sich in einem Brief behandeln ließe.

Ihnen ist hoffentlich klar, daß es ein bißchen amateurhaft ist, wenn ich die Psychoanalyse auf dieses Thema beziehe, aber weil Sie mich auf meine Ansichten angesprochen haben, habe ich versucht, sie zu erklären.

Ich versuche mich daran zu erinnern, Ihnen bei Ihrer Tätigkeit schon begegnet zu sein, aber bis jetzt ohne Erfolg.

Ich lege die Kopie eines Briefes bei, den ich im August letzten Jahres an die »Times« geschrieben habe, und wäre dankbar, wenn Sie sie mir zurückschicken könnten, sobald Sie ihn gelesen haben.

Mit freundlichen Grüßen
D. W. Winnicott

[1] Die Rede ist von Winnicotts Überzeugung, daß die Bemühungen zur Strafrechtsreform zum großen Teil vergeblich seien, weil die Öffentlichkeit bisher nicht fähig ist, darauf einzugehen und das Vergeltungsinteresse aufzugeben.

18 An James Strachey

1. Mai 1951

Lieber Strachey[1],

aus den Ankündigungen, die herumgeschickt wurden, werden Sie ersehen haben, daß ich am 30. Mai ein Referat über etwas halten soll, das ich »Übergangsobjekte« nenne. Im Augenblick versuche ich, vor Pfingsten einen Teil davon ordentlich zu Papier zu bringen, damit es herumgehen kann. Das gesamte Referat wäre ziemlich lang.

Ich schreibe Ihnen, weil ich gern wüßte, ob Sie bereit wären, das, was ich so ungefähr schon fertig habe, durchzulesen, mich dann kommen und es mit Ihnen besprechen zu lassen. Mir liegt besonders viel daran, im theoretischen Teil der Arbeit von der normalen psychoanalytischen Theorie so viel aufzuschnappen, daß das, was ich als meinen eigenen Beitrag ansehe, dadurch erträglich gemacht wird.

Es wird Sie beruhigen zu hören, daß ich nun doch eine ganze Menge psychoanalytische Lektüre geschafft habe, dank dem Umstand, daß ich zweimal krank gewesen bin; trotzdem könnte man immer noch sagen, daß ich in einer besseren Position wäre, Referate zu schreiben, wenn ich mal ein Jahr Ruhe hätte und nichts anderes tun könnte als lesen.

Ich rufe Sie deswegen noch an, um aber jetzt schon eine ungefähre Zeit vorzuschlagen, am liebsten würde ich Sie etwa am Dienstag, dem 8. Mai, irgendwann zwischen 7 Uhr abends und Mitternacht besuchen; wenn Ihnen der Vormittag lieber ist, könnte ich wohl auch am 8. zwischen 11 und 2. Ich weiß, daß Sie es mir sagen, wenn Sie sich das lieber nicht aufladen wollen.

Herzlichen Gruß
D. W. Winnicott

[1] Strachey war Winnicotts erster Analytiker gewesen.

19 An Edward Glover

23. Oktober 1951

Lieber Glover,

Ihr Brief[1] erfordert nicht unbedingt eine Antwort, aber ich möchte Ihnen trotzdem schreiben, denn schließlich sind wir doch Kollegen und beide immerhin Menschen.

Ihr Argument trifft, glaube ich, genau ins Zentrum unserer wissenschaftlichen Differenzen, denn Sie sind ehrlich der Ansicht, daß D.W.W.s (oder M.K.s) Ideen nicht von der objektiven Wahrnehmung kindlicher Vorstellungen hergeleitet sind, während ich ehrlich überzeugt bin, daß sie es sind. An dieser Stelle, denke ich, können wir die Entscheidung getrost künftigen Betrachtern überlassen.

Ich bin mir sicher, daß Ihre Skepsis einen positiven Effekt hat, indem sie mich zu einem sorgfältigeren Beobachter macht, und ich würde erwarten, daß meine Beobachtungen auch den einen oder anderen Effekt auf Sie haben, obwohl ich im Augenblick nicht genau sagen kann, welchen. Jedenfalls war die

Besprechung ja unterzeichnet, und darum steht es jedem frei, zu meinen, was Sie meinten, als Sie die Besprechung lasen, nämlich daß ich von einem »Abrücken von D.W.W.s Vorstellungen von den kindlichen Vorstellungen vom Psyche-Soma« redete.

Mit guten Wünschen
Ihr
D.W. Winnicott

[1] Glover hatte geschrieben, um sich zu Winnicotts Besprechung von Melanie Kleins Buch *The Psycho-Analysis of Children* (dt.: Die Psychoanalyse des Kindes. Internationaler Psychoanalytischer Verlag Wien 1932; Fischer, Frankfurt 1987) im *British Medical Journal* zu äußern. Glover, der zunächst ein Anhänger Melanie Kleins und ihrer Theorien gewesen war, hatte sich später mit ihrer Tochter Melitta Schmideberg, die seine Analysandin war, gegen sie verbündet, was auf eine Art Vendetta gegen Melanie Klein in der Britischen Psychoanalytischen Gesellschaft hinauslief. Der Streit zog sich über Jahre hin und endete mit Glovers Ausscheiden.

20 An Hanna Segal

21. Februar 1952

Liebe Dr. Segal,

ich stelle fest, daß ich Ihnen, als Ergebnis der Sitzung von gestern abend[1], etwas zu sagen habe, und hoffe, Sie fühlen sich dafür stark genug; wenn nicht, lesen Sie diesen Brief lieber erst später in einem günstigen Moment.

... Ich weiß sehr wohl, daß Sie zu gegebener Zeit so bescheiden sein können wie nur irgendwer, aber ich glaube, Sie haben gar keine Ahnung, wieviel Feindseligkeit Sie auf sich ziehen, wenn Sie in einer Sitzung aufstehen und sagen, Sie hätten mit Erstaunen festgestellt, daß Ihre Kollegen (die jüngeren natürlich) gezeigt hätten, daß sie fähig seien, eine ganz ordentliche Analyse zu machen und über ihre Ergebnisse in verständlichem Englisch zu berichten etc. etc. Ich glaube wohl, daß Sie gelegentlich mal für ein paar Minuten ungemein von sich selbst eingenommen sind, und wenn Sie dann gerade das Wort ergreifen, dann merkt man das. Was ich dabei befürchte, ist wohl, daß Ihnen in all dem eine gräßliche Desillusionierung bevorsteht, und ich finde, es wäre viel besser, Sie wüßten das, bevor es dazu kommt. Tatsache ist, Sie können ebenso versagen wie jeder andere Analytiker, weil es so vieles gibt, was wir noch nicht wissen. Wenn Sie in diesen Momenten der Selbstgefälligkeit sprechen, lassen Sie nicht durch das kleinste Anzeichen erkennen, daß Sie glauben, es könnte etwas geben, das Sie nicht verstehen.

Es gibt mehrere Gründe, warum ich mir die Mühe mache, Ihnen einen solchen Brief zu schreiben. Der eine ist, daß ich ehrlich um Sie besorgt bin …

Mit dem größten Vergnügen habe ich ihre Entwicklung in der Analyse verfolgt, und ich kenne keine Analyse, die besser gelungen wäre …

Weil ich an all dies denken muß, mache ich mir natürlich Sorgen, daß Sie alles dadurch verderben könnten, daß Sie in einen schlimmen Zustand geraten, bei dem Sie ganz oben auf einem Mount Everest von einer verinnerlichten guten Brust thronen.

Es gibt noch einen Grund, warum ich diesen Brief schreibe, und zwar, daß ich ehrlich besorgt bin um Melanie Kleins Beitrag zur Psychoanalyse. Dieser Beitrag wird allmählich unmöglich gemacht durch die Propaganda, in der Dr. Heimann[2] und Sie selbst im besonderen in jeder Sitzung schwelgen. Es gibt einen Spruch, daß ein guter Wein kein Etikett braucht. Ebenso muß das Gute an Melanies Arbeiten doch auf den wissenschaftlichen Sitzungen nicht angepriesen werden. Man kann darauf hinweisen und darüber diskutieren. Zur Zeit wird nur selten darüber diskutiert, weil es aggressiv vorgebracht und dann in einer Weise verteidigt wird, die man nur als paranoid bezeichnen kann. Mit anderen Worten, Dr. Glovers Bemühungen fruchten nun endlich, und die Kleinianische Psychologie organisiert sich zu etwas, das die Klein-Schüler so lange predigen werden, bis es verhaßt wird.

Gestern abend hatten mir die drei Referate ganz gut gefallen. Sobald Sie aber aufstanden und darauf hinwiesen, daß diese Referate nur nachgereichte Argumente seien, wurde ich sofort von meinen Gefühlen gegen Ihren Beitrag gepackt, und ich kann Ihnen versichern, daß es allen so ging. Die Referate konnten nun nicht mehr für sich sprechen; Sie hatten gesagt, daß sie irgendwas beweisen sollten, und nachher ging es hauptsächlich nur darum, ob Sie recht hatten oder nicht; hatten die Referate irgendwas bewiesen? Darunter hatten die Referate zu leiden, und die Diskussion über sie wurde abgebogen.

Dr. Heimann war in dieser Hinsicht fast genauso schlimm wie Sie, und auf jeden Fall erweckt die Art, wie all die Sub-Kleinianer jedesmal wie ein Mann zur Verteidigung antreten, wenn einer von ihnen ein Referat hält, einen Eindruck, der auf lange Zeit hinaus nicht zu tilgen sein wird, nämlich daß unter den Hütern der guten verinnerlichten Brust eine paranoide Organisation besteht.

Sehr merkwürdig ist an alledem, daß dies Melanie selbst, soweit ich das sagen kann, kein bißchen ähnlich sieht. Ich habe oft das Gefühl, daß das Treiben ihrer Freunde sie sehr kränken muß, ebenso wie sie von denen gekränkt wird, die den Wert ihrer Beiträge nicht sehen wollen. Es ist ja wohl bekannt, daß eine Kränkung durch die eigenen Freunde besonders bitter ist.

Wie Sie sehen, habe ich mich beim Schreiben gegen Sie gehen lassen. Meine Absicht ist, mich auch in den Versammlungen der Gesellschaft gehen zu lassen, wann immer die Diskussion von einer wissenschaftlichen Aussage zur Behauptung einer politischen Position hin verschoben wird. Ich warte nur auf den richtigen Moment, und der wäre vermutlich gestern abend gekommen, wäre Balint nicht gewesen, der etwas Ähnliches zu sagen versuchte wie das, was ich sage, auch wenn er sich unglücklich ausdrückte. Ich wollte nicht gerade als sein Verbündeter auftreten, bin mir aber sicher, daß er über ein reales Problem redet.

Ich glaube aufrichtig, daß Sie selbst bereit sein werden, sich dies alles eingehend zu überlegen, um zu sehen, ob es stimmt, was ich sage, nämlich daß Melanies Beiträge für die Society durch die Art unmöglich gemacht werden, wie sechs oder acht Personen in einem propagandistischen Stil dafür eintreten.

Mit guten Wünschen
Ihr
D. W. Winnicott

[1] Die Sitzung war ein Symposion mit dem Titel »Reactions of Patients to the New Institutes«.

[2] Dr. Paula Heimann, eine der engsten Freundinnen und Mitarbeiterinnen von Melanie Klein.

21 An Augusta Bonnard

3. April 1952

Liebe Dr. Bonnard,

gestern abend wollte ich Sie noch wissen lassen, daß ich mit Ihrem Referat[1] sehr zufrieden war, aber am Ende sprachen Sie mit Gillespie, und ich selbst hatte noch mit Miss Freud über etwas zu reden.

Wenn Gelegenheit gewesen wäre, hätte ich mich gern den Gratulationen zu dieser Analyse angeschlossen, die offenbar sehr gut vorankommt, obwohl Sie sie nicht vorwärts treiben, sondern ihren Lauf nehmen lassen. Ich halte dies für die einzig vernünftige Bedeutung des Wortes Analyse. Damit will ich nicht sagen, daß man den Fortgang einer Analyse nicht durch blinde Flecken in sich selbst oder aus Unwissenheit aufhalten könnte, aber aus Ihrem Referat gewinne ich den Eindruck, daß Sie alles, was in diesem Fall auftaucht, annehmen und verarbeiten können.

Sollten wir uns mal bei einem Kaffee (oder Bier!) zusammensetzen, würde ich mit Ihnen gern noch über einen anderen Aspekt der Übertragungssituation sprechen, den Sie, glaube ich, hervorgehoben sehen wollten, wie es in Ihrem Material sehr deutlich ist. Das hat mit der Art zu tun, in der Sie sozusagen wie ein Radioapparat waren, nur besser, weil menschlich. Ich will damit sagen, Sie hielten irgendwo die Mitte zwischen dem leblosen Objekt und einem ganzen Menschen. Sie hatten all dies so beabsichtigt, glaube ich, und auf diese Weise traten Sie als Analytikerin zu den Fetischobjekten und Fetischpraktiken hinzu, die ein Teil der Beziehung zu Objekten sind, während Sie gleichzeitig in der aktuellen Beziehung zwischen ganzen Menschen blieben.

Für mich war dies der interessanteste Teil Ihres Referats, obwohl Ihre Darstellung noch viele andere Aspekte hatte, die mich lebhaft interessierten. Ich hatte das Gefühl, ich konnte aus Ihrem Referat eine Vorstellung davon gewinnen, was Sie wohl für eine Analytikerin sind, was immer wichtig ist, wenn man an ein Referat denkt, das zu dem Zweck gehalten wird, die Wahl zum Mitglied zu erreichen.

Sehr bewundert habe ich die Hartnäckigkeit, mit der Sie weitergeredet haben, obwohl es schon spät war. Das war sehr vernünftig von Ihnen. Ich selbst hätte wahrscheinlich schnell Schluß gemacht und es nachher bedauert.

Was die Telepathie angeht – ich habe sehr gute Belege aus der Analyse eines Patienten und kann sagen, daß man dafür offen bleiben sollte, denn Patienten können so extrem empfänglich für Gegenübertragungs-Phänomene werden, und dann kann leicht der Anschein von Telepathie entstehen, wo in Wirklichkeit keine Gedankenübertragung stattfindet, oder was meinen Sie?

Mit guten Wünschen
Ihr
D. W. Winnicott

[1] »Polymorph Symptomatology«.

22 An Willi Hoffer

4. April 1952

Mein lieber Hoffer,

ich möchte Ihnen wegen zwei Dingen schreiben.

Erstens möchte ich Ihnen auch persönlich danken, obwohl ich weiß, daß andere es schon getan haben, für die sehr große Mühe, die Sie sich mit der Melanie-Klein-Nummer des Journal gemacht haben. Ich bedaure außerordentlich, keinen Artikel beigesteuert zu haben, aber ich habe ziemlich viel mit einer Umstellung in meinem Privatleben zu tun gehabt[1], die ich noch wichtiger fand. Wenn die Nummer in Buchform herauskommt, kann ich hoffentlich ein klein bißchen dazutun. In jedem Fall kommt mir die Nummer, so wie sie ist, als ein sehr gutes Geburtstagsgeschenk für Melanie vor, und weil ich sie sowohl gern habe als auch ihre Arbeit zutiefst bewundere, bin ich froh.

Ich möchte auch noch ein Wort zu dem schreiben, was Sie bei der Sitzung sagten, teils um Ihnen zuzustimmen und teils nicht. Ich stimme Ihnen zu, daß die außerordentlichen Mitglieder, die zur Erlangung der Vollmitgliedschaft ein Referat halten, in einem Zustand sind, in dem sie Kritik nicht leicht vertragen können. Ich sage das der Tatsache zum Trotz, daß ich selbst vor kurzem einen Brief geschrieben habe, der einigen Ärger gemacht hat.[2] Wenn Sie von diesem Brief gehört haben, dann haben Sie hoffentlich auch gehört, daß ich mich aufrichtig dafür entschuldigt habe, denn es war ein durch und durch schlechter Brief. Er hat den Referenten verletzt, aber er hat auch mich selbst verletzt, weil er den Gedanken verdunkelte, den ich vorbringen wollte, nämlich, daß ich das Referat zu säuberlich fand, weil es nicht genug darüber verriet, wie der Analytiker praktisch zu Werke geht.

...

Was ich eigentlich sagen will, ist, daß eine ganze Menge dafür spricht, demjenigen, der ein Aufnahme-Referat hält, jede nur denkbare Ermutigung zu geben. Ich meine jedoch nicht, daß wir unsere Diskussionen dadurch sterilisieren sollten, daß wir uns dann etwa nicht mehr getrauen, solche Referate in den Meinungsstreit zu ziehen, besonders, weil ja ein großer Teil der wissenschaftlichen Referate solche Aufnahme-Referate sein müssen. Ich erinnere mich noch genau an mein eigenes, das kein sehr gutes war; ich erinnere mich, wie die Diskussion zu einer Art Gerangel zwischen Parteien wurde, von denen ich keine Ahnung hatte, und wie ich verblüfft dazwischen saß, ganz außerstande, mich daran zu beteiligen. Soweit ich mich erinnere, war es aber nicht sehr traumatisch. Ich glaube, ich empfand es als einen interessanten Eintritt in eine Gesellschaft, die mit sich selbst offenbar nicht so einig war, wie ich gedacht hatte.

Wie Sie sich erinnern werden, wurden manche Aufnahme-Referate brutal behandelt. Zum Beispiel Rickmans Attacke gegen A war ganz offen; er sagte einfach, daß er sie und ihr Referat verabscheute und daß es eine Beleidigung der Society sei, daß es überhaupt gehalten wurde. Ich glaube, zum Schutz von A tat sich an diesem Abend nicht viel. Ich weiß noch, wie ich selbst versuchte, etwas zu ihrem Schutz zu sagen, aber ohne Erfolg, weil mir nichts einfiel.

Ich würde meinen, wer sich mit einem Referat um die Mitgliedschaft bewirbt, sollte es ertragen können, in die Streitigkeiten der Mitglieder verwickelt zu werden; dies sollte eine der vielen Reifeproben sein, die wir einem außerordentlichen Mitglied abverlangen, ehe wir es als Vollmitglied aufnehmen. Ich persönlich würde sagen, daß das Ausbleiben eines direkten Angriffs auf B, als er ein wirklich irritierendes Referat hielt, für die innere Politik der Gesellschaft ebenso schädlich war wie die offene Kritik, die, wie Sie fanden, von Melanie Klein an Bonnard geübt wurde, als sie sagte, manche Dinge, die doch schon wohlbekannt seien, hätten im Zusammenhang mit Verfolgungsangst herangezogen werden können etc. etc.

Bevor ich mit diesem ziemlich langen Brief zu Ende komme, möchte ich noch sichergehen, Ihnen begreiflich gemacht zu haben, daß ich Ihnen dies in Freundschaft zu schreiben versuche. Ich muß darin im Moment auf der Hut sein, denn anscheinend passiert es mir beim Schreiben von Briefen so leicht, daß sie ganz anders wirken, als sie gemeint sind.

Alles Gute, und hoffentlich können Sie mit Mrs. Hoffer über Ostern bei schönem Wetter ein bißchen Ferien machen.

Ihr
D. W. Winnicott

[1] Winnicott war gerade in eine neue Wohnung und Praxis am 87 Chester Square umgezogen.

[2] In dem Brief hatte er ein Aufnahme-Referat kritisiert. (Ein solches Referat wird im Zusammenhang der Bewerbung um die Vollmitgliedschaft in der Britischen Psychoanalytischen Gesellschaft gehalten.)

23 An H. Ezriel

20. Juni 1952

Mein lieber Ezriel,

mir liegt sehr viel daran, daß wir den Inhalt Ihres Referats[1] nicht einfach so auf sich beruhen lassen. So wie Sie sich nach der Sitzung äußerten, meine ich, haben Sie zweifellos einen Eindruck von Feindseligkeit gewonnen, und der Wert der Erfahrung mit dem Vortrag ginge Ihnen verloren, wenn Sie zulassen würden, daß dies das wichtigste Resultat wird. Die Sache ist die, daß Sie aus einer Unmenge ehrlicher und harter Arbeit und origineller Gedanken heraus ein Referat gehalten haben, das stark kondensiert und vereinfacht ist und bei dem praktisch niemand verstanden hat, um was es ging. Ich denke, man kann annehmen, daß dies in gewissem Maß an unserer Schwierigkeit liegt, sich in Ihrer Sprache zurechtzufinden – womit ich natürlich nicht Ihr Englisch meine, das völlig klar ist, sondern das Medium der Kommunikation.

Ich werde ziemlich lange brauchen, bis ich so weit bin, daß ich dieses Referat mit Ihnen unter Ihren eigenen Voraussetzungen diskutieren kann. Wahrscheinlich werde ich versuchen, so weit zu kommen, und bin mir sicher, daß es nützlich wäre, wenn ich es kann.

Jetzt möchte ich aber nur meine Meinung über die Schwierigkeit sagen, die wir alle letzten Mittwoch hatten. Ich denke, die Diskussionsredner und die andern, die nichts sagen konnten, obwohl sie es auch gern getan hätten, haben etwas gespürt, über das sie sich nicht klarwerden konnten, und dies würde sich vermutlich als eine echte Differenz zum psychoanalytischen Ansatz herausstellen. Ich würde meinen, die Schwierigkeit ist, daß die Differenz von den Psychoanalytikern nicht klar bezeichnet werden kann, weil sie als Kollektiv noch kein gemeinsames Programm formuliert haben, von dem sie ausgehen könnten.

Ich persönlich würde sagen, daß der Psychoanalytiker, ohne die Tatsache ausdrücklich zu bezeichnen, annimmt, daß Unintegriertheit[2] der Anfang der Persönlichkeit ist und daß es ohne diesen Anfang in der Unintegriertheit keinen Ausgangsort der Ruhe gibt. (Ich hoffe, Sie verstehen, daß ich nicht von sekundären chaotischen Zuständen rede.) Sie mit Ihrer Neigung zur Gestaltpsychologie scheinen mir die Gestaltbildung für einen Primärvorgang zu halten, während für den Psychoanalytiker die Gestaltbildung ein Sekundärphänomen gegenüber der primären Unintegriertheit ist. Unter der Voraussetzung einer primären Unintegriertheit kann sich das Individuum der Gestaltbildung hingeben; enthält die Gestaltbildung aber eine Verleugnung der primären Unintegriertheit, so kann dies nur zu zwanghaftem Intellektualisieren und zu Theoriebildungen führen, die mit niemandem diskutiert werden können außer mit anderen, die zufällig den gleichen Prozeß des vor der Unintegriertheit flüchtenden Gestaltsuchens durchmachen.

Sie ersehen daraus vielleicht, daß ich freilich an eine sehr tief verwurzelte Differenz zwischen Ihrem Ansatz und dem psychoanalytischen glaube, und diese kann nicht offen diskutiert werden, weil niemand mit der psychoanalytischen Einschätzung des unintegrierten Zustands ins reine kommt und weil auch Sie nicht imstande sind, ganz offen zu zeigen, was meiner Ansicht nach in Ihrer Arbeit vorausgesetzt wird, nämlich, daß Gestaltbildung von Ihnen in gewissem Maß für eine primäre Funktion gehalten wird und eine gewisse Verleugnung des Grundwerts der primären Unintegriertheit mit sich bringt.

Den einzig befriedigenden Ausweg aus der primären Unintegriertheit bietet dem einzelnen das Trieberleben; diesem muß die Gestaltbildung beim Gesunden immer untergeordnet bleiben. Aus diesem Grund werden Leute, wenn sie über Ihre Version von Gestaltbildung diskutieren und über Ihre Behauptung, daß alle Phantasien sich auf die eine oder andere Weise mit anderen Phantasien beschäftigen, Sie immer wieder dasselbe fragen, was glaube ich Dr. Heimann am Mittwoch gefragt hat, nämlich: »Was ist mit Dynamik, und was ist mit den Trieben?« Und diese Diskussion kann nie zu einem Ergebnis kommen, denn weder der Fragesteller noch Sie wissen, was los ist. Dabei ist etwas noch nicht verstanden zu haben, nichts, dessen man sich schämen müßte. Wenn zwei Personen, die wissen, sie sind sich nicht einig, erst einmal zu streiten anfangen, besteht die Gefahr, daß sie in eine endlose Diskussion geraten und jeder von beiden den Eindruck gewinnt, der andere sei in einer feindseligen Stimmung.

Ob es nun Sinn ergibt oder nicht, was ich geschrieben habe, ich hoffe, Sie nehmen es als ein Anzeichen freundlicher Absichten auf und eines sehr herzlichen Wunsches, daß sich Ihre Arbeit schließlich doch noch mit der allgemeinen Richtung psychoanalytischen Arbeitens treffen möge, was sie, wie ich glaube, bis jetzt noch nicht tut. Ich bin mir sicher, das ist es auch, was Sie eigentlich wollen.

Ihr
D. W. Winnicott

[1] Ein Aufnahme-Referat.
[2] Vgl. den Brief an Masud Khan vom 26. Juni 1961.

24 An Ernest Jones

22. Juli 1952

Lieber Ernest Jones,

ich bin Ihnen sehr dankbar, daß Sie meinen Vortrag »What is Psycho-Analysis?«[1] durchgelesen und mit Anmerkungen versehen haben. Es ist doch merkwürdig, wie eine Dummheit wie dieses »nicht sehr voluminös« sich einschleichen kann. Die Erklärung dafür wird Sie vielleicht interessieren. In den 10 Jahren meiner Analyse machte Strachey praktisch keine Fehler und hielt sich an die klassische Technik in einem kaltblütigen Stil, für den ich immer dankbar gewesen bin. Allerdings sagte er dann doch zwei- oder dreimal Sachen, die keine Deutungen waren, zu Zeitpunkten, wo Deutung nötig gewesen wäre. Jede dieser Sachen hat mir zu schaffen gemacht und ist irgendwann auf unerwartete Weise wieder zum Vorschein gekommen. Eines Tages, statt mir zu meinen Hemmungen hinsichtlich der Lektüre von Freud die Deutung zu geben, die ich mir heute leicht selbst geben kann, ließ er es sich angelegen sein, mich überreden zu wollen, daß ich es doch mal versuchte, und dabei gebrauchte er die Worte, »schließlich ist doch der Teil, den Sie lesen müssen, nicht sehr voluminös«. Ich bin richtig wütend, daß ich das habe durchgehen lassen, und lasse die Worte in allen Kopien durchstreichen, die ich herumschicke.

Nicht so beschämt bin ich wegen des Satzes, daß Shakespeare genausoviel wußte wie ein Psychoanalytiker, denn wenn ich auch zugebe, daß das Wort »wußte« falsch ist, so ist dies doch jedenfalls ein interessanter Punkt für eine Diskussion und kein Fehler wie der andere.

Mit sehr guten Wünschen
Ihr
D. W. Winnicott

[1] Dieser Vortrag wurde ursprünglich im Jahr 1945 vor der Abschlußklasse der St. Paul's School in London gehalten. Veröffentlicht wurde er unter dem Titel »Towards an Objective Study of Human Nature«, in *The Child, The Family and the Outside World*, London, Tavistock, 1957 (dt.: Kind, Familie und Umwelt. München/Basel: E. Reinhardt 5. Aufl. 1991).

25 An Melanie Klein

17. November 1952

Liebe Melanie,

ich möchte Dir zu der Sitzung vom letzten Freitagabend schreiben, um zu versuchen, etwas Konstruktives daraus zu machen.

Das erste, was ich sagen möchte, ist, daß ich verstehen kann, wie ärgerlich es ist, wenn ich etwas, das aus meiner eigenen Entwicklung und meiner analytischen Erfahrung erwächst, in meiner eigenen Sprache ausdrücken möchte. Ärgerlich ist es, weil das vermutlich jeder tun möchte, und in einer wissenschaftlichen Gesellschaft ist es nun mal eines unserer Ziele, eine gemeinsame Sprache zu finden. Diese Sprache muß jedoch am Leben erhalten werden, denn es gibt nichts Schlimmeres als eine tote Sprache.

Ich habe gesagt, es ist ärgerlich, was ich tue, aber ich denke, es hat auch sein Gutes. Erstens, es gibt nicht allzu viele kreative Personen in der Vereinigung, die eigene und originelle Gedanken haben. Ich finde, daß jeder, der Ideen hat, doch willkommen ist, und ich habe immer das Gefühl, in der Society toleriert zu werden, weil ich Ideen habe, obwohl meine Methode ärgerlich ist.

Zweitens, ich habe den Eindruck, daß meinem Wunsch, die Dinge auf meine Weise zu sagen, auf Deiner Seite etwas Entsprechendes gegenübersteht, nämlich ein Bedürfnis, alles, was neu ist, in Deine eigene Sprache umformuliert zu bekommen.

Was ich am Freitag zweifellos vermißt habe, war ein Eingehen von Deiner Seite auf meine Geste in diesem Vortrag. Es ist eine kreative Geste, und ich kann keine Beziehung dadurch herstellen, wenn mir nicht jemand dabei entgegenkommt. Ich glaube, ich vermißte etwas, das ich von Eurer Gruppe zu erwarten kein Recht habe, etwas, das eigentlich den Charakter einer therapeutischen Maßnahme hätte und das ich auch in meinen beiden langen Analysen nicht finden konnte, obwohl ich ansonsten so viel dabei gewonnen habe. Kein Zweifel, meine Kritik an Mrs. Riviere war nicht nur direkte, auf objektiver Betrachtung beruhende Kritik, sondern auch gefärbt von der Tatsache, daß es gerade an diesem Punkt war, wo ihre Analyse bei mir versagt hat.

Persönlich halte ich es für sehr wichtig, daß Dein Werk von anderen umformuliert wird, die es auf ihre eigene Weise entdecken und ihre Entdeckung in ihrer eigenen Sprache beschreiben. Nur auf diese Weise kann die Sprache lebendig erhalten werden. Wenn Du zur Bedingung machst, daß künftig nur noch in Deiner Sprache über die Entdeckungen anderer Leute berichtet werden darf, dann wird aus der Sprache eine tote Sprache, und in der Society ist sie das schon. Du würdest staunen über das Seufzen und Stöhnen bei jeder Wiederholung der Klischees vom verinnerlichten Objekt durch den Kleinianer, wie ich sie einmal nennen will. Deine eigenen Formulierungen gehören natürlich in eine ganz andere Kategorie, denn dies ist Dein eigenes, persönliches Werk, und jeder wird Dir zubilligen, daß Du es auf Deine Weise formulierst. Das schlimmste Beispiel war wohl das Referat von C, der einfach mit allerhand Zeug um sich schmiß, das inzwischen als kleinianisch gilt, ohne daß man den Eindruck gewinnen konnte, er hätte viel Ahnung von den persönlichen Vorgängen in diesem Patienten. Man hatte das Gefühl, wenn er eine Narzisse pflanzen würde, dann dächte er, daß er die Narzisse aus der Zwiebel macht, und nicht, daß er es der Zwiebel durch hinlänglich gute Pflege ermöglicht, sich zu einer Narzisse zu entwickeln.

Du siehst, es geht mir um etwas, das ich für viel wichtiger halte als dieses Referat von mir. Ich mache mir Sorgen wegen dieser Clique, wie man die Kleinianer nennen könnte. Hier, glaube ich, liegt die echte Gefahr für die Verbreitung Deines Werkes. Deine Gedanken werden nur insoweit lebendig bleiben, als sie von originellen Personen innerhalb und außerhalb der psychoanalytischen Bewegung neu entdeckt und neu formuliert werden. Jeder schöpferische Kopf braucht seinen Klüngel, in dem er von den Kontroversen ausruhen und sich geborgen fühlen kann. Die Gefahr ist nur, daß der Klüngel ein System zur Verteidigung der von der Urheberin, in diesem Falle also von Dir, erarbeiteten Position entwickelt. Freud hat, glaube ich, diese Gefahr gesehen. Du bist die einzige, die diese Sprache der sogenannten Kleinschen Doktrin oder des Kleinianismus zerstören kann – und zwar in konstruktiver Absicht. Wenn Du sie nicht zerstörst, dann muß diese künstlich integrierte Erscheinung destruktiv angegangen werden. Sie fordert zum Angriff heraus, und, wie ich zu erklären versuchte, Mrs. Rivieres unglücklicher Satz[2] in ihrer ansonsten ausgezeichneten Einleitung kleidet die Sache gerade so in Worte, daß er von Menschen zitiert werden kann, die nicht unbedingt Feinde Deiner Gedanken, wohl aber Feinde von Systemen sind. Mrs. Rivieres Satz, den Du, glaube ich, selbst nicht magst, erweckt den Eindruck, daß das Ganze ein Puzzle ist, von dem alle Teile schon vorhanden sind; die weitere Arbeit besteht dann nur noch darin, die Teile zusammenzusetzen.

Tatsache ist doch, daß weitere Erkenntnis, so wie Du sie durch dein Werk hast herbeiführen können, uns nicht zu einer Verengung des Untersuchungsbereichs bringt; wie Du weißt, führt jeder wissenschaftliche Fortschritt auf eine neue Ebene, von der aus ein weiterer Bereich des Unbekannten auszumachen ist. Dein Werk hat uns den Blick dafür geöffnet, daß man Geisteskrankheiten eines Tages hauptsächlich psychologisch verstehen wird. Es ist doch keine Schande, daß die Psychoanalyse auch durch ihre wichtigste Vertreterin, nämlich Dich, keine klare Aussage darüber machen kann, warum ein Kind Bettnässer ist oder warum wir rauchen; daß die Psychologie der Kriminalität von der Society noch nicht in Angriff genommen wurde, weil uns die wichtigsten Aufschlüsse noch fehlen; und daß Du Dir die Patienten sowohl für Lehranalysen als auch für die therapeutische Arbeit sorgsam auswählst.

Auch diejenigen Analytiker, die Dein Werk sehr genau kennen, haben trotzdem ihre Mißerfolge, bis hin zu Selbstmord-Fällen.

Weiter möchte ich sagen, daß ein Buch wie das von Adrian Stokes[3] zeigt, daß man sich bei der Analyse eines Dichters noch nicht auf sicherem Boden bewegt. Die Psychologie des künstlerischen Schaffens wurde noch nicht hinreichend behandelt, auch nicht, wenn man alle Werke von Dir und von denen studiert, die Deine Werke erklären helfen. All dies ist ein großer Anreiz, und jeder, der einen neuen Gedanken hat, ist willkommen, und ich glaube, wir werden immer imstande sein, eine erste, vorläufige Formulierung in der je persönlichen Ausdrucksweise zu tolerieren. Die erste Formulierung wird gewöhnlich unter hohen Kosten geleistet, und der Mann oder die Frau, die diese Arbeit geleistet haben, sind nachher für eine Weile in einem Zustand besonderer Empfindlichkeit, weil sie persönliche beteiligt sind.

In den letzten Wochen hat Rowley[4] ein Referat gehalten, in dem er das Wort Kollusion gebraucht, eine originelle Arbeit, die aber durch eine Behandlung, wie sie ihr von Dr. Heimann zuteil wurde, erstickt werden könnte. Zum Glück gibt es andere, die zu sehen vermögen, daß er ein aufrichtiger und kreativer Mann ist, der bis jetzt noch seine eigene Sprache spricht, aber dennoch Worte gebraucht, die wir mit etwas gutem Willen verstehen können.

Noch ein Punkt, und der ist, daß ich den Eindruck habe, Du bist so fest umringt von denen, die Dich mögen, die Dein Werk schätzen und es in die Praxis umzusetzen versuchen, daß Du dazu neigst, den Kontakt zu den anderen zu verlieren, die auch gute Arbeit leisten, aber eben zufällig nicht unter Deinen Einfluß gekommen sind. Ich hätte das schon an dem Abend gern angesprochen, als wir mit den Stracheys bei Dir zu Hause waren, wenn Eric und Judy[5] nicht dabeigewesen wären. Als Du es ganz selbstverständlich fandest, Daß D keine gute Analyse von E machen könne, schien mir, daß Du einen großen Fehler machst. Mr. Strachey ist zu höflich und ohnehin zu träge, um Dich daraufhin zur Rede zu stellen, aber natürlich weiß er, ebenso wie ich, daß D sehr wohl imstande ist, eine gute Analyse zu machen. Gewiß wird manches falsch gemacht werden, und vieles, was man tun könnte, wird unterlassen werden; dennoch wird dieser Mann eine Chance bekommen, in einem festen

Rahmen kreativ zu werden, und er wird in einer Weise wachsen können, wie er es ohne Analyse nicht konnte. Ich denke, daß manchen Patienten, die bei »Klein-Enthusiasten« zur Analyse gehen, nicht wirklich gestattet wird, in der Analyse zu wachsen oder kreativ zu werden, und das sage ich nicht aus vagen Eingebungen heraus, sondern gebe es ernsthaft zu bedenken. Ich glaube, daß der Gedanke in meinem Aufsatz, so schlecht er auch ausgedrückt sein mag, in die Richtung geht, neuen Nachdruck darauf zu legen, daß diejenigen, die Deine Begriffe und Ideen und Deine Technik gebrauchen, nicht etwas vergessen, dessen Auslassung katastrophal wäre.

Ich weiß, daß es in Deinen eigenen Analysen nichts von dem gibt, was ich kritisiere. Ich habe nicht die geringste Schwierigkeit, zu jemandem, der mich fragt, aus tiefstem Herzensgrunde zu sagen, daß Du die beste und ebenso auch die kreativste Analytikerin in der ganzen analytischen Bewegung bist. Womit Du aber nicht fertig wirst, das ist die Opposition gegen den Kleinismus. Früher dachte ich, der sei eine Erfindung von [Edward] Glover, aber inzwischen muß ich zugeben, es gibt ihn, und zwar als eine Barriere für die Entwicklung des wissenschaftlichen Denkens in der Vereinigung, ebenso wie der Darwinismus es für den Fortschritt in der Biologie gewesen ist, die von Darwins Werk selbst doch so sehr angeregt worden war. Ich vermute, dies ist ein Phänomen, das sich wiederholt und auf dessen Wiederholung man immer gefaßt sein muß, wenn ein wirklich großer originärer Denker auftritt; es bildet sich dann ein »Ismus«, der zu einem Hemmnis wird.

Ich schreibe Dir dies alles, um Dir zu zeigen, warum es eine echte Schwierigkeit für mich wäre, ein Kapitel für Dein Buch zu schreiben, obwohl ich es so sehnlichst gern täte. Diese Sache, von der ich spreche, rührt bis an die Wurzeln meiner persönlichen Schwierigkeit, so daß Du, was Du hier siehst, gut als Winnicottsche Krankheit abtun kannst, aber wenn Du es auf die Weise abtust, entgeht Dir vielleicht etwas, das am Ende ein positiver Beitrag sein könnte. Meine Krankheit ist etwas, womit ich auf meine Weise fertig werden kann, und sie ist von der immanenten Schwierigkeit allen menschlichen Kontakts mit der äußeren Realität nicht weit entfernt.

Dein
D. W. Winnicott

[1] Winnicott hatte »Anxiety Associated with Insecurity« vorgetragen. (Vgl. Anm. [14] der Einleitung; Anm. d. Red.)

[2] Der unglückliche Satz in Rivieres Vorwort zu Melanie Klein et al., *Developments in Psycho-Analysis* (London, Hogarth Press, 1952) lautet folgendermaßen: »[Klein] hat in der Tat etwas in der Psychoanalyse Neues hervorgebracht, nämlich eine einheitliche Theorie, die, wenn auch

einstweilen nur im Grundriß, alle psychischen Erscheinungen berücksichtigt, die normalen und die anormalen, von der Geburt bis zum Tod, und die keine unüberbrückbaren Lücken hat und keine Phänomene ohne einsehbare Beziehung zum Übrigen abseits stehen läßt.«

[3] *Smooth and Rough* (1951), in *The Critical Writings of Adrian Stokes*, II, London, Thames and Hudson, 1978.

[4] J. L. Rowley, Mitglied der British Psycho-Analytical Society.

[5] Melanie Kleins Sohn und Schwiegertochter.

26 An Roger Money-Kyrle

27. November 1952

Lieber Money-Kyrle,

es war sehr gut von Ihnen, daß Sie nicht nur zu der Versammlung bei Melanie gekommen sind, sondern mir auch geschrieben haben. Ich habe das, was Sie geschrieben haben, einige Male gelesen, und ich beginne zu verstehen, wie Sie die Dinge sehen.

Vielleicht kann ich bei Ihrem letzten Absatz anfangen, in dem Sie eine deutliche Überschneidung Ihrer Auffassungen mit meinen und denen von Mrs. Milner feststellen. Man denkt von mir oft, ich würde von Müttern, also wirklichen Frauen mit Babies, so sprechen, als wären sie vollkommen oder die Entsprechung »zur guten Mutter«, die ein Stück aus dem kleinianischen Jargon ist. Tatsächlich spreche ich immer von der »hinreichend guten Mutter« [»good-enough«] oder der »nicht hinreichend guten«, denn wir sprechen doch von der wirklichen Frau, wir wissen, daß das Beste, was sie tun kann, gut genug zu sein heißt, wobei das Wort »enough« (unter günstigen Umständen) nach und nach weiter gefaßt werden kann, gemäß der zunehmenden Fähigkeit des Kleinkinds, Mißgriffe mit Verständnis, Frustrationstoleranz usw. aufzunehmen. »Die gute Mutter« und »die böse Mutter« des kleinianischen Jargons sind verinnerlichte Objekte und haben mit wirklichen Frauen nichts zu tun. Das Beste, was eine wirkliche Frau mit einem Säugling tun kann, ist zu Anfang, in praktischen Dingen gut *genug* zu sein, so daß für den Säugling *zu Beginn* die Illusion ermöglicht wird, diese hinreichend gute Mutter sei »die gute Brust«. Ähnlich in der Analyse: der Analytiker muß immer versagen; will man aber die Desillusionierung oder den Haß in voller Stärke herausbekommen, muß man erst durch aktive und feinfühlige Abstimmung den Kontakt herstellen, um gut genug zu werden, sonst passiert gar nichts. Rowley würde sagen, wir müssen mit dem Patienten in Kollusion treten; andere, wie Miss Freud, könnten auf das Erfordernis langsamen Vorgehens hinweisen, damit die Prozesse in Gang kommen und wir ohne sprunghaftes Gut- oder Bösesein mit den Prozessen *mitgehen* können. Den angeborenen Prozessen im Patienten zu folgen ist unsere Art der aktiven Feinabstimmung in der Analyse; und dasselbe macht die Mutter (wenn sie hinreichend gut ist), wenn sie das Kind versorgt, um das sie sich kümmert. Auf dieser ganz frühen Stufe gibt es kein Versagen außer dem Umweltversagen, und wenn man diese Form des Arbeitens in der analytischen Arbeit erreicht, muß man sich mit dem eigenen Versagen auseinandersetzen, das sich immer wiederholt und merkwürdigerweise meistens die Form des Umweltversagens beim jeweiligen Patienten annimmt. Mit anderen Worten, wenn wir gegenüber dem Patienten versagen, können wir uns mit der eigenen unbewußten Gegenübertragung befassen, mit den eigenen Hemmungen oder Zwängen, und so selbstkritisch sein, wie wir wollen, aber im Hinblick auf den Patienten müssen wir imstande sein, das Versagen als etwas ansehen, zu dessen besonderer Form uns der Patient befähigt hat, um das ursprüngliche Umweltversagen in den gegenwärtigen Augenblick hineinzubringen. Durch diesen Prozeß wird unsere Arbeit geleistet, wobei allerdings, damit sie geleistet werden kann, eine genaue Abstimmung auf die Bedürfnisse des Patienten stattfinden muß, mit anderen Worten, eine Imitation der hinreichend guten Mutter, die zu Anfang mit größter Feinfühligkeit auf die Bedürfnisse des Säuglings eingehen muß. Hoffentlich finden Sie dies als Ergänzung zu Ihrem letzten Absatz annehmbar.

Nur auf diesem Wege können wir zum Verständnis des Umweltfaktors gelangen. Gewiß, was zur Analyse kommt, ist der persönliche Faktor, und wenn die Behandlung nicht schon auf einer sehr frühen Stufe stattfindet, ist das Versagen immer eine persönliche Sache des Patienten. Auf der frühesten Stufe jedoch und auf der Stufe, zu der wir gelangen müssen, ist das Versagen ein Versagen des Analytikers, sofern es keine Behinderung aufgrund eines physischen Gehirnschadens ist.

Es ärgert mich, wenn Leute beim Bericht über wirkliche Personen (beim Stillen) über die »gute« oder die »böse« Mutter(-Brust) sprechen, aber es ärgert mich auch, wenn die Mutter als »idealisiert« bezeichnet wird. Auch dies ist ein Ausdruck, der sich aus dem kindlichen Phantasiesystem auf Patienten übertragen läßt, und darin ist die geschwärzte oder schattenhafte Mutter (der Jungianer) ebenso wichtig. Auch letzteres ist keine Bezeichnung für eine Frau. Diese Idee des Idealisierten kann nicht den Säugling der ersten Zeit betreffen, der ja noch nicht so weit organisiert ist, daß er den Unterschied zwischen Phantasie (in die man die Idealisierung einordnen kann) und Faktum auffassen könnte.

Nun zu Ihren vier Müttern: –

Erstens, die perfekte Mutter, aus der Sicht des Kindes, ist eine hinreichend gute Mutter, die sich zu Anfang hinreichend anpaßt und der dann allmählich auch Anpassungsfehler unterlaufen, je nach den Veränderungen in ihr selbst und je nach der zunehmenden Fähigkeit des Säuglings, mit ihrem Versagen fertigzuwerden. Ihrer Schilderung einer perfekten Mutter kann ich hier nicht folgen, weil ich denke, daß Sie den Fehler machen, die zwei Aufgaben einer Beschreibung von Ideen und einer Beschreibung der tatsächlichen Person der Mutter nicht auseinanderzuhalten. Dennoch trennen Sie zwischen Vorstellungen und Sinnesempfindungen, und dies finde ich vernünftig, obwohl es vermutlich noch andere Arten gibt, wie man sich auf diesem Gebiet ausdrücken könnte. Ich denke, ich würde lieber von einem Unterschied zwischen Vorstellungen und Erleben sprechen. Hier wird jedoch eine sehr interessante Frage gestellt, nach der Herkunft der aggressiven Triebregungen. Meiner Ansicht nach ist die aggressive Regung, die angeboren ist, überaus stark und ein Teil desselben Triebes, der auf Beziehungen nach außen drängt. Sie ist daher ein wesentlicher Teil des primitiven Liebestriebs. Hier wäre noch etliches über die Pathologie des wechselhaften Anteils an Aggression zu sagen, die für die Verschmelzung mit den Liebesregungen vielleicht nicht verfügbar ist, weil sie schon erregt wurde, bevor das Ich so weit entwickelt war, daß es das Hungererlebnis des Säuglings überstehen konnte. Aber dies nur nebenbei. Bedauerlich finde ich, daß Sie hier den Todestrieb hereinbringen, denn damit gerät alles durcheinander, und meiner Ansicht nach hat Freud diesen Begriff nur eingeführt, weil er vom primitiven Liebestrieb keine Vorstellung hatte. In einer Diskussion hätte es nicht den mindesten Nutzen, das Wort Todestrieb anzubringen, es sei denn, Sie gehen gleich bis zu Freud zurück und sprechen von der Tendenz organischer Gewebe zur Rückkehr in den anorganischen Zustand, was im Hinblick auf Psychologie überhaupt nichts besagt, außer einer Selbstverständlichkeit. Wahrscheinlich ist es selbst in dieser gröbsten und simpelsten Form noch nicht einmal richtig.

Als nächstes kommen Sie zur hinreichend guten Mutter, was aus meiner Sicht eine gewöhnliche Mutter ist, die ihr Kind liebt. Sie lassen sehr vieles weg, auch die erstaunliche Fähigkeit der gewöhnlichen, ungebildeten Mutter, ihre Anpassung allmählich zu lockern, gemäß der zunehmenden Fähigkeit des Kindes, mit ihrem Versagen zum Beispiel durch intellektuelles Verstehen fertigzuwerden.

Die nächste unter Ihren Kategorien ist die gewöhnliche Mutter, die nach meiner Meinung dieselbe ist wie die beiden andern. Wegen ihrer gelegentlichen Frustrationen schreiben Sie ihr jedoch die Herkunft der persekutorischen und depressiven Positionen zu, was so ziemlich das Gegenteil von dem ist, was glaube ich in Mrs. Kleins Werk steht, und mit Sicherheit nicht richtig. Die depressive Position ist etwas dem Wachstum des menschlichen Säuglings absolut Immanentes, abgesehen davon, daß sie erst auftritt, wenn die Entwicklung des einzelnen Kindes gut verläuft, wenn die Integration gelungen ist und eine Person in der Umwelt für eine kontinuierliche Beziehung sorgt. Was die persekutorische Position angeht, so müßte sie noch sehr viel klarer herausgearbeitet werden, und wir sollten uns einstweilen nicht auf sie rückbeziehen, solange wir noch nicht mehr wissen über die wechselhafte Aggression, die in Reaktion auf Übergriffe entsteht, und ihr Verhältnis zur angeborenen Aggression, die ein Teil des primitiven Liebestriebs ist. Sie bringen die Worte »persekutorische und depressive Position« auf eine Weise vor, die mich für einen Moment auf den Gedanken bringt, daß Sie ein Klischee verwenden, und denselben Eindruck hatte ich auch, als Sie vom Todestrieb sprachen.

Ihre vierte Mutter ist eine böse Mutter. Diesmal sprechen Sie von einer wirklichen Mutter. Können Sie sich ihre Bosheit wirklich nur als Quantität der Frustration vorstellen? Wenn wir zur Beschreibung einer bösen Mutter kommen, können wir, glaube ich, ein interessanteres Bild gewinnen. Die böse Mutter ist zum Beispiele eine, die ihr Kind damit quält, daß sie abwechselnd angepaßt und unangepaßt ist, etwa wenn sie dazu neigt, bald mit dem Säugling und bald mit etwas anderem beschäftigt zu sein. Eine böse Mutter ist auch eine, die aus mehreren Stücken besteht, das heißt, aus mehreren Personen, die sich um einen Säugling kümmern, so daß er bei der körperlichen Versorgung ein komplexes statt eines einfachen Verhältnisses erlebt. Eigentlich könnte man sagen, daß die böse Mutter unsere Bezeichnung nicht für eine Person ist, sondern für das Nichtvorhandensein von jemand, der das Kind in ganz üblichem Sinne gern hat. Sie sagen, bei einer bösen Mutter sei die Verfolgungsangst sehr stark, aber das heißt ja schon voraussetzen, daß der Säugling soweit ist, daß er die Erwiderung des projizierten Hasses spürt. Bis dahin ist es noch ein weiter Weg, und wenn die Mutter nicht gut genug ist, mißlingt die Integration oder die Grundlagen zu Erlebnissen im Hinblick auf dasjenige werden nicht geschaffen, was wir, als Zuschauer, die Welt außerhalb des Säuglings nennen würden.

Aus meiner Sicht ist über die Beziehung des Säuglings zur Außenwelt eine ganz einfache Aussage möglich. Entweder die Welt setzt dem Kind mit Übergriffen zu; in diesem Fall reagiert das Kind und muß sich zurückziehen, um ein Gefühl persönlichen Daseins wiederzuerlangen. Wenn andererseits das Verhältnis so ist, daß das Kind die Welt durch Triebäußerungen, Bewegung, Gesten, Speichelabsonderung, Gesichtseindrücke etc. entdeckt, dann ist der Kontakt mit der äußeren Realität in sich schon Teil des individuellen Lebens gewesen, und wir können das, was ich als Rückzug vom Kontakt zur Wiederherstellung des Daseinsgefühls bezeichne, außer acht lassen. In diesem Absatz sprechen Sie noch mal vom Lebens- und Todestrieb; Sie sagen, wenn diese Triebe Teil unserer angeborenen Ausstattung sind, dann wäre eine ganz und gar schlechte Welt ebensowenig möglich wie eine vollkommene. Dies ist ein Beispiel dafür, wie die Begriffe Lebens- und Todestrieb an dem sehr fruchtbaren Untersuchungsgebiet im Zusammenhang mit der frühkindlichen Entwicklung nur vorbeiführen. Es ist schade, daß Melanie eine solche Riesenanstrengung gemacht hat, sich in ihren Auffassungen mit dem Lebens- und dem Todestrieb zu befreunden, die vielleicht Freuds einziger großer Fehler sind. Ihnen brauche ich nicht erst zu sagen, daß er selbst viele Zweifel hatte, als er den Begriff erstmals einführte; ebenso, daß der Terminus Todestrieb in unserer Society mehr als jeder andere mißbraucht wird, anstelle der Worte Aggression, Vernichtungsdrang oder Haß, auf eine Weise, da bin ich mir sicher, daß es Freud grausen würde.

Ein Stückchen weiter vorn in Ihrem Brief, im zweiten Absatz, wo die Sinnesempfindung dasjenige sein soll, was frustriert, während die Vorstellungen anscheinend nicht frustrieren, hoffe ich, daß Sie sich diese Sache doch lieber noch mal überlegen. Ich finde, das ist eine sehr wackelige Idee. Der Konflikt kann schon sehr früh im Säugling auftreten, der in seiner emotionalen Entwicklung nicht weiterkommen kann, weil er außerstande ist, sich von den Trieben tragen zu lassen, und Rückentwicklung bedeutet Verlust des Daseinsgefühls. Frustration des Triebs in der körperlichen Sphäre ist nur ein kleiner Teil von alledem, und wie Sie wissen, sind die Hemmungen schon so früh in Kraft, daß sie oft viel stärker dominieren als die Frustration. Mir scheint, daß Sie im letzten Teil dieses Absatzes einen tapferen Versuch machen, den Zwischenbereich anzugehen, auf den ich die Aufmerksamkeit zu lenken versuche. Sie erinnern sich vielleicht, daß Sie selbst mir das Wort »intermediate« [Zwischen-] bei der Diskussion über den Aufsatz über Übergangsobjekte und Übergangsphänomene zugespielt haben. Das Wort ist gewiß nützlich, aber das Wort Übergang bezeichnet Bewegung, und ich darf es nicht aus den Augen verlieren, sonst haben wir schließlich irgendein statisches Phänomen, das mit einem Namen verknüpft wird. Dies erinnert mich daran, daß ich in einem Absatz der Fassung des Aufsatzes, die ich vor der Freitagsdiskussion austeilte, gesagt habe, daß es außer der Fähigkeit zu zwischenpersönlichen Beziehungen und deren phantasierender Ausgestaltung und außer der persönlichen Innenwelt der psychischen Realität noch ein Drittes gibt, das genauso wichtig ist, nämlich das Erleben. Erleben ist ein fortgesetzter Schwarzhandel mit Illusionen, ein sich wiederholendes Eingreifen in das Wechselspiel zwischen der Kreativität und dem, was die Welt uns zu bieten hat. Erleben ist Erreichen der Ich-Reife, wozu die Umwelt ein wesentliches Teil beiträgt. Sie wird ja keinesfalls immer erreicht. Fairbairn hat hier recht, wenn er erklärt, daß das Gefühl der Vergeblichkeit, worunter ich das Unvermögen verstehe, Erlebnisse als real zu empfinden, in der Symptomatologie des durchschnittlichen Analyse-Patienten vorherrscht, besonders wenn man schon begonnen hat, in die Tiefe zu gehen.

Ich denke, wir müssen als selbstverständlich annehmen, daß es emotional nichts gibt, was das Individuum zur Umwelt oder die Umwelt zum Individuum beisteuern könnte. Das Individuum kommuniziert nur mit seiner selbsterschaffenen Welt, und die Menschen in seiner Umgebung kommunizieren mit dem Individuum nur, insoweit sie es erschaffen können. Nichtsdestoweniger hat der Gesunde eine Illusion des Kontakts, und diese ist es, die dem menschlichen Leben seine Höhepunkte gibt und die den Künsten einen Platz unter den wichtigsten Teilen menschlichen Erlebens verschafft.

Mit freundlichen Grüßen
D. W. Winnicott

27 An Herbert Rosenfeld

22. Januar 1953

Lieber Dr. Rosenfeld,

nach der Sitzung von gestern abend[1] möchte ich Ihnen noch schreiben, damit Sie es bei Gelegenheit lesen können, denn es ist nichts Wichtiges oder Dringendes.

Zunächst, die Idee, über schon veröffentlichte Arbeiten zu diskutieren, finde ich gut. Ich bin froh, daß Sie damit den Anfang gemacht haben. Die Sitzung schien mir jedoch langweilig, und die Gründe, nehme ich an, liegen bei uns allen, auch bei mir.

Ich habe mir zu überlegen versucht, was los war, und meine, ein Grund war, daß wir nicht wußten, worüber wir diskutierten. Diskutierten wir über Ihre Hauptthese, also, soweit ich sie verstanden habe, daß die Psychoanalyse bei Psychotikern angewendet werden kann, das heißt, Behandlung mit Hilfe der Übertragungsneurose oder -psychose; oder diskutierten wir über unser Verständnis von Schizophrenie?

Als ich nachher mit Leuten sprach, fand ich, daß keiner wußte, welches das Diskussionsthema gewesen war, und daß allgemein Verwirrung herrschte.

Vielleicht werden Sie mir soweit zustimmen, und es ist sehr leicht, das im nachhinein zu sagen.

Was den ersten Gesichtspunkt angeht, finde ich Ihre beiden Arbeiten sehr verdienstvoll, aber natürlich hätte es nicht viel Sinn gehabt, aufzustehen und das zu sagen.

Was den zweiten Punkt angeht, so habe ich zu sagen versucht, daß ich dem Gedanken, daß eine Psychoanalyse mit Psychotikern möglich ist, voll zustimme. Diese These bedarf aber noch der näheren Ausführung, und ich meine nicht, daß Sie darin sehr weit gekommen sind, besonders angesichts der Tatsache, daß Sie über die Pflegeprobleme hinweggehen. Ich kenne einen Analytiker, der Ihren Patienten auch gekannt hat und der sagte, die gesamte Pflege und Betreuung sei in diesem Fall eine sehr spezialisierte Angelegenheit gewesen und soweit ersichtlich habe der kleine Beitrag, den Sie mit der Analyse leisteten, bei dem Patienten nicht erheblich viel ausgemacht. Ich kann mir gut vorstellen, daß dies richtig ist. Wenn Sie das zugeben, würde ich Ihrem Gedanken zustimmen, daß die von Ihnen geleistete Arbeit als Forschungsunternehmen legitim und berichtenswert ist.

Was den dritten Punkt angeht, befinde ich mich in ziemlich heftigem Widerspruch zur allgemeinen Tendenz Ihres Aufsatzes. Ich meine, daß das Werk Melanie Kleins an den Beginn eines Verständnisses für diese psychotischen Personen heranführt. Es macht uns klar, wie sehr wir in der ganzen Sache noch am Anfang stehen. So vieles an einer Psychose kann nicht nach den kleinianischen Auffassungen erklärt werden, daß die Zukunft der analytischen Forschung eine aufregende Angelegenheit wird. Die stillschweigende Annahme, Kleins Behauptungen könnten sogar nach rückwärts auf die sehr primitiven infantilen Probleme ausgeweitet werden, wird Mrs. Kleins Werk wahrscheinlich sehr großen Schaden zufügen, und ich meine, daß diejenigen, die sie unterstützen wollen, sich bemühen sollten, nur dort dogmatisch zu sein, wo ihr Werk tatsächlich hinreicht. Ich hoffe, Sie nehmen dies nicht so auf, als wäre es ein Angriff auf Mrs. Klein. Ich mache mir wirklich die größten Sorgen darüber, wie ihre Pionierposition zur Zeit von ihren eigenen Anhängern unterminiert wird. Sie, der Sie Mrs. Kleins Werk doch so gut kennen, sollten Ihr einsehen helfen, daß ihr Werk seine natürlichen Grenzen hat. Ich hätte sehr gern mehr Gelegenheit, über dieses Thema mit den Gruppierungen derjenigen Analytiker zu sprechen, die besonders eng mit Mrs. Kleins Arbeit verbunden sind, ihren Anhängern, wie man sagen könnte. Ich bin ernstlich beunruhigt über den Schaden, den ihre Anhänger zur Zeit anrichten. Die Langweiligkeit der gestrigen Sitzung ist die Folge jahrelanger Propaganda, mit der diese Anhänger die Gesten derer niedergemacht haben, die spüren, ja, wissen, daß es in der menschlichen Natur noch anderes gibt als diese freilich unerhört wichtigen Mechanismen, die Melanie Klein uns sehen und benutzen gelehrt hat.

Ich habe mich sehr bemüht, Sie dazu zu bewegen, sich eine Berücksichtigung des Verhaltens der Mutter in der allerersten Zeit zu gestatten, aber davon sind Sie so schnell wie möglich abgegangen. Wenn es einem Analytiker oder einer psychiatrischen Klinik möglich ist, einen schizophrenen Patienten zu heilen, dann muß dies gewiß auch einer Mutter möglich sein, während der Säugling noch ganz am Anfang seiner Entwicklung ist, und die logische Folgerung lautet, daß die Mutter oftmals durch normal gute Pflege die Schizophrenie verhindert. Sie sprachen davon, was eine Mutter zu leiden hat, deren Baby schon paranoid ist, und ich weiß wohl, wie richtig das ist. Was Sie jedoch beiseite gelassen haben, ist die Tatsache, daß ein sehr großer Teil der Kinder in aller Welt von ihren Müttern solchermaßen durch das Säuglingsalter gebracht werden, daß sie später keine therapeutische Behandlung durch eine psychiatrische Klinik oder durch den Psychoanalytiker brauchen. Ich hoffte, Sie würden es möglich finden, die Rolle der Mutter in ihrer Anpassung an die Bedürfnisse des nicht gestörten Säuglings wenigstens zu erwähnen; andernfalls müßte man annehmen, Sie meinen, daß für den Säugling nur eine bestimmte Technik erforderlich sei, und das wäre eine Übernahme der schlimmsten Sprüche von Anna Freud, die manchmal nicht mehr an all das denkt, was sie über Säuglingspflege schon gesagt hat, und woran man sieht, daß sie in Wirklichkeit doch weiß, daß es dabei um mehr geht als um eine Reihe von Techniken.

Ich finde es auch sehr bedenklich, wenn jemand wie Sie die Entstehung des Schuldgefühls in eine zu frühe Zeit zurückverlegt, denn damit erwecken Sie den Eindruck, die Tatsache nicht verstanden zu haben, daß das Erleben des Schuldgefühls eine sehr große Errungenschaft in der Entwicklung des menschlichen Kleinkinds ist. Melanie Kleins wichtigster Beitrag ist meiner Ansicht nach ihre Theorie von der allmählichen Herausbildung der Fähigkeit, Schuld zu fühlen, und wenn jemand nun sagt, daß dies fast schon eine Eigenschaft des Neugeborenen sei, wie es bei Ihnen gestern abend den Anschein hatte, dann zeigt das meiner Meinung nach, daß Mrs. Kleins Arbeit über die depressive Position nicht gründlich verstanden wird. Sie könnten mir sicherlich zeigen, wo ich Sie mißverstanden habe, wenn wir zu einem Gespräch Gelegenheit hätten.

Ich kann nicht vergessen, und sicherlich wollen Sie auch nicht, daß ich es vergesse, daß Mrs. Kleins Anhänger ebenso wie andere Leute auch ihre Mißerfolge haben. Melanie selbst hat ein oder zweimal einen Studenten als unanalysierbar abgewiesen – eine sehr mutige Entscheidung. Sie selbst haben vor kurzem einen Mißerfolg gehabt – Sie glauben ihn zu verstehen, obwohl ich das Gefühl hatte, daß Sie mit Ihren Deutungen, von denen Sie mir berichteten, im Irrtum waren. Das hätte jedoch nichts ausgemacht, hätten Sie die äußere Situation steuern können ... Ihr Mißerfolg ist nichts, dessen Sie sich schämen müßten. Dennoch muß der Mißerfolg zugegeben werden. Ich glaube, es wäre ein sehr wichtiger Beitrag, wenn Sie vor der Society über F ein Referat halten könnten, so daß es in der Diskussion dann um die Gründe des Mißerfolgs gehen könnte.

Was den Patienten angeht, von dem Sie berichteten, war es da nicht so, daß die Behandlung aufhörte, weil die Eltern heimkamen? Dergleichen Dinge sind es, die Pflegevorkehrungen erfordern. Sie hatten keine Zeit mehr, uns zu sagen, was Sie hinsichtlich der Mutter des Mannes getan haben, so daß wir nicht besprechen konnten, ob jemand anders imstande gewesen wäre, mit diesem Faktor fertigzuwerden, der ja ein Teil seiner Krankheit ist, ein bis auf den heutigen Tag mitgeschlepptes frühkindliches Pflegeproblem.

Ich will Ihnen nicht mit weiteren Kommentaren zur Last fallen, aber dies schreibe und schicke ich Ihnen in der Annahme, daß Sie es so haben wollen. Ich schätze Ihre Arbeit sehr und habe gehört, daß G Sie ganz aus eigenem Antrieb gefragt hat, ob Sie gelegentlich einmal den Fall eines psychotischen Kindes mit ihr besprechen möchten. Wenn sie bei diesem Wunsch bleibt, dann hoffe ich sehr, daß Sie einverstanden sind, denn G hat ungewöhnlich viel Erfahrung mit Kindern, aber es fällt ihr von Natur aus sehr schwer, das, was sie zu tun vermag, mit der Theorie unter einen Hut zu bringen. Aus dieser persönlichen Schwierigkeit scheint sie allmählich herauszufinden.

Alles Gute,
mit freundlichen Grüßen
D.W. Winnicott

[1] Dr. Rosenfeld hatte eine Diskussion über seine beiden kurz vorher veröffentlichten Arbeiten über Schizophrenie eröffnet.

28 An Hanna Segal

22. Januar 1953

Liebe Dr. Segal,

ich schreibe Ihnen in der Annahme, daß Ihnen eine weitere Diskussion über den Gedanken, den Sie bei der Sitzung gestern abend äußerten, recht wäre. Sie sagten, glaube ich, daß jeder Analytiker natürlich weiß, daß der Patient Pflegebedürfnisse hat. Sie sprachen davon, daß doch wohl niemand einen Patienten analysieren würde, der seit fünf Tagen nichts mehr gegessen hat. Vermutlich würde man ihm doch lieber etwas zu essen geben. Ihre weiteren Ausführungen schienen dann zu besagen, daß es keinen wesentlichen Unterschied zwischen den Pflegebedürfnissen eines psychotischen von denen eines neurotischen Patienten gebe. Wenn Sie das wirklich meinen, dann sei der Himmel Ihren psychotischen Patienten gnädig, und ich befürchte, solange Sie von dieser Ansicht nicht genesen sind, werden Sie keinen sehr interessanten Beitrag zur Theorie der Psychose leisten.

Wenn Sie wie viele von uns wirklich glauben, daß der psychotische Patient in der Übertragungssituation sich in einem infantilen Zustand befindet, dann sagen Sie im Grunde, daß es zwischen den Pflegebedürfnissen eines Säuglings und denen eines Erwachsenen keinen wesentlichen Unterschied gibt. Im Gespräch würden Sie aber sicherlich zugeben, daß ein reifer Erwachsener seine Pflege zum Teil selbst leisten kann, während ein Kind dies nur in einem gewissen Maße kann und ein Säugling in der ersten Zeit vollkommen von seiner Umwelt abhängig ist, die sich entscheiden kann, auf die Bedürfnisse des Säuglings entweder einzugehen oder nicht einzugehen und sie zu mißachten.

Ich würde sagen, daß die Pflegeprobleme je nach Entwicklungsstufe wesensverschieden sind. Wenn dem so ist, dann müssen auch die Pflegeprobleme bei der Analyse von Psychotikern und von Neurotikern verschieden sein. Wie Sie wissen, gehöre ich zu denen, die noch ein Stück weiter gehen und sagen, daß wir bei der Analyse von Psychotikern erst einmal untersuchen müssen, was wir eigentlich tun, wenn wir, wie es immer der Fall sein muß, uns an der Pflege beteiligen. Es ist nicht nötig, daß Sie mir darin zustimmen, aber die extreme Ansicht, die Sie gestern abend äußerten, scheint mir von der Art zu sein, daß Sie sie bei anderer Gelegenheit bereuen könnten.

Irgendwann, wenn wir uns treffen, werden wir darüber noch diskutieren können. Bis dahin alles Gute,

mit freundlichen Grüßen
D. W. Winnicott

29 An W. Clifford M. Scott

19. März 1953

Mein lieber Scott,

die Diskussion gestern abend[1] kam erst ganz zum Schluß in Fahrt, und dann konnte ich nicht mehr auf alles so eingehen, wie ich es gewollt hätte. Danke für Ihren Beitrag, der wie gewöhnlich von großem Interesse war. Ich glaube, einige von Ihren Bemerkungen bekomme ich noch zusammen.

Ich meine, daß zwischen dem Kriminellen und dem Irren ein wesentlicher Unterschied besteht; der Kriminelle ist nicht so krank, daß er im Moment der Tat die Hoffnung hätte, dem Wahnsinn, der Kontaktlosigkeit oder der Aphanisis etc. zu entkommen, und er oder sie zwingt die Gemeinschaft, dem Symptom zu begegnen. Der Kontakt zwischen dem Kriminellen und der Gesellschaft gehört ganz und gar mit zur Krankheit des Antisozialen. Der Irre dagegen ist krank und kommt unter Aufsicht, weil er lästig ist, weil die Gesellschaft unter ihm leidet oder weil sie an dem Parasitentum Anstoß nimmt, das der Irrsinn mit sich bringt.

Meiner Ansicht nach läßt sich der Unterschied zwischen Gefängnissen und Irrenhäusern, die sich tatsächlich sehr ähnlich sein können, nur im Hinblick auf diesen Unterschied zwischen der Beziehung des Kriminellen zur Gesellschaft und der des Irren hinreichend bezeichnen. In bezug auf die Krankheit in der Kindheit bedeutet dies, daß das antisoziale Kind, das oft ein hoffnungsloser Fall ist, immer Beachtung findet, während es dem wahnsinnigen Kind sehr schwerfällt, sich Beachtung zu verschaffen. Oft wird Wahnsinn in der Kindheit von der Gesellschaft überhaupt nicht erkannt, und die Behandlung des wahnsinnigen Kindes unterbleibt oft, wenn sich das Kind nicht ins Antisoziale wenden kann. Würden Sie einer solchen Erklärung zustimmen?

Eine andere Bemerkung von Ihnen bezog sich auf den Unterschied zwischen dem ersten Gespräch und den späteren. Ich denke, Sie verstehen, daß es meinerseits Absicht war, wie überhaupt immer in diesen Fällen, daß ich im ersten Gespräch alles so gut mache, wie ich es verdammt noch mal konnte, viel mehr, als ich in einem psychoanalytischen Gespräch machen würde, und dann machte ich absichtlich immer weniger. Als das Kind mich angeschaut und begonnen hatte, mit mir zu reden, statt mit mir zu kommunizieren wie mit einer verinnerlichten Figur, wurde ich schleunigst menschlich, das heißt, nur in einem ganz üblichen Maße verständnisvoll. Der Junge gab mir entsprechend weniger und weniger Aufschlüsse. Schließlich war er einfach am Spielen, und ich war ein Erwachsener, der ihm zusah und Spielsachen anbot. Ich glaube, damit sind Sie völlig einverstanden. Es ist in gewisser Weise die einzige Alternative dazu, daß man den Fall handhabt wie eine Psychoanalyse.

Dann hat es mich gefreut, daß Sie die Frage der Regression zur Sprache brachten, von der ich ziemlich unbestimmt gesprochen hatte. Immerhin hatte ich gesagt, daß die Regression kein einfacher Rückfall ins Säuglingsalter war, sondern ein Moment des Sichzurückziehens, und einen ziemlich paranoiden Zustand enthielt, der eine spezialisierte schützende Umgebung erforderte. Ich glaube aber in der Tat, daß man dies in theoretischem Zusammenhang als normal bezeichnen kann, wenn von einer sehr frühen Stufe der emotionalen Entwicklung die Rede ist, als etwas, das ganz zu Anfang schnell vergeht und kaum bemerkt wird, wenn alles gut geht. Darüber wäre zu diskutieren, und gerade hier interessiert mich das Thema besonders.

Was die Dauer der Regression angeht, so konnte ich sie natürlich nicht voraussagen. Ich hatte jedoch ein paar Hinweise, ziemlich undeutliche vielleicht, und ich hätte mich vollkommen irren können. Zur Grundlage nahm ich hauptsächlich die relativ normalen zwei ersten Jahre und, daran anschließend, die Art, wie das Kind mit den beträchtlichen Umweltstörungen, die im Alter von 2 Jahren einsetzten, durch Ausnützen seiner Mutter und durch seine Technik fertigwurde, in einem leicht abgekapselten Zustand zu leben. Was insbesondere diesen Gesichtspunkt angeht, bin ich jetzt sehr gestärkt durch die Erfahrung, daß ich einen Psychoanalyse-Patienten so weit wie nötig habe regredieren lassen. Es war wirklich so, daß die Regression nicht ins Bodenlose ging, und nach dem Erlebnis, den Boden einmal erreicht zu haben, gab es keinerlei Anzeichen für ein Bedürfnis, dorthin zurückzukehren.

Ich hatte gern Zeit gehabt, all dies zu sagen, aber ich finde, der Gesprächsleiter war überhaupt nicht behilflich, sonst hätte er die Diskussion gelenkt, und Sie wären früher zu Wort gekommen. Nächstes Mal werde ich versuchen, jemanden zu bekommen, der die Diskussion so eröffnet, daß die Leute, die über Uhren und Fötalherzen reden wollen, draußen gehalten werden.

Mit guten Wünschen
Ihr
D. W. Winnicott

P.S.: Gerade fällt mir noch der andere Punkt ein, der auch wichtig war. Ich stimme Ihnen zu, daß man in der gewöhnlichen Analyse versucht, die tiefe Regression unnötig zu machen, und beim gewöhnlichen neurotischen Fall gelingt einem das auch. Ich glaube allerdings, daß die Erfahrung mit einigen wenigen Fällen von Regression einem hilft, klarer zu sehen, was zu deuten ist. Zum Beispiel würde ich sagen, daß ich seit der Erfahrung mit Regressionen meine Deutungen dem Patienten öfter in bezug auf ein Bedürfnis als auf einen Wunsch gebe. In vielen Fällen scheint es mir zu genügen, daß man zum Beispiel sagt: »Und jetzt brauchen Sie mich an diesem Wochenende«, was zu verstehen gibt, daß ich auf jeden Fall mit dem Wochenende etwas anfangen kann, was indirekt auch dem Patienten nützt, daß aber aus der Sicht des Patienten zu gerade diesem Zeitpunkt das Eintreten einer Lücke in der Kontinuität der Behandlung ausschließlich schädlich ist. Wenn man in einem solchen Moment sagt: »Sie hätten gern, daß ich auf mein Wochenende verzichte«, ist man auf der falschen Spur und ganz im Irrtum. Ich nehme an, daß Sie mir auch darin mehr oder weniger zustimmen.

Ich hätte gern Zeit gehabt, auf all diese Punkte einzugehen.

[1] Winnicott hatte einen Vortrag gehalten, mit dem Titel »The Management of a Case of Compulsive Thieving (Consideration of the Bearing of the Case, That Was Treated without Psycho-Analysis, on a Psychoanalytic Theory)«. Dr. Scott hatte sich an der Diskussion beteiligt.

30 An Esther Bick

11. Juni 1953

Liebe Mrs. Bick,

solange ich Ihr Referat[1] noch im Gedächtnis habe, möchte ich Ihnen ein paar Worte dazu schreiben. Ich hoffe sehr, daß Sie diese Idee von einer Spaltung noch ausführlich bedenken werden und es nicht für selbstverständlich halten, daß Sie recht haben. In ihrer Antwort sprachen Sie von den Spaltungsmechanismen dieser Frau und gebrauchten das Wort »she«. Sie spaltete und zerschnitt Objekte, auf verschiedene Arten. Wäre die Persönlichkeit dieser Frau gespalten, könnten Sie das Wort »she« nicht so einfach gebrauchen. Man könnte fast denken, Sie haben jemanden mit einer fundamentalen Persönlichkeitsspaltung noch nie gesehen. Der Herr, der das Wort Schizophrenie erfunden hat, glaubte wirklich an die Spaltung der Persönlichkeit, während Sie, wie mir scheint, erst so weit sind, zu sehen, daß eine Person, die noch ganz ist, sich mit dissoziierten Elementen in der inneren und äußeren Welt beschäftigen kann. Ich meine, dies ist ein ziemlich wichtiger Punkt angesichts der Tatsache, daß Sie sich mit Ihrem Gebrauch des Wortes Spaltung der gegenwärtigen Tendenz … der Klein-Gruppe anschließen. Mit dieser Anregung sprach ich die sonst meist nicht geäußerte Meinung einer großen Zahl in der Vereinigung aus.

Sie werden verstehen, daß es hier hauptsächlich um die Terminologie geht, und darum ist dies nicht sehr grundsätzlich. Dennoch, es könnte schon eine Grundsatzfrage werden, wenn diejenigen, die das Wort gespalten auf Ihre Weise gebrauchen, daraufhin meinen, Sie hätten es mit der echten Spaltung der Schizophrenie zu tun gehabt, was nicht der Fall ist.

Ich schreibe Ihnen dies, weil es sich aus Ihrem Referat, das ich interessant fand, so ergibt, und Sie denken bitte nicht, daß ich Ihre Arbeit aufgrund eines solchen Details kritisieren oder beurteilen wollte.

Was weitere Details angeht, so meinte ich wirklich, daß der Ausdruck »Regression in die Verfolgung«, so wie er da steht, überhaupt nichts bedeutet. Ich denke, Sie werden mir zugeben, daß dies eine Art Kürzel war, das Sie sich angewöhnt haben, und daß Sie keine Zeit hatten zu sagen, was Sie meinten. Ich wüßte es aber doch ganz gerne. Vermutlich meinen Sie Melanie Kleins Konzept einer paranoiden Position in der emotionalen Entwicklung, das ich für eine ihrer weniger gut durchdachten Theorien halte, aber in jedem Fall würde Ihr Ausdruck Regression in die Verfolgung den meisten Zuhörern nichts sagen.

Ich denke, vieles spricht dafür, daß Sie den Schlüssel zu Ihrem Fall noch nicht in der Hand haben. Sie hat ihr wichtigstes Symptom noch nicht verloren. Ich bin sicher, daß Melanie Klein recht hat, daß, wenn man durch die Periode des ruhigen Säuglingsalters in der Übertragungssituation hindurch ist, das Beißen herauskommt und nicht diese magischen Unterbrechungen durch Atem oder Flatus. Ich glaube, Sie werden schließlich das Verdrängte mit dem Wort Erregung fassen können, und dann werden Sie glaube ich finden, daß es die Atmungserregung ist, was die Patientin zu erreichen versucht. Dies ist, wie Sie wissen, ein wichtiges Moment beim Geschlechtsverkehr.

Es erinnert mich an einen Fall von zwanghafter Hyperventilation, der mir in meiner Zeit als Krankenhausarzt 1922 begegnet ist; dies hielt viele Stunden lang an und führte zu schweren körperlichen Folgen, verschwand aber, als ich und die Patientin bei der Anamnese entdeckten, daß es während des Verkehrs und als Teil einer Phobie gegen den Verkehr begann. Ich weiß, daß all diese Erstickungsangst mit körperlichen Erinnerungen an den Geburtsvorgang vermischt sein wird, aber nach meiner Erfahrung ist schließlich doch die Atmung auf dem Höhepunkt des Trieblebens dasjenige, was es zu finden gilt. Ich denke, daß diese Mutter, weil sie depressiv war, sehr darauf achtete, daß der Säugling nicht erregt wurde, und bei diesem Gedanken gehe ich natürlich von den klinischen Beobachtungen aus, die Sie mitteilten.

Ein Punkt ist manchen von uns aufgefallen, der etwas mit einem psychotischen Element im Material der Patientin zu tun hatte. Es hing damit zusammen, wie sie Sie vernichtete, als sie, nach Ihrer Beschreibung, alles beachtete, was in der einen Ecke des Raumes war. Ich frage mich, was passieren würde, wenn Sie einmal eine lange Periode ohne Deutungen verstreichen ließen, vielleicht haben Sie das auch schon getan; aber es ist gut möglich, daß Sie durch Deutungen die Angst der Patientin, Sie vernichtet zu haben, beschwichtigen und daß umgekehrt eine Periode, in der Sie sie in Ruhe lassen, einen starken Angstanfall hervorriefe, der für sich allein schon seinen Wert hätte.

Jedenfalls bietet Ihr Referat viel Stoff zum Nachdenken und für die Diskussion.

[1] »Anxiety Underlying Phobia of Sexual Intercourse in a Woman«.

31 An Sylvia Payne

7. Oktober 1953

Liebe Dr. Payne,

es hat länger gedauert als beabsichtigt, bis ich Ihren Brief[1] beantworten kann …

Ich habe sehr viel Bestürzung festgestellt, wo man es nicht erwarten sollte, wenn diejenigen, die am Ausbildungsprogramm mitgewirkt haben, entweder ganz oder teilweise fallengelassen werden. Sie fragen nicht gern, warum, und erfahren es eigentlich nie, haben aber fast immer den Eindruck, daß sie aus dem einen oder anderen Grund nicht mehr erwünscht sind. Wie Sie aus intimer Kenntnis aller Komitees wissen, ist die Hauptschwierigkeit die, daß die Studenten uns nicht genug Zeit einräumen können. Wir haben ein gewaltiges Lehrpotential, können aber nur ein klein Bißchen davon zur Anwendung bringen, weil die Studenten nur abends zum Unterricht kommen können. Das ist ein großer Nachteil für die Lehrer, denn Lehren ist eine Sache, bei der unerwartete Eigenschaften herauskommen und die zu sehr nützlichen Neuorientierungen führt.

Ich persönlich gehöre zu denen, die meinen, daß ich als Lehrer ziemlich schwer vernachlässigt worden bin. Meine Lehrtätigkeit hat sich bisher ganz auf drei Vorlesungen vor Studenten im dritten Jahrgang beschränkt, und auch darum wäre ich sicher nicht gebeten worden. Es war ganz und gar meine eigene Initiative. Ich hielt früher noch eine andere kleine Vorlesungsreihe, sah aber ein, daß sie rausgeschmissen werden mußte, damit das Ausbildungsprogramm weniger buntscheckig wurde, und gab sie freiwillig auf. Tatsache ist, daß meine noch ganz beträchtliche Erfahrung in der Kinder-Psychoanalyse absolut vergeudet ist, obwohl ich wahrhaftig mehr Erfahrung mit langer Kinderanalyse habe als nahezu jeder andere. Schon vor langer Zeit habe ich begriffen, daß man mich nicht mehr auffordern würde, in der Society Unterricht zu geben, und darum habe ich mich darauf konzentriert, Lehrer zu unterrichten, und ich habe meine Ansichten in den 10 Vorlesungen jährlich ausführen müssen, die ich dank Susan Isaacs' eigenwilliger Empfehlung am Institute of Education halte. Außerdem halte ich eine große Zahl sporadischer Vorträge hier oder da, was auf meiner persönlichen Reputation beruht. In meinem Fall verstehe ich einfach, daß im Ausbildungsprogramm keine Zeit ist, und meine Riesenanstrengung, dieses Jahr etwas zu machen, das mit kindlicher Entwicklung zu tun hat, erweist sich in der Praxis als sehr schwierig.

...

Mit freundlichen Grüßen
D. W. Winnicott

[1] Dr. Payne hatte im Interesse eines Institutsmitglieds geschrieben, das nicht zu Lehrveranstaltungen aufgefordert worden war.

32 An David Rapaport

9. Oktober 1953

Lieber Dr. Rapaport,

ich schreibe Ihnen einfach, um Sie wissen zu lassen, daß mir Ihr Vortrag am Mittwoch wirklich gefallen hat und daß ich das Gefühl hatte, daß Sie wirklich begonnen haben, mich in die Lage zu versetzen, daß ich anfangen kann, meine eigenen Ideen mehr in die Ausdrucksweise der psychoanalytischen Theorie anerkannter Art zu bringen. Ich bin einer von denen, die sich gedrängt fühlen, alles auf meine eigene Art zu machen und es zunächst in meiner eigenen Sprache auszudrücken; mit einiger Mühe kann in ich mich manchmal dazu überwinden, das, was ich sagen will, so umzutexten, daß es mit den Arbeiten von anderen in Einklang kommt, woraufhin ich dann gewöhnlich meine eigenen »originellen« Ideen nicht mehr so originell finde, wie ich sie finden mußte, als sie mir kamen. Ich vermute, anderen geht es auch so. Ich glaube, ich beginne auch langsam zu sehen, wo Sie und ich eine Meinungsverschiedenheit finden könnten, wenn wir Zeit haben sollten, zu reden.

Ich würde mich freuen, wenn ich wüßte, daß Masud Khan und Sie die Zeit für eine gemeinsame Diskussion finden könnten. Er ist im herkömmlichen Sinne als Psychoanalytiker noch ein Junior, aber ich glaube seine Kenntnis der Literatur und der Entwicklung des psychoanalytischen Denkens hat in unserer Vereinigung nicht ihresgleichen. Wenn Sie und er sich zu einem Gespräch treffen können, werde ich selbst indirekt auch davon profitieren. Es kann sein, daß wir noch Gelegenheit finden werden, uns zu treffen, bevor Sie wieder in die USA zurückkehren, aber für den Fall, daß die Zeit hingeht, ohne daß es dazu kommt, möchte ich Ihnen doch sagen, wie sehr es mich gefreut hat, Sie bei der Mittwochssitzung reden zu hören.

Mit guten Wünschen
und freundlichen Grüßen
D. W. Winnicott

33 An Hannah Ries

27. November 1953

Liebe Mrs. Ries,

Ihr Brief erfordert nicht unbedingt eine Antwort, aber eines möchte ich doch dazu sagen, nämlich daß ich glaube, daß es nichts ausmacht, wenn Melanie Klein und vor allem ihre Anhänger zur Zeit eine Phase haben, in der sie zu viel behaupten. Ich muß immer an das Wort »Atom« denken, das bedeutet, es kann nicht gespalten werden. Die Physiker waren große Männer, und man kann nicht sagen, daß ihr Werk nichts taugt, weil sie dachten, das Atom sei das Ende aller Zerlegung. Bei manchen Anlässen reden Mrs. Kleins Anhänger, als ob sie nun alles wüßten, aber mit der Zeit werden sie merken, daß dem nicht so ist.

Ich möchte außerdem sagen, daß ich bei der Arbeit mit Mrs. Klein festgestellt habe, daß das Werk von Freud und die Art von Arbeiten, die Sie in Ihrem Aufsatz behandeln, nicht ignoriert werden, schon gar nicht von Mrs. Klein selbst oder von Leuten wie Dr. Heimann. Das Problem ist, daß es in ihren

Schriften und Fallbeschreibungen als selbstverständlich vorausgesetzt wird, und manche Leute von ihnen denken, daß sie Freuds Werk durch ihr eigenes ersetzen, statt es zu bereichern. Sie sind daher in gewissem Maße verantwortlich für das gewaltige Mißverständnis, das zur Zeit in unserer Society besteht. Es ist sehr leicht, in dergleichen Irrtümer zu verfallen. Ich selbst merke, wenn ich über Regression und die Probleme der frühesten Kindheit spreche, daß die Leute dann sehr leicht auf den Gedanken kommen, ich sei unfähig, eine ganz normale Analyse zu machen, bei der es um die Triebe geht, mit der normalen Arbeit in der Übertragungssituation, was ich tatsächlich die ganze Zeit über voraussetze, weil ich weiß, daß es keinen Sinn hat, immer wieder neue Sachen entdecken zu wollen, wenn man die alten vergißt.

All dies muß in unserer Society wieder und wieder gesagt werden. Ich gebe mir große Mühe, diese Ansicht in den drei Kontakten, die ich jeden Sommer mit den Studenten habe, plausibel zu machen.

Ich denke, sie werden es mir nicht übelnehmen, wenn ich Sie daran erinnere, denn Sie wissen es ja selbst schon, daß die Art Analyse, die Sie in Ihrem Aufsatz beschreiben, bei gut ausgewählten neurotischen Fällen anwendbar ist, Fällen, wie Freud sie sich zur Behandlung sorgfältig aussuchte, obwohl er es manchmal, fast gegen seinen Willen, auch mit Psychotikern zu tun bekam. Eine solche Analyse der zwischenpersönlichen Beziehungen greift sozusagen nicht bei Psychotikern oder in den psychotischen Phasen, die auch bei normalen Menschen auftreten können. Sie können mir hierin widersprechen, und gewiß sind viele Fragen noch offen, aber die Sache ist von großer praktischer Bedeutung, denn immer weniger Fälle kommen zur Analyse, die im psychiatrischen Sinne neurotische Fälle sind. Meiner Ansicht nach ist es alles in allem die Aufgabe der medizinisch qualifizierten Analytiker, die Analyse von Psychotikern in Angriff zu nehmen, aber natürlich werden auch die nichtärztlichen Analytiker unvermeidlich von Zeit zu Zeit auf psychotische Phasen stoßen, bei Charakteranalysen, wo keine deutlich psychotischen Kennzeichen vorhanden sind.

All dies ist vielleicht nicht ganz relevant in bezug auf Ihren Brief oder Ihren Aufsatz, aber ich wollte es Ihnen trotzdem schreiben. Es täte mir leid, wenn Sie sich nun ganz in Ihr Sprechzimmer einmauern, und ich würde dringend empfehlen, daß Sie sich darauf vorbereiten, irgendwann in der Zukunft eine neue Arbeit vorzulegen.

Alles Gute,
Ihr
D. W. Winnicott

34 An W. Clifford M. Scott

27. Januar 1954

Mein lieber Scott,

ich möchte Sie wissen lassen, daß ich Ihren Aufsatz mit Vergnügen gelesen habe. Mir scheint, daß die Gruppierungen in der Society sich alles in allem wohl nach Typen von klinischen Fällen, aber auch nach Standpunkten zusammenfinden. Ich meinerseits finde mehrere direkte Verbindungen zwischen Ihrem Aufsatz und meinen Arbeiten. Wahrscheinlich fällt mir im Lauf der Zeit noch einiges Konstruktivere ein, was zu Ihrem Aufsatz zu sagen wäre, aber der Punkt, wo ich nicht zustimmen kann, ist Ihre Annahme über den Schlaf. Ich finde, über den Schlaf ist so viel mehr zu sagen, daß der kleine Zipfel Wahrheit in Ihrem Hinweis auf die »Regression in den Schlaf« ganz verlorengeht. Ich bezweifle, daß Schlaf überhaupt das richtige Wort ist; jedenfalls finde ich, daß der Schlaf, von dem Sie sprechen, extrem wenig Ähnlichkeit mit dem Nachtschlaf der meisten Menschen hat, bei dem jede Dissoziation zwischen Schlafen und Wachen merklich verringert wird durch den Traum, an den wir uns beim Erwachen mehr oder weniger erinnern, wenn auch vielleicht nur sekundenlang. Die Art Schlaf, die Sie meinen, scheint mir eher den Charakter von Entpersönlichung oder extremer Dissoziation zu haben, oder von etwas, das der Bewußtlosigkeit bei einem Anfall furchtbar nahekommt.

Ich weiß, daß Sie für alles, was Sie sagen, gute klinische Belege haben. Trotzdem möchte ich Sie wissen lassen, daß ich gerade an der Stelle zusammenzucke, wo Sie das Wort Schlaf erwähnen. Zugleich finde ich Ihren Gedanken nicht vollkommen falsch. Als Beispiel dafür, glaube ich, wie diese Dinge sich klinisch darstellen können, würde ich eine von meinen Patientinnen anführen, die gefährlich wird, kurz nachdem sie echte Liebe geäußert hat. Über lange Zeit war es sogar nötig, daß ich ihr während der Analyse die Hände festhielt, was ebensogut war, als hätte ich sie für die Analysestunde für unzurechnungsfähig erklärt und in eine Gummizelle gesteckt. Auf diese Weise war es ihr möglich fortzufahren, Liebe und Haß zu äußern. Wenn ich diese körperliche Maßnahme versäumte, bekam ich mitten in der Analyse Schläge und Verletzungen ab, was weder mir noch der Patientin guttat. In diesem Falle schienen mir die Schwankungen zwischen Liebe und Haß beinah meßbar gewesen zu sein, doch wichtiger ist, daß sie für die Patientin sehr unangenehm waren.

Ich könnte noch andere Beispiele nennen, und eines, das mir sofort einfällt, ist das von Kindern, denen man eher hilft als schadet, wenn man ihnen sagt, daß sie befürchten, verrückt zu werden, denn die Verrücktheit, die sie befürchten, besteht gerade in diesem Hin und Her zwischen Liebe und Haß.

Ich wäre sehr gern bei der Diskussion dabeigewesen und hätte es sicherlich begrüßt, daß Sie diese Gedanken vortragen, die frisch und, auch wenn falsch, anregend sind und die uns an das Verhältnis zwischen Psychoanalyse, Psychiatrie und Biologie erinnern.

Es war schon sehr gut von Ihnen, daß Sie neulich zu mir gekommen sind. Ich bin nun, glaube ich, wieder gesund, bleibe aber noch ein paar Tage länger als nötig im Bett.

Alles Gute,
Ihr
D. W. Winnicott

35 An W. Clifford M. Scott

26. Februar 1954

Mein lieber Scott,

ich glaube, ich bin ziemlich schlecht in der Behandlung von Fragen, die am Ende eines Referats stehen, und inzwischen habe ich mir erklären lassen, was Sie gesagt haben und was ich zu der Zeit nicht verstehen konnte. Ich glaube, ich habe Ihnen tatsächlich Unrecht getan, als ich Ihnen unterstellte, Sie wollten auf die Beschleunigung der Analysen hinaus, was Sie nicht gemeint hatten. Was Sie sagten, gab mir einfach die Art von Antwort ein, die ich Ihnen dann gegeben habe, über das Hineinfinden in die Prozesse.

Ich glaube, Sie gingen auf die Tatsache ein, daß ich nicht klargemacht hatte, worin ich nun von Melanie Klein abwiche, und es war ein gräßlicher Fehler, daß ich mich in der Zeit verschätzt und beschlossen hatte, die nähere Bestimmung der Meinungsverschiedenheit wegzulassen. Ich denke, Sie haben mir wohl die Chance gegeben, wenn ich sie nur hätte nutzen können, zu erklären, daß im Säugling ein allmählicher Prozeß abläuft, durch den die verschiedenen Fähigkeiten zusammenkommen und das Erreichen der depressiven Position möglich machen. Dagegen scheinen manche Klein-Schriften hochorganisierten Prozessen einen Platz schon in einem sehr frühen Alter zuzuweisen, wo sie nur momentweise oder sporadisch vorhanden sein können, ohne Beziehung zur Gesamtperson.

Ich bin sicher, ich habe es immer noch nicht recht begriffen, aber jedenfalls ist mir nun immerhin klar, daß ich mich bei dem, was Sie sagten, ziemlich dumm aufgeführt habe. Einige sagten mir, sie hätten den Eindruck gehabt, was Sie sagten, sei völlig klar. Vielleicht finden Sie Zeit, wie Sie es ja öfter tun, Ihrer Sekretärin eine Version davon für mich zu diktieren.

Mit guten Wünschen,
Ihr
D. W. Winnicott

36 An Anna Freud

18. März 1954

Liebe Miss Freud,

es war gut, daß Sie geschrieben haben, und ich bin sicher, daß wir alle Sie bei der Sitzung vermißt haben. Mein Referat ergab, glaube ich, eine wirklich interessante Diskussion. Mein Ziel soll jetzt sein, meine Gedanken mehr mit denen von Hartmann und Kris[1] zu korrelieren, denn nach dem, was sie kürzlich geschrieben haben, meine ich, daß wir alle auf dasselbe hinauswollen; nur habe ich eine ärgerliche Art, etwas in meinen Worten zu sagen, anstatt die Termini der psychoanalytischen Metapsychologie gebrauchen zu lernen.

Ich versuche herauszufinden, woran es liegt, daß ich gegen diese Termini so mißtrauisch bin. Etwa, weil sie den Anschein von Einverständnis erwecken können, wo keines vorhanden ist? Oder liegt es an irgendwas in mir selbst? Vielleicht natürlich auch an beidem.

Alles Gute,
mit freundlichen Grüßen
D. W. Winnicott

[1] Ernst Kris und Heinz Hartmann waren führend auf dem Gebiet der Ich-Psychologie.

37 An Betty Joseph

13. April 1954

Liebe Betty Joseph,

Sie werden wohl überrascht sein, nun schon den dritten Brief von mir zu der Sache zu bekommen, über die Sie sich nach meinem Regressionsreferat die Mühe gemacht hatten, zu sprechen. Zu diesem Brief hat mich eine Notiz von Dr. Scott angeregt, in der er die ganze Diskussion durchgeht.

Zwei Punkte scheinen es mir wert zu sein, daß man ihnen weiter nachgeht. Der eine hat mit der Vorstellung von einer schlechten Umwelt zu tun, oder, wie Sie das nennen würden, einer bösen Brust. Ich will über Scotts Frage reden, die, wie er sagt, aus Ihren Bemerkungen resultiert: »Kann nicht jede schlechte Erfahrung durch die Phantasie des Patienten noch verschlimmert werden?« Ich denke, daß hier ein Mißverständnis vorliegt, an dem ich schuld bin. Die Sache ist die, daß Sie und ich uns einig wären, wenn wir über die Phantasie von einer bösen (oder guten) Brust sprächen. Was ich aber aufzuzeigen versuche, ist nicht die Phantasie von einer guten oder bösen Brust. Ich versuche, die Aufmerksamkeit auf die sehr frühen Stadien zu lenken, ganz abgesehen von der Phantasie. Ich denke, daß diese beiden Dinge voneinander so verschieden sind wie nur möglich. Wenn wir beides vermischen, geraten wir in ein großes Durcheinander. Es fällt mir sehr schwer, Leute dazu zu bringen, mal für einen Augenblick nicht an die kindliche Phantasie von einer bösen Brust zu denken und ein Stadium weiter zurückzugehen, zu den Folgen schlechter mütterlicher Fürsorge wie zum Beispiel bei Rigidität (Haßabwehr der Mutter) oder Verwirrung (Ausdruck einer chaotischen Verfassung der Mutter). Wenn Sie nun meinen, daß mütterliche Fürsorge unmöglich für den Säugling Folgen haben kann, außer insofern der Säugling eine Phantasie von der Mutter oder dem Teilobjekt hat, dann, denke ich, sollten Sie das sagen; es wäre ein interessanter Standpunkt der extremen Art. Ich jedenfalls behaupte, daß dies zwei getrennte Themen sind, die jedes auf andere Weise behandelt werden müssen.

Den zweiten Punkt drückt Scott so aus: »Was wird aus der bösen Brust im guten Zustand der Regression?« Ich glaube, ich war darauf in meinem Brief schon eingegangen, als ich sagte, ich wollte an etwas Früheres herankommen als an die Darbietung dessen, was vom Säugling als eine böse oder gute Brust empfunden werden kann. Dennoch ging ich auf die Tatsache ein, daß die schlechte Mutterpflege bei der Art Behandlung, wie ich sie in meinem Referat beschrieben habe, mit extremer Deutlichkeit herauskommt. Ich will noch mal betonen, was ich schon geschrieben habe, nämlich daß die schlechte Bemutterung in der Sequenz in der Technik, wie ich sie beschrieben habe, etwas Wesentliches ist, und ich habe versucht zu erklären, daß so wie nach einer guten Erfahrung, die eine frühere schlechte korrigiert, als nächstes der Patient unsere Fehler benutzt und auf diese Weise jede ursprüngliche Unzulänglichkeit der Mutterpflege in die Gegenwart bringt.

Bitte lassen Sie sich durch diese Folge von Briefen von mir nicht stören; bitte verstehen Sie, daß ich einfach in der Form mit mir selbst rede, daß ich an alle schreibe, die meinem Referat die Ehre erwiesen haben, es zu diskutieren.

Mit herzlichen Grüßen
D. W. Winnicott

38 An W. Clifford M. Scott

13. April 1954

Mein lieber Scott,

ich bin sehr froh, Ihre Bemerkungen zu meinem Regressions-Referat[1] und zur Diskussion darüber bekommen zu haben, so daß ich sie nun studieren kann. Bisher habe ich sie erst ein oder zwei Mal durchgelesen und finde darin sehr vieles zu bedenken. Im jetzigen Augenblick möchte ich nur ein oder zwei Dinge dazu bemerken.

Was Ihren Gedanken anbetrifft, daß die Regression die Umkehrung eines Prozesses sei, so werden Sie bemerkt haben, daß ich vor dem Vortrag des Referats das Wort »process« zu »progress« verändert hatte. Damit ändert sich, glaube ich, Ihre Kritik. Es gibt Progression und Regression, und, wie ich in dem Referat zu zeigen versuchte, für die Regression muß eine ziemlich komplizierte Ich-Organisation schon vorhanden sein. Ich meine, daß das Wort »reversal« [Rückwendung] in bezug auf das Wort »progress« [Vorangehen] nicht schlecht ist, wohingegen ich einverstanden bin, daß es gegenüber dem Wort »process« keinen Sinn hätte.

Zustimmen würde ich Ihren Worten: »Regression ist ein Versuch, frühere Typen normalen oder anormalen Verhaltens zur Abwehr eines gegenwärtigen

Konflikts zu benutzen«, nur gibt es noch sehr viel mehr, das dazu gesagt werden müßte. Mir scheint, daß wir uns über diesen Punkt eigentlich einig sind, da sich meine Änderung ja mit Ihrem Wunsch trifft, daß »reversal« beibehalten werden sollte für Versuche von seiten des Patienten, etwas umzukehren, zum Beispiel das Wachstum. Genau das meine ich auch.

Wenn Sie Triebregungen und Wünsche mit den Bedürfnissen vergleichen, bezeichnen Sie genau die Veränderung der Sichtweise, zu der ich auffordere. Es kommt mir sehr schwierig vor, Analytiker dazu zu bringen, daß sie in der frühen Kindheit auch noch anderes sehen als Triebe und Wünsche. Ich meine, vor allem Betty Joseph vertritt den Standpunkt, wonach die Wünsche der Anfang von allem sind. Ich kann allem zustimmen, was sie über die gute und die böse Brust sagt, auch daß die böse Brust eine Phantasie des Säuglings ist, sogar wenn wir nach eigenem Urteil sagen können, daß die Mutter versagt. Mit all dem hat aber das, wovon ich rede, gar nichts zu tun; es hat mit der früheren oder primäreren mütterlichen Fürsorge zu tun, die, wenn unzulänglich, Bedürfnisse unerfüllt läßt und daher die Kontinuität in der Entwicklung des Individuums stört.

Was die Situation des mütterlichen Versagens angeht, gibt es noch sehr vieles, das ich nicht verstehe, und ich bin sicher, daß das Wort Hemmung es nicht abdeckt; und Wut und Depression bezeichnen Abwehrtechniken, die ebenfalls einem späteren Entwicklungsstadium angehören. Ein Zustand der Frustration ist es nicht, denn das Individuum hat noch gar nicht die Fähigkeit erlangt, in diesem Zustand zu verbleiben. Die Versagenssituation, so wie ich sie verstehe, führt zu einer massiven Reaktion auf den Übergriff; zur gleichen Zeit wird etwas, das sonst das Individuum hätte werden können, verborgen. Wo es verborgen wird, kann ich nicht sagen, aber es wird abgetrennt und von dem sich herausbildenden falschen Selbst, das in der Hauptsache aktiv ist, vor weiteren Übergriffen geschützt.

Ich nehme an, daß all dies schon früher gesagt worden ist, kann aber nicht finden, wo es in bezug auf die allererste Anfangszeit gesagt worden ist, wo es glaube ich hingehört, und ich meine, daß unsere Schwierigkeiten mit der Klassifikation psychischer Störungen bei kleinen Kindern und schon bei Säuglingen daher kommen, daß wir noch nicht in vollem Umfang dieses Konzept eines falschen Selbst benutzt haben, das sich reaktiv herausbildet und mehr und mehr das wahre, triebhafte Selbst verbirgt, das sich unter günstigeren Umständen durch Erleben auf einer nicht-reaktiven Basis hätte stärken können.

Beim Wiedererreichen der ursprünglichen Versagenssituation, wenn die eingefrorene Versagenssituation auftaut, kann das Individuum zum ersten

Mal Frustration spüren; dann kann es komplexere Abwehrmechanismen entwickeln, und es kann Zorn oder sogar Wut erleben, die sich gegen das spezifische Versagen richten.

Mit »surrender« [Unterwerfung] meine ich nicht Identifizierung. Das ist etwas, das ich bei meiner Arbeit gegen Ende der Behandlung dieser Patienten gefunden habe, wenn nach ungemein sorgfältiger Prüfung die Bemutterung dem Analytiker überlassen wird und das wahre Selbst, wie ich es genannt habe, aus seinem sicheren Versteck hervorkommt, nach meiner Erwachsenenphantasie ausgedrückt, und sich in die neue Umwelt hinauswagt, die ich ihm bieten kann, zumindest in symbolischer Form in der analytischen Situation.

Eines würde ich gern noch besonders klarstellen. In meinem Referat habe ich von den Deutungen offenbar nicht den richtigen Eindruck gegeben. Ich hatte fälschlich angenommen, es würde verstanden werden, daß die ganze Analyse von richtigen Deutungen getragen wurde, von denen jede einzelne absolut notwendig ist. Ich glaube, es hat jeden Tag eine von diesen unerläßlichen Deutungen gegeben, oder alle paar Tage, wenn es eine Phase gab, die zunächst einmal ohne Deutung agiert werden mußte, weil weder die Patientin noch ich selbst wußten, was nun auftauchen würde. Als ich sagte, ich hätte nur eine Deutung gegeben, meinte ich Triebdeutung in der Übertragung, als ich zu einem früheren Zeitpunkt in der Analyse das gewöhnliche orale Interesse deutete. Worauf es ankommt, ist nun, daß dies in einem gewöhnlichen Analyse-Fall eine korrekte Deutung gewesen wäre, hier aber hieß es, daß ich mich durch das falsche Selbst hatte irreführen lassen. Natürlich gab es keine Verbindung zwischen ihrem Triebleben und dem wahren Selbst. Und es sollte eine ganze Reihe von Jahren dauern, bevor es der Patientin möglich war, sich in Abhängigkeit zu mir einzulassen beziehungsweise dann damit zu beginnen, ihr eigenes Leben zu leben und dabei das Risiko einzugehen, daß ich mit meiner mütterlichen Behandlungstechnik wieder wie beim ersten Mal versagen würde oder sie diesmal richtig anwenden würde. In der gedruckten Fassung des Referats hoffe ich ganz klar zu machen, daß meine Deutungen während der ganzen Zeit von größter Wichtigkeit waren, weil sie jedesmal eine Sperre aufzuheben schienen, die den Fortgang behinderte.

In Ihren Bemerkungen steht noch sehr viel mehr, das ich mir überlegen will, und möglicherweise schreibe ich Ihnen dann noch mal. Jedenfalls war es sehr freundlich von Ihnen, sich all die Mühe zu machen und mich auch noch an dem Abend selbst zu unterstützen, als ich das Referat vortrug.

Übrigens habe ich eben erst in Ihrem Umschlag auch den Brief gefunden, in dem von der Entscheidung des Publikationskomitees die Rede ist. Ich bin sehr froh, daß meine Aufsätze veröffentlicht werden sollen, und werde sie, sobald ich kann, dazu vorbereiten. Was das Buch angeht, das ich fast fertig habe, so denke ich, ich werde die Tavistock Publications bitten, sich damit zu befassen. Es ist jedenfalls für das Fachpublikum, wie Dr. Jones hoffte. Was die eher populären Arbeiten angeht, so will ich versuchen, gleich noch ein zweites Buch herauszubringen, das die zwei Broschüren enthält und die anderen Sachen, die für Mütter, Lehrer und solche Leute geschrieben wurden.

Ich hoffe, Sie können mit Ihrer Familie schöne Osterferien verleben.

Ihr
D. W. Winnicott

[21] »Metapsychological and Clinical Aspects of Regression within the Psycho-Analytical Setup«; dt. in *Von der Kinderheilkunde zur Psychoanalyse*, München: Kindler 1976; jetzt Frankfurt: Fischer, 5. Aufl. 1994.

39 An Sir David K. Henderson

10. Mai 1954

Lieber Sir David,

mit Vergnügen habe ich Ihren Vortrag gelesen, so wie er im B.M.J. in einer der letzten Nummern abgedruckt war. Es sind zwei Punkte, zu denen ich mich gern äußern möchte, und wenn Sie bereit sind, zu lesen, was ich schreibe, so hoffe ich, Sie werden verstehen, daß ich Ihnen vor allem sagen will, daß Ihr Vortrag sich auf demselben hohen Niveau bewegt hat, wie alles, was von Ihnen selbst kommt, und daß er allein schon wegen Ihrer großen Erfahrung und Ihrer wichtigen Position von Bedeutung ist.

Das eine, weswegen ich Ihnen schreiben möchte, war die Frage des Laien-Psychotherapeuten. Ich sehe ja ein, daß die starke Nachfrage nach Psychotherapie nicht zu panischem Herbeischaffen halbausgebildeter Psychotherapeuten führen sollte. Wir beim Psychoanalytischen Institut stehen immer wieder vor dem gleichen Problem, wenn wir aufgefordert werden, in unserer Ausbildung ein verkürztes Programm einzuführen oder Vorlesungen über Psychotherapie veranstalten, ohne auf der persönlichen Analyse zu insistieren. Wie Sie vermutlich wissen, geht die Politik des Instituts dahin, sich solchen Forderungen zu widersetzen. Nichtsdestoweniger möchte ich doch meinen, daß für die Ärzteschaft der Zug in Sachen Psychotherapie schon abgefahren ist. Es ist heute zu spät, eine Richtlinie aufzustellen, daß nur Ärzte und Ärztinnen ausgebildet werden dürften. Ich glaube, Sie werden mir darin zustimmen können, daß die Psychiater sich eher noch ein wenig mehr als andere Ärzte gegen den Gedanken der Psychotherapie gewehrt haben, und in der einen oder anderen Weise sind wir alle an der gegenwärtigen Lage mitschuldig.

Bitte überlegen Sie einmal, ob Sie nicht imstande wären, wenn sich die Gelegenheit bieten sollte, die Vorstellung eines ordentlich ausgebildeten Laien-Psychoanalytikers zu unterstützen, der eine absolute Verpflichtung einginge, keine ärztliche Verantwortung zu übernehmen und nur solche Patienten zu behandeln, die von einem Arzt, nach Möglichkeit einem Psychiater, an ihn überwiesen werden.

Es ist nicht nur das Gebiet der Kinder-Psychotherapie, wo irgendeine Entwicklung dieser Art unvermeidlich ist, denn es gibt nur sehr wenige Ärzte und Ärztinnen, die die Mühe einer Ausbildung auf sich nehmen werden, die sich an die lange medizinische Ausbildung anschließen muß; sondern dasselbe gilt auch für die Psychotherapie der Erwachsenen, und viele Erwachsene, die zur Analyse kommen, können zu einem Laien-Analytiker geschickt werden, weil sie nicht im psychiatrischen Sinne schwer gestört und auch nicht ernstlich körperlich krank sind. Und tatsächlich findet auch ein medizinisch ausgebildeter Analytiker meistens gar keinen Gefallen an der Idee, die psychiatrisch-klinische Betreuung und fachärztlichen Aspekte der unangenehmen Phasen in einer Analyse mitzuerledigen, und darum wird er sich während solcher Phasen um die Kooperation eines Kollegen bemühen, genauso wie es der Laien-Analytiker tun muß.

Ich weiß, daß bei dieser Frage noch viele Seiten zu erörtern sind, aber ich hätte sehr gern das Gefühl, daß Sie in Ihrer wichtigen Position das Problem einmal auf diese Weise angesehen haben. Verstehen Sie bitte, daß ich Ihnen ganz persönlich und nicht als Funktionär des Instituts für Psychoanalyse schreibe.

Der andere Punkt ist ähnlich. Er betrifft das, was Sie über Kinder-Psychiatrie und Pädiatrie sagen. Ich finde, hier hätten Sie, wenn Sie [Leo] Kanner nennen, auch mich nennen können. Ich kann Ihnen versichern, es geht mir nicht darum, meinen Namen herausgestellt zu sehen (und ich denke, das werden Sie mir wirklich glauben, sonst hätte ich diesen Punkt nicht erwähnt), aber ich sehe nicht ein, warum wir etwas aus Amerika heranholen müssen, was es in unserem Lande auch gibt. Sie wissen doch, glaube ich, daß ich Pädiater bin und in unserem Lande eine Verbindung zwischen Pädiatrie und Kinder-Psychiatrie repräsentiere. Es gibt noch andere wie Mildred Creak und [Kenneth] Cameron am Maudsley, die genausoviel beigetragen haben wie Kanner, wenn auch nicht auf so spektakuläre Weise, aber sie sind in der Pädiatrie nicht so tief verwurzelt, wie ich es gewesen bin. Ich bin in dieser Sache sehr engagiert und stimme völlig mit Ihnen überein, wenn Sie die extreme Zurückhaltung der Pädiatrie gegenüber der Kinderpsychiatrie bedauern und ihre Uneinsichtigkeit dagegen, daß die halbe Pädiatrie Kinder-Psychiatrie ist. Die Professoren für Pädiatrie heißen »Professors of Child Health«, was die größtmögliche Verwirrung stiftet, weil nicht einer von ihnen, nicht mal mein Freund R. W. B. Ellis aus Ihrer Stadt, wirklich weiß, was Psychoanalyse ist. Überdies könnte man alles, was Sie über Pädiatrie und Kinder-Psychiatrie sagen, auch über die Gynäkologie sagen, insofern der Gynäkologe zusammen mit der Hebamme für die Anleitung bei den ersten Stillvorgängen verantwortlich ist.

Nun gibt es zwar eine neue Freundlichkeit in der Pädiatrie gegen die Kinder-Psychiatrie, aber soweit es das Verständnis anbetrifft, geht diese nicht sehr tief. Die ganze Zeit haben wir gegen das Widerstreben anzukämpfen, der Psychoanalyse ihren Platz einzuräumen, der dem der Physiologie und Anatomie im Bereich der körperlichen Medizin entspricht.

In dieser zweiten Gruppe meiner Bemerkungen sehen Sie, daß ich begrüße, was Sie gesagt haben, und daß ich Ihnen mitteilen will, daß zur Zeit eine große Anstrengung unternommen wird, um ein besseres Verhältnis herbeizuführen.

Zu ebendiesem Thema findet im September in Stockholm ein interessanter Kongreß statt, einberufen von der Weltgesundheitsorganisation, und vor einem Jahr gab es eine vorbereitende Konferenz in Genf.

Am Ende dieses Briefs angelangt, weiß ich nicht mehr recht, was ich eigentlich wollte; aber so viel weiß ich, daß ich mich gern der allgemeinen Tendenz der Bemerkungen in Ihrem interessanten Vortrag anschließen möchte.

Mit freundlichen Grüßen
D. W. Winnicott

40 An John Bowlby

11. Mai 1954

Lieber Bowlby,

bei meinen Kontakten begegnen mir allerhand Leute, die sich darüber ärgern, wie Ihre Arbeit von denjenigen benutzt worden ist, die die Tagesheime für Kleinkinder zumachen möchten.[1] Wie Sie wissen, steckt in dieser Angelegenheit einiges an Emotion, was man berücksichtigen muß. Andererseits meine ich, daß Sie doch wohl wissen möchten, was los ist, und ich bin sicher, daß Sie diese Information auch schon von anderen bekommen haben.

Sie werden mir wahrscheinlich darin zustimmen, und ich wäre sehr froh, wenn ich in einer öffentlichen Diskussion sagen könnte, daß Sie mir zustimmen, daß ein bedauerlicher Mangel an Tagesheimplätzen herrscht. Kindergartenplätze sind natürlich zur Zeit auch knapp, weil die geburtenstarken Jahrgänge nun in die höheren Altersstufen kommen. Es sollte auch ein Bauprogramm für Kindergärten geben, aber dies sind wieder andere Themen, die das Kultusministerium angehen. Was aber die Tagesheime betrifft, für die das Gesundheitsministerium zuständig ist, so gelten für die Unterbringungsmöglichkeiten bestimmte Prioritäten, und auch Tagesheime gibt es bei weitem nicht genug. Überdies kommt die Erleichterung, die es für gewöhnliche normale Mütter bedeutet, ihr Kind in ein Tagesheim geben zu können, wenn sie eine Teilzeit-Beschäftigung haben, nicht zustande, weil die Prioritäten Vollzeit-Beschäftigung verlangen, wenn zufällig mal ein Tagesheim vorhanden ist. Was dann faktisch passiert, ist, daß Mütter, die Hilfe brauchen, ihre Kinder zu unqualifizierten und unregistrierten Pflegeeltern geben, und die Schließung der Tagesheime würde gewiß die Zahl der Mütter nicht erhöhen, die imstande sind, ihre Kinder daheim zu behalten.

Diese Woche hatte ich mit einer Mutter zu tun, die mit ihrem eigenen Kind schon nicht sehr gut zurechtkommt, aber noch 52 Kinder in Pflege gehabt hat. Möglich, daß sie ihre Sache gut gemacht hat, aber in einem guten Tagesheim wären alle diese Kinder besser aufgehoben gewesen.

Dies ist ein sehr ernstes Problem, und daß Sie im Zusammenhang mit der Schließung der Tagesheime zitiert worden sind, schadet leider im Moment der im übrigen schätzenswerten Richtung Ihrer Argumentation. Ich frage mich, ob Sie dagegen nicht etwas tun könnten. Ein Brief an die Presse mit der Klarstellung, daß die Schließung der Tagesheime nicht in Ihrem Interesse liegt, würde viel bewirken.

Verstehen Sie bitte, daß ich, wenn wir die Tagesheime einmal als Tatsache hinnehmen, Ihnen zustimmen würde, daß man in vielen von ihnen im Hinblick auf die Pflege kleiner Kinder noch allerhand zu lernen hat. Ich kann noch hinzufügen, daß auch in der Welt der Tagesheime in den letzten Jahren die Psychologie zur Kenntnis genommen wurde, wenngleich nicht entfernt in dem Maße wie in der sehr interessanten Arbeit, die die Grundlage der Kindergärten ausmacht.

Wenn wir uns gelegentlich sehen, können Sie mir vielleicht in ein paar Worten sagen, was Sie dazu meinen.

Ihr
D. W. Winnicott

[1] Dr. Bowlbys bahnbrechende Arbeit über die Schädigung kleiner Kinder durch Trennung von ihren Müttern wurde als Argument für die Schließung der Kindertagesheime benutzt.

41 An Klara Frank

20. Mai 1954

Liebe Dr. Frank,

es wurde so spät bei der Sitzung gestern abend, daß ich nachher nicht mehr mitkommen konnte zu Dr. Lantos; ich finde, wenn die Nacht so lang wird, macht sie am nächsten Tag die Arbeit unmöglich. Darum schreibe ich Ihnen jetzt, um Ihnen zu sagen, daß mir Ihr Referat gefallen hat und daß es mir als eine sehr nützliche und ehrliche Fallbeschreibung erschien.

Sie haben Ihrem Fall noch sehr viel mehr Gewicht dadurch gegeben, daß Sie uns wissen ließen, daß die Patientin nicht erklärtermaßen zufrieden ist. Meiner Meinung nach machte dies den Fall plausibel, und es hat jedenfalls dem Eindruck, den wir von der in dreijähriger Behandlung geleisteten Arbeit gewonnen haben, in keiner Weise geschadet.

Ich denke, Sie werden verstehen, daß Ihr Titel für das Referat, »A Case of Over Indulgence [Verwöhnung]«, bewirkt hat, daß wir auf das Wechselspiel der Mutter- und Kind-Faktoren in den frühen Stadien der Entwicklung dieser Patientin hingelenkt wurden. Ich hatte das Gefühl, hierzu hätten Sie uns vieles sagen können, wenn wir Sie hätten ausfragen können. Zu einem bestimmten Datum in der Kindheit dieser Patientin könnte man vermutlich sagen, daß die Mutter wegen der besonderen Bedürfnisse ihres Kindes übertrieben nachgiebig war.

Vor diesem Datum müßte man sagen, daß die Mutter in gewisser Weise an einer einfachen, gradlinigen Liebe/Haß-Beziehung zu ihrem Kind gehindert war. Wegen der schwierigen Zeiten, die sie durchmachte, und wegen der Tatsache, daß dies ihr letztes Kind war, war sie genötigt, den gebenden Aspekt der Beziehung zu übertreiben und manche anderen, auch ungemein wichtigen Dinge bei der Mutterpflege beiseite zu lassen. Zum Beispiel hat das Symptom, daß die Patientin mit ihren Händen nichts anzufangen weiß, wahrscheinlich damit zu tun, daß die Mutter nicht abwarten konnte, bis der Säugling bei einem Bedürfnis durch Handexploration kreativ wurde. Die Befriedigung kam zu früh, zu schnell und zu gut, und insofern kann man sagen, daß dem Säugling die Hände im Hinblick auf ihre Kreativität abgeschnitten wurden.

Ich hätte sehr gern von Ihnen mehr darüber gehört, was dieses Kind mit Puppen, Teddybären und Objekten machte und mit all dem, was ich (wie Sie wissen) als die Übergangsphänomene der frühen Kindheit bezeichnet habe. Der Eindruck, der entstand, war der, daß die Mutter sich selbst in die Position eines Übergangsobjekts brachte und damit dem Kind den sehr großen Vorteil entzog, den diese Ersatzobjekte gewähren können, ein Vorteil, der zu einem gewissen Maß auf zu einem günstigen Zeitpunkt erfolgter Frustration beruht, im Anschluß an hinreichende Anpassung in den sehr frühen Phasen.

Ich hoffe, Sie haben nichts dagegen, daß ich Ihnen so schreibe, aber ich will Ihnen zeigen, daß der Fall mich mehr interessiert hat, als ich ausdrücken konnte. Ich würde sagen, Sie konnten kein sehr klares Bild von der Analyse und von den spezifischen Pflegeaspekten der täglichen Sitzungen geben. Ich glaube, wenn Sie dazu imstande gewesen wären, so hätten Sie uns gezeigt, daß Sie eine Technik übernehmen mußten, die zur Betreuung antisozialer Fälle gehört, obwohl die antisoziale Krankheit sich hier in Grenzen hielt und sicherlich, wie manche in der Diskussion auch sagten, sich nicht von dem unterschied, was man bei sehr vielen Menschen findet, die als normal gelten. Ich denke, Sie werden mir wohl zustimmen, daß die Patientin in den drei Jahren, die für die Behandlung zur Verfügung standen, nicht imstande war, in der Übertragung die primitiv erbarmungslose, orale Liebesbeziehung zu erreichen, welche die einzig sinnvolle Basis für Schuldgefühl und Wiedergutmachung bilden würde, in die sie sich verstrickt sieht, ohne sie bewußt mit dem ursprünglichen erbarmungslosen Angriff auf die Mutter verknüpfen zu können.

Mit herzlichen Grüßen
D. W. Winnicott

42 An Sir David K. Henderson

20. Mai 1954

Lieber Professor Henderson,

ich bin Ihnen dankbar, daß Sie sich die Mühe gemacht haben, meinen Brief so detailliert zu beantworten. Ihre Antwort ist von solcher Art, daß ich mir erlaube, Ihnen abermals zu schreiben.[1]

Wir korrespondieren über zwei Themen, und als erstes möchte ich noch etwas zur Laien-Psychotherapie sagen. Ich kann nicht umhin, vielem zuzustimmen, was Sie schreiben, aber ich denke, daß es zwar nicht möglich ist, die Analysen eines Laien-Analytikers – oder auch jedes anderen Analytikers – zu kontrollieren, daß es aber wohl möglich ist und zunehmend besser möglich werden sollte, den Typ von Fällen zu kontrollieren, die an einen Laien-Analytiker überwiesen werden. Die Diagnose ist in diesen Dingen eine extrem schwierige Sache, wie ich jemandem wie Ihnen wohl kaum erst erklären muß, und manche akut Kranke sind im Grunde nicht so schwer gefährdet, während andere, scheinbar weniger Kranke sehr starke Abwehr-Organisationen haben und sich in der Analyse dann als im Kern schwer krank erweisen. Fehler werden immer vorkommen, und man wird notwendigerweise tolerieren müssen, daß Laien-Analytiker in bestimmten Augenblicken dringend auf die Hilfe des Psychiaters angewiesen sind und manchmal auch wegen eines Mißerfolgs einen Fall dem Psychiater werden übergeben müssen. Mißerfolge sind jedoch bei jeder Art der Behandlung von Geisteskranken so häufig, daß es leicht möglich sein dürfte, Mißerfolge und Erfolge gegeneinander aufzuwiegen. Mag sein, daß die Laien-Analytiker noch keine Erfolge vorzuweisen haben; dennoch wäre ich dafür, daß man sie ausbildet und in sorgsam ausgewählten Fällen einsetzt, oder aber in Institutionen, wo die Gesamtverantwortung ohnehin geteilt ist. Ich denke, es wäre doch eine Verschwendung, wenn wir in zwanzig Jahren dann alle Psychotherapie von vollausgebildeten Psychiatern geleistet sähen, wo doch sicherlich nie genug Psychiater dasein werden, um auch nur ein Zehntel des akuten Bedarfs oder ein Tausendstel des subakuten Bedarfs zu befriedigen.

Nebenbei gesagt, finde ich, daß manche Mißerfolge, die bemerkt und der Psychoanalyse angekreidet werden, sich bei näherer Betrachtung als Mißerfolge von Leuten erweisen, die nicht psychoanalytisch ausgebildet sind, und aus meiner Sicht ist das ein gewaltiger Unterschied. Es ändert freilich nichts an der Tatsache, daß Mißerfolge in der Psychotherapie auch das Los des Analytikers sind, egal wie gut er ausgebildet sein mag.

In voller Übereinstimmung mit Ihnen befinde ich mich in bezug auf den Abschnitt, in dem Sie Ihre Abneigung gegen den Analytiker äußern, der sich mit den Umweltgegebenheiten nicht befassen mag. Ich selbst habe nie zu dieser Gattung gehört und kann diese Einstellung nicht verstehen, abgesehen davon, daß Konzentration auf einen Aspekt notwendig ist, solange die Psychoanalyse ihr Handwerk noch lernen muß. Zweifellos hatten Analytiker manchmal das Gefühl, mit der Behandlung des Patienten schon genug zu tun zu haben, und das genügt auch oft, wenn der Patient nicht von dem Typ ist wie in psychiatrischen Kliniken. In den letzten zehn Jahren ist unter Analytikern einiges an Arbeit darüber geleistet worden, wie die Umwelt in der aktuellen Analyse von Borderline-Fällen zunehmend wichtig wird, und es ist nur noch eine Frage der Zeit, bis sich die Psychoanalyse insgesamt mit dem ganzen Aspekt des Pflegeproblems befaßt und dies, ohne die Grundprinzipien der psychoanalytischen Technik fallenzulassen.

Was meine eigene Arbeit angeht, habe ich immer viel mit den Pflegevorkehrungen zu tun gehabt, und in der Kinder-Psychiatrie ließ sich das natürlich auch gar nicht vermeiden, denn bei der Arbeit mit Kindern befaßt man sich mit der Gesamtpopulation und daher mit dem potentiellen Krankenhausfall ebenso wie mit den Neurotikern und potentiellen Psychosomatikern. Genau wie andere Ärzte kann ich von mir sagen, daß ich ungefähr schon zwanzigtausend Fälle persönlich behandelt habe, und ich erwähne das nur, um zu zeigen, daß auf mich auch schon einiges zugekommen ist, was nichts damit zu tun hat, daß ich ein Analytiker bin. Noch wichtiger ist aber, daß ich bei der Analyse von Borderline-Fälle auch mein Scherflein zu der neuen Entwicklung habe beitragen können, durch welche die gesamte Pflege durch die Umwelt mit der analytischen Arbeit verflochten wird.

Ich würde gern ein wenig auch auf den zweiten Teil eingehen und fühle mich ein bißchen beschämt, meine Kritik auf diese Weise vorgebracht zu haben, in Form einer Frage, warum mein Name nicht erwähnt wird. Dennoch meine ich, daß die Arbeit von [Leo] Kanner zum großen Teil nur dank der Organisation wichtig geworden ist, die dort möglich war. Es fiele mir sehr schwer, auch nur einen Punkt zu nennen, in dem Kanner zu unserem Wissen um die emotionale Entwicklung des Kindes – und damit auch des Erwachsenen – etwas beigetragen hätte. Die wichtigste Arbeit in bezug auf die emotionale Entwicklung des Kindes wurde in unserem Lande geleistet und wird hier geleistet. Was jetzt in Amerika getan wird, ist weitgehend ein Ableger der Arbeiten, die sich um den Namen Anna Freud scharen, und nach meiner Ansicht finden die wichtigsten Entwicklungen in der Psychoanalyse statt, die die Physiologie und Anatomie der Psychiatrie, oder soll ich sagen, der Psychotherapie ist. Sehr beträchtliche Fortschritte in der Theorie wie in der Praxis wurden in London gemacht. Mildred Creak und [Kenneth] Cameron sind keine Analytiker, tragen aber auf ihre Weise auch etwas bei. Wegen Ihrer Verbindung mit Kanner ist klar, daß Sie seinen Namen erwähnen wollen, und es täte mir auch leid, wenn Sie ihn ausgelassen hätten, aber ich finde es doch merkwürdig, daß Sie mit Ihrem großen Wissen über die Psychiatrie in unserem Lande noch nichts von der guten Arbeit gehört haben sollten, die, wie ich nun wirklich behaupten möchte, aus diesem Land und aus keinem andern gekommen ist.

Einen Punkt würde ich auch gern noch hinzufügen. Was Betten für die Kinderpsychiatrie angeht, so habe ich nie geglaubt, daß diese in irgendeiner Art von Krankenhaus sein sollten. Sogar Cameron hat im Maudsley den Krankenhausbetrieb in Richtung auf die kleine Heimgruppe hin modifiziert. Es ist höchst unbefriedigend, kinderpsychiatrische Fälle in einer Anstalt unterzubringen. Hingegen machen wir alle sehr viel Gebrauch von kleinen Gruppierungen (die leider meistens nicht klein genug sind), wodurch die antisozialen und psychotischen Kinder in kleinen Familieneinheiten betreut werden können. Wir haben während des Krieges darüber einiges hinzugelernt, und ich habe am Ende des Krieges einen Aufsatz[2] geschrieben, in dem aufgezeigt wurde, inwiefern Heime für evakuierte Kinder äußerst wichtig für die Kinderpsychiater gewesen waren, die sie für die Versorgung und oft auch erfolgreiche Behandlung von vielerlei Typen psychotischer Fälle hatten benutzen können. Außerdem wird die große Mehrheit psychotischer Phasen während der Kindheit in der eigenen Familie des Kindes durchgestanden und sollte nicht auf irgendeine andere Weise behandelt werden.[3]

[1] In seiner Antwort auf Winnicotts Brief vom 10. Mai hatte Professor Henderson die der Laien-Analyse innewohnenden Probleme betont, darunter auch die Unmöglichkeit, wie er meinte, einer zuverlässigen Supervision.

[2] »Children's Hostels in War and Peace«; dt.: Kinderheime in Krieg und Frieden. In *Aggression*. Stuttgart: Klett-Cotta, 2. Aufl. 1992.

[3] Der Rest dieses Briefes fehlt.

43 An Anna Freud und Melanie Klein

3. Juni 1954

Liebe Miss Freud und Mrs. Klein,

dieser Brief knüpft an meine etwas unbeholfene Bemerkung auf der Sitzung am Montag an, als Sie, Mrs. Klein, und Dr. Payne auf Einladung an einer Beiratssitzung teilnahmen. Ich schreibe Ihnen, weil ich in der Frage, die ich aufgeworfen habe, stark engagiert bin. Ich möchte Ihre Aufmerksamkeit auf die Wirkung der offiziellen Gruppierung lenken. Ich mache mir Gedanken über die Gesundheit der Britischen Psychoanalytischen Gesellschaft und versuche in die Zukunft zu blicken.

Meine Ansicht ist, daß es nicht nur richtig ist, zu sagen, daß die A- und die B-Gruppierung vor 10 Jahren wichtig waren und daß die Einführung dieser Gruppierungen unsere Vereinigung vor einer Spaltung bewahrt hat, sondern ebenso richtig, zu sagen, daß zum jetzigen Zeitpunkt der Grund für diese Einteilung nicht mehr vorhanden ist, das heißt, es besteht keinerlei Gefahr mehr, daß Miss Freuds Anhängerschaft ausgestoßen wird. Ebensowenig ist wahrscheinlich, daß eine von beiden Gruppen austreten wird; die Psychoanalytische Gesellschaft hat sich wie jeder ähnliche Verband mit der Tatsache abgefunden, daß es wissenschaftliche Meinungsverschiedenheiten gibt, die sich mit der Zeit von selbst beilegen, wenn andere und neue Streitfragen auftauchen.

Eines möchte ich an dieser Stelle bemerken, nämlich daß in der Zusammensetzung zwischen den beiden Gruppierungen ein kleiner, aber interessanter Unterschied besteht. Im Falle von Mrs. Kleins Kollegen und Freunden verhält es sich so, ob nun zufällig oder nicht, daß die Zugehörigkeit zu der Gruppe von dem Umstand abhängt, daß man seine Analyse bei Mrs. Klein, bei einem Analysanden von Mrs. Klein oder beim Analysanden eines ihrer Analysanden gehabt hat. Die einzige mir bekannte Ausnahme ist Mrs. Riviere, und ich kenne keinen Analytiker, der seine Analyse in der Klein-Gruppe abgeschlossen hätte und dann nicht als Anhänger von Mrs. Klein in die Gruppe aufgenommen worden wäre. Bei Miss Freuds Anhängern handelt es sich mehr um die Gemeinsamkeit einer bestimmten Art von Bildung, und dies ergibt nun einmal eine weniger starre Abgrenzung. Man könnte sagen, die Anhänger von Mrs. Klein sind alles Kinder und Enkelkinder, während die Anhänger von Miss Freud eher Schulkameraden sind. Ich erwähne diesen Unterschied in der Zusammensetzung beider Gruppen, weil ich meine, daß er seine eigenen Komplikationen hervorruft und etwas zu dem falschen Bild beiträgt, das der Neuling von der Psychoanalyse bekommt, wenn er von den beiden Gruppen hört.

Die Vorstellung, daß es bei manchen Analytikern wahrscheinlicher ist, daß sie Mrs. Kleins Auffassungen richtig wiedergeben, während andere wahrscheinlich Miss Freuds Standpunkt vertreten, hat nichts Bedenkliches, und man kann nur hoffen, daß es so bleiben wird und daß andere Mitglieder der Society ebenfalls ihre Fürsprecher haben werden, die ihren individuellen Standpunkt gut kennen. Auch, daß es Überlappungen und keine starre Trennlinie zwischen denen geben wird, die die betreffende Analytikerin richtig interpretieren können, und denen, die dazu nicht qualifiziert sind. Ohne Zweifel wird auf einige Zeit hinaus in dieser Hinsicht niemand von ähnlicher Bedeutung sein wie Sie beide, und ich sehe keinen Grund, warum ein Abgehen von der Idee namentlich gekennzeichneter Gruppierungen, die offiziell anerkannt sind, an der Verfahrensweise etwas ändern sollte. Das Ausbildungsprogramm bliebe auf einige Jahre hinaus gleichgewichtig wie jetzt, und für die Zukunft Gesetze zu erlassen haben wir kein Recht. Nebenbei gesagt, wenn wir gegenwärtig starre Schemata aufzustellen versuchen, bringen wir damit Ikonoklasten oder Klaustrophobe hervor (vielleicht bin ich einer von ihnen), welche die Unaufrichtigkeit eines starren Systems in der Psychologie ebensowenig ertragen können wie in der Religion.

Beim Schreiben dieses Briefes denke ich an die Zukunft und an die Tatsache, daß jeder von uns sterben kann. Ich halte es für die Zukunft der Psychoanalytischen Gesellschaft für absolut unerläßlich, daß Sie beide von sich aus die Gruppierungen aufbrechen, soweit sie offiziell bestehen. Niemand außer Ihnen beiden kann sie aufbrechen, und Sie können es nur, solange Sie am Leben sind. Sollten Sie sterben, dann wird die jeweilige Gruppe, die in der Nomenklatur offiziell anerkannt ist, absolut starr werden, und es kann eine Generation oder länger dauern, bis die Society sich von dieser Katastrophe erholt, die zu einer Klüngelbildung nicht mehr nach wissenschaftlichen Gesichtspunkten, sondern nach Persönlichkeiten führen würde, oder, könnte ich sogar sagen, nach politischen Standpunkten, denn ursprünglich waren die Gruppierungen zwar zu rechtfertigende, aber doch abwehrende Konstruktionen.

Ich habe keinen Grund anzunehmen, daß ich länger leben werde als Sie, aber die Aussicht, mich mit den starren Gruppierungen auseinandersetzen zu müssen, die nach dem Tod der einen oder anderen von Ihnen automatisch entstehen würden, finde ich niederschmetternd.

Die Sache ist so wichtig, daß ich hoffe, auch wenn an meiner Art etwas sein mag, das Sie ärgert, Sie werden sich dadurch von einer objektiven Betrachtung der gesamten Situation nicht abhalten lassen. Ich gebe mir alle Mühe, die

Sache nicht durch meine eigenen Schrullen noch komplizierter zu machen, doch wenn es mir nicht gelungen sein sollte, dann darf ich Sie doch bitten, die Sache selbst zu bedenken und zu sehen, daß die Society, so wie sie jetzt ist, nur als die Basis für eine sich fortentwickelnde wissenschaftliche Gesellschaft einen Sinn hat, die auch weiterhin der Sache der Wissenschaft und der Erforschung der menschlichen Natur dient. Ich weiß, daß ich eine Platitüde ausspreche, wenn ich dies sage; darüber sind wir uns alle einig. Dennoch kommt es mir so vor, als ob die Frage, die ich aufgeworfen habe, vielleicht noch nicht zur Genüge verstanden worden ist.

In meiner Eigenschaft als Ausbildungssekretär während der letzten drei Jahre kann ich sagen, daß meine Aufgabe leichter gewesen wäre, hätte es die offiziell anerkannten Gruppierungen nicht gegeben, und soweit ich sehe, hätte dies überhaupt keinen Unterschied bei der Plazierung der Kandidaten ausgemacht, die ja meistens eine Präferenz für eine enge Verbindung mit der einen oder anderen von Ihnen äußern (d.h. wenn sie etwas davon wissen), und sie nicht unterstützt, sondern verwirrt haben, wenn sie hören, daß eine offizielle Bestätigung für etwas nötig sein soll, was doch Meinungsverschiedenheiten wissenschaftlicher Art sind und nicht politische Organisationen, die vor 10 Jahren vertretbar waren, es heute aber nicht mehr sind.

Ich richte diesen Brief an Sie beide und schicke eine Kopie an Dr. Sylvia Payne. Daneben weiß niemand etwas von diesem Brief, und ich glaube, dies ist von größter Wichtigkeit, denn sollten Sie sich entschließen, von dem Ideal eines offiziellen Status der beiden Gruppen Abstand zu nehmen, dann sollte die Idee von Ihnen selbst kommen.[1]

Mit freundlichen Grüßen
D. W. Winnicott

[1] Sowohl Melanie Klein als auch Anna Freud lehnten Winnicotts Vorschlag ab. Sie hielten die Gruppeneinteilung im Britischen Psychoanalytischen Institut im Interesse der Ausbildungsbedingungen für weiterhin notwendig.

44 An Michael Fordham

11. Juni 1954

Lieber Fordham,

es war sehr nett von Ihnen, mir so ausführlich zu schreiben.[1] Ich bewundere immer Menschen wie Sie, die die Aufsätze anderer anscheinend tatsächlich lesen; wenn ich etwas lesen sollte, das ganz nahe bei meinem eigenen Thema liegt, schiebe ich es oft wegen der kleinen Verbiegung bei der Entwicklung eigener Gedanken auf. Wenn ich etwas aber erst einmal veröffentlicht habe, dann lese ich gern anderes drum herum. Das ist eine ziemlich schlechte Taktik, aber ich muß mich dazu bekennen.

Ich habe nur eines zu bemerken, und zwar zu Ihrem Eindruck, daß ich in dem Aufsatz im B.J.M.P.[2] etwas gesagt habe, was religiöse Menschen verletzen könnte. Wenn Sie es sich nochmal genau ansehen, werden Sie Ihre Bedenken glaube ich nicht erhärten können. Man muß religiöse Überzeugungen und ihren Platz in der Psychologie doch betrachten können, ohne gleich für einen Feind von irgend jemandes persönlicher Religion gehalten zu werden. Ich habe schon andere getroffen, die dachten, daß ich in manchen meiner Schriften antireligiös sei, aber immer stellte sich dann heraus, daß sie sich nur darüber ärgerten, daß ich meinerseits nicht auf ihre besondere Art religiös war.

Lassen Sie es mich wissen, wenn Sie wirklich felsenfest überzeugt sind, daß ich mich irre.

Ihr
D. W. Winnicott

[1] Fordham, ein führender Jungianer, hatte Winnicott zu seinem Aufsatz über die depressive Position geschrieben. Er fand vielerlei Parallelen zwischen Winnicotts Gedanken und denen Jungs, kritisierte aber die Auffassung, die er zu erkennen glaubte, daß Kunst und Religion nur »Freizeitvergnügen« seien.

[2] *British Journal of Medical Psychology.*

45 An Harry Guntrip

20. Juli 1954

Lieber Mr. Guntrip,

Sie werden es kaum glauben, aber erst jetzt bin ich dazu gekommen, den Brief zu lesen, den Sie mir freundlicherweise geschrieben haben, nachdem Sie meinen Aufsatz über die Regression[1] gelesen hatten. Ich finde Ihre Gedanken dazu überaus interessant und versuche auch etwas davon zu profitieren, wie Sie neue Gedanken mit dem Werk von Fairbairn verbinden wollen.

Nur eines haben Sie anscheinend von Fairbairn übernommen, das ich unnötig finde, nämlich die Tendenz, sein Werk als zu dem Freuds im Gegensatz zu sehen. Wie Sie sich erinnern, legt er es in seinem Buch sehr entschieden darauf an, Freuds Theorien zu ersetzen, und verdirbt meiner Meinung nach dadurch ganz unnötigerweise sein im übrigen sehr gutes Buch. Meiner Ansicht nach sind alle möglicherweise originellen Theorien von mir nur als Zuwachs zur gewöhnlichen Freudschen psychoanalytischen Theorie von Wert. Mein Aufsatz über die Regression hätte keinen Sinn, wenn es nicht in den von Freud vorbereiteten Boden gepflanzt worden wäre. In allen Aufsätzen, die ich geschrieben habe, setze ich einfach voraus, daß die Leute ihren Freud kennen und mit der Entwicklung der Theorie vertraut sind, die ja irgendwo einmal begonnen werden mußte. Freud hätte leicht durch Intuition gleich zu fundamentalen Wahrheiten durchstoßen können, aber das war nicht seine Absicht. Er wollte jederlei verlockende Eingebungen beiseite lassen (die dann jedoch in den Fußnoten und den verstreuten Bemerkungen hier und da auftauchten) und eine neue Wissenschaft begründen, obwohl das hieß, sich auf das Stück Arbeit zu konzentrieren, das er zu der Zeit vor der Nase hatte.

Ich wüßte sehr gern, ob Sie nicht auch so über Freuds Werk denken, dem wir doch alles verdanken, wenn wir Psychotherapie betreiben. Ich meine auch, daß Fairbairn all dem eigentlich zustimmen müßte, nur hat er sich nun mal entschlossen, Freud vom Sockel zu stürzen und etwas an seine Stelle zu setzen.

Von dieser Einzelheit abgesehen, habe ich mich über Ihren Brief sehr gefreut, weil ich finde, daß Sie die Art Dinge, die ich zu sagen versuche, wirklich verstehen. Ich wäre sehr froh über eine Gelegenheit, den Fallbericht zu lesen, den Sie geschrieben haben. Ich hoffe, daß mein Regressions-Artikel demnächst im International Journal of Psycho-Analysis veröffentlicht wird.

Mit freundlichen Grüßen
D. W. Winnicott, F.R.C.P.

[1] Winnicott hatte Guntrip diesen Aufsatz auf Wunsch von W.R.D. Fairbairn geschickt, eines schottischen Analytikers, bei dem Guntrip in Behandlung gewesen war. Fairbairn gehörte der Mittelgruppe an und hatte eine betont selbständige Theorie der emotionalen Entwicklung aufgestellt.

46 An die Redaktion der *Times*

21. Juli 1954

Sir,

Privat finanziertes Fernsehen

da das privat finanzierte Fernsehen allmählich auf uns zukommt, habe ich ein akutes Bedürfnis, den eigenen Standpunkt dazu einmal schriftlich an öffentlicher Stelle vertreten zu sehen. Es ist dies der Standpunkt eines normalen, denkenden und fühlenden Engländers, der im eigenen Lande lebt und mit einem Sinn für Werte gesegnet oder gestraft ist.

Wir brauchen nicht nach den USA zu gehen. Es genügt, daß wir Radio Luxemburg einschalten, um zu hören, was private Finanzierung bedeutet. Für Leute, die eingeredet bekommen wollen, daß sie ihre Weißwäsche noch weißer waschen oder ihre Nieren noch besser durchspülen müssen (wozu man dies oder das nehmen muß), ist dieser Kulturträger wie geschaffen. Ich meinerseits, weil ich gegen Propaganda jeder Art allergisch bin, weiß, daß mein Haß auf die Politiker immer stärker werden wird, wenn ich allmählich eine neue Generation heranwachsen sehe, die das Recht der Werbung, überall einzudringen, schon für selbstverständlich hält.

Ein Public-Relations-Mann vom Dachverband für Fernsehwerbung wird sicher auf diesen Brief antworten und mir sehr höflich erklären, wie unrecht ich habe, möglichst mit statistischen Belegen. Ich bin jedoch unbelehrbar, als erwachsener Mensch, der seine Meinung äußert, und ich bin nun mal nicht für Verführung. Zusammen mit Tausenden von anderen sehe ich dem, was da auf uns zukommt, mit bedingungslosem Abscheu entgegen und werde dies den Politikern, die dafür verantwortlich sind, niemals verzeihen.

Natürlich wird alles ganz reizend gemacht werden. Kostbarkeiten der Musik, des Theaters und der Kunst wird man uns darreichen, aber die Hauptsache wird Zahnpasta sein – nicht die beste Zahnpasta, sondern diejenige, die gerade mit dem größten Nachdruck auf den Markt geworfen wird.

Ihr etc.
D. W. Winnicott

47 An Harry Guntrip

13. August 1954

Lieber Dr. Guntrip,

ich bin Ihnen dankbar, daß Sie mich Ihren Aufsatz »Analysis Blocked ... etc.« lesen ließen. Es steht vieles darin, was mir gefällt. Ich bin sicher, daß man bei der Analyse dieser Patientin von Ihnen etwas tun mußte, zusätzlich zum richtigen Deuten zum richtigen Zeitpunkt. Es gibt wohl Borderline-Fälle, vielleicht sogar die meisten, bei denen es möglich ist, durch angemessene Deutungen andere Maßnahmen zu vermeiden, aber trotzdem gibt es sicherlich auch viele Fälle, bei denen eine Maßnahme, wie Sie sie beschreiben, notwendig ist. Bei den schwereren Fällen wird dies wahrscheinlich über eine bestimmte Phase hin die Hauptsache. Manche Leute meinen, die Analyse sei aufgegeben worden, wenn der Analytiker so handelt, aber ich bin mir sicher, daß diese Leute mit Analysen scheitern, die hätten gelingen können. Ich würde sehr gern irgendwann mal mit Ihnen über diese Sache mit der Introjektion des bösen Objekts reden. Ich finde, Ihre Sichtweise ist sehr stark von Fairbairn beeinflußt, was auch verständlich ist, aber bitte, überlegen Sie sich doch mal, welches Ihre Beziehung zur Psychoanalyse allgemein ist, damit Sie Ihre eigene Beziehung zu ihr finden können und nicht nur die von Fairbairn. Genau wie Fairbairn sein Werk hinstellt, wie ich in meinem letzten Brief schon schrieb, daß es so aussehen muß, als würde er die ganze Zeit Freud ersetzen, so redet er vermutlich auch so, als wollte er Melanie Klein ersetzen. Diese Sache mit der Introjektion des bösen Objekts ist zum Beispiel in Melanie Kleins Werk ganz klar. Die böse Situation, das Objekt oder die Beziehung wird zwecks Kontrolle nach innen genommen. Dies ist ein Beispiel für die magische Introjektion, und manchmal übernehmen introjizierte böse Situationen für kurze Zeit die Kontrolle oder werden rückprojiziert, mit der Folge, daß der Patient eine bestimmte Art von Wahnvorstellungen hat, aber ebenso besteht auch die gesunde Fähigkeit zur Introjektion guter Objekte, Beziehungen und Situationen.

Es scheint mir unmöglich, von der Erkenntnis der Introjektion von bösen Objekten mit einem Sprung zu der Idee überzugehen, daß die Introjektion ursprünglich dem bösen und nicht dem guten Objekt gilt. Auf jeden Fall übergeht dieses Theorem die wichtigere Frage, ob verinnerlichte Objekte nicht auch auf weniger magischem Wege entstehen können; ich meine die gewöhnliche Einverleibung, die mit dem oralen Erleben verbunden ist, wo das Einverleiben nur die imaginative Ausgestaltung einer Körperfunktion ist. Nach Melanie Klein werden die Grundlagen der inneren Welt durch das orale Erleben aufgebaut, obwohl natürlich in diesem Falle die daraus resultierenden inneren Objekte nicht mehr kenntlich sind, weil sie ja wirklich aufgegessen worden sind. Die innere Welt wächst an diesen Erlebnissen, so wie der Körper an der aufgenommenen Nahrung wächst.

Vielleicht können Sie daraus ersehen, warum ich meine, daß Fairbairn sich schon wieder die eigene gute Arbeit dadurch verdirbt, daß er es darauf anlegt, mit Melanie Klein über eine unwichtige Sache zu streiten. Es ist schon bemerkenswert, daß Fairbairn überhaupt imstande war, einen so positiven Beitrag zu leisten, obwohl er in Edinburgh mit anderen Analytikern wenig Kontakt hat. Der größte Nachteil dabei ist, meinem Eindruck nach, daß er wegen dieser Kontaktlosigkeit nicht sehen kann, welche Rolle er in der Entwicklung der Theorie spielt, einem ständigen Prozeß in der Psychoanalytischen Gesellschaft, der sich erst mit zehn Jahren Verspätung in der Literatur niederschlägt.

Für den Fall, daß Sie es lesen möchten, lege ich einen Artikel von mir bei, der mir etwas über die Trennung des Kopfs vom Körper bei Ihrer Patientin zu besagen scheint. Mir ist auch schon einiges davon begegnet, besonders in einem Fall, und ich habe gefunden, daß das Entscheidende nicht die Trennung von Kopf und Körper ist, sondern die Trennung des Geistes vom Psyche-Soma. Vielleicht können Sie das aus dem Aufsatz, den ich Ihnen leihe, entnehmen, doch dies ist eine Sache, die noch einmal deutlicher zusammengeschrieben werden müßte.

Was die Zukunft Ihrer Patientin angeht, so glaube ich, daß Sie gewiß auf dem richtigen Wege sind, daß Ihnen aber noch Schwierigkeiten bevorstehen. Zum Beispiel haben Sie der Patientin bei ihrer Regression in die Abhängigkeit folgen und die Stelle einer frühen Mutterfigur einnehmen können, das heißt, einer Mutter vor der objektiv wahrgenommenen Mutter der Patientin. Ich würde meinen, daß hier ein sehr starker Haß gegen Sie entstehen kann, wegen der Position, die Sie innehaben, wenn die Patientin aus der Regression wieder hervorkommt und sich daher der Abhängigkeit bewußt wird. Wenn man darauf nicht gefaßt ist, kann man bestürzt sein bei dem mächtigen Haß, der innerhalb der Liebesbeziehung in diesen regredierten Zuständen zum Vorschein kommt.

Sicherlich wäre hier noch vieles zu diskutieren, was mit unseren beiden Aufsätzen zu tun hat. Ich hoffe, Sie nehmen mir nicht übel, was ich hier noch einmal zu Fairbairns Einstellung gesagt habe, denn Sie haben offenbar vieles Sinnvolle von Fairbairn angenommen, und es gibt keinen Grund, warum Sie auch seine etwas eigenartige Ansicht über das Verhältnis seines Werks zu denen von Freud und Klein übernehmen müßten.

Alles Gute und vielen Dank,

mit freundlichen Grüßen
D. W. Winnicott

48 An Roger Money-Kyrle

23. September 1954

Mein lieber Money-Kyrle,

ich habe gemerkt, wie ich ärgerlich wurde, als ich gestern abend mit Ihnen redete, und möchte es dabei nicht sein Bewenden haben lassen, weil ich großen Respekt und nicht wenig Sympathie für Sie empfinde.

Ich glaube, was mich so ärgerte, war eine Spur von Parteilinie, die ich aus dem, was Sie sagten, heraushörte, etwas, wogegen ich allergisch bin. Ihre eigene Meinung hatte ich hören wollen. Da der Vater des Kindes bei Ihnen in Analyse ist, fand ich es gut, Sie zu fragen, ob Sie bei der Auswahl des Analytikers beteiligt sein wollen oder nicht. Wenn nicht, dann werde ich tun, was ich im Lauf der letzten zwanzig Jahre meistens getan habe, nämlich mich auf mein eigenes Urteil verlassen. Mein Urteil beruht nicht auf dem, was Leute in Aufsätzen schreiben, sondern auf meiner Erfahrung aus vielen überwiesenen und behandelten Fällen. Wenn jemand wie Marion Milner – und ich selbst übrigens auch – Aufsätze schreiben, dann schreiben wir sie nicht, um jedesmal neu zu beweisen, daß wir Mrs. Kleins theoretische Arbeiten begriffen haben, sondern wir schreiben sie, weil uns ein neuer Gedanke gekommen ist, der geäußert sein will.

Ich denke, wir sollten uns bald einmal zusammensetzen und über diese Dinge reden, denn wenn Sie denken, daß jemand wie Dr. Segal, die mit Kinderanalysen gerade erst anfängt, die gleiche Hausnummer hat wie Marion Milner mit ihrer großen Erfahrung, dann gehen unsere Ansichten ganz grundsätzlich auseinander, und es wäre interessant, diese Meinungsverschiedenheiten zu besprechen.

Im Moment geht es nur um etwas viel Einfacheres. Ich möchte dieses Kind zu einem Analytiker schicken, von dem ich weiß, daß er der Sache gewachsen ist, und der auch für Sie akzeptabel ist. Ich habe Sie gefragt, ob es Marion Milner sein kann, und warte auf Ihre Antwort. Ich nehme es Ihnen nicht übel, wenn Sie sagen, Sie wollen sie nicht als Analytikerin für dieses Kind. Eine Begründung ist gar nicht nötig. Nebenbei gesagt, ich hatte zuerst Dr. Munro gefragt, aber sie hat leider kein Zimmer, wo sie eine Kinderanalyse machen könnte.

Mit guten Wünschen,
Ihr
D. W. Winnicott

49 An D. Chaplin

18. Oktober 1954

Liebe Miss Chaplin,

das Problem, das Sie aufwerfen[1], ist sehr interessant, und ich weiß, daß wir es oft im Hinterkopf gehabt haben, wenn wir allgemein oder speziell über Fälle sprachen. Ich denke, es gibt eine Antwort auf Ihre Frage, die weder an Ihrer noch an meiner Sicht etwas ändert, aber dies wäre zu diskutieren, und es ist gut möglich, daß ich das Wort psychotisch in unvertretbarer Weise gebrauche. Ich behalte dies ständig im Auge.

Bevor ich auf das Hauptproblem eingehe, möchte ich sagen, was ich mit psychotisch meine. Ich meine damit, daß die neurotischen Abwehrmechanismen des Kindes entweder unzureichend sind oder daß das Kind niemals ein Stadium der emotionalen Entwicklung erreicht hat, in dem die neurotischen Abwehrmechanismen hätten wirksam werden können. Das heißt, das Kind ist gefährdet gewesen durch Zustände wie Desintegration, fehlenden Realitätskontakt oder Entpersönlichung. Entweder hat man Zusammenbrüche von der mit diesen Wörtern bezeichneten Art, oder man hat eine Abwehrorganisation, etwa stark organisierte Zurückgezogenheit, wofür die Energie nicht einfach aus der gewöhnlichen neurotischen Angst gekommen sein kann. Jedenfalls wird das wahre Selbst versteckt und kommt nur unter ganz besonderen Bedingungen, wenn überhaupt, zum Vorschein. Bei dieser Abwehr verwandelt der Patient sich selbst in eine psychiatrische Anstalt, und das wahre Selbst ist darin ein irgendwo in einer Gummizelle unter Verschluß gehaltener Patient.

Was nun die Hauptsache angeht, so meine ich, wenn Sie sagen, die Psychotiker seien testbar, daß Sie von den Erwachsenen reden und von denjenigen psychotischen Kindern, die oft auf eine erratische Weise ganz brillant sind. Es ist jedoch zu bedenken, daß man die gesamte Population der Anstaltsinsassen berücksichtigen muß, wenn man das, was man über Erwachsene weiß, auf Kinder beziehen will. Wenn Sie in eine Anstalt gingen und anfangen würden, einen stark in sich zurückgezogenen, desintegrierten oder entpersönlichten Patienten dort zu testen, hätten Sie kein Glück. Ist das nicht richtig? Wenn es Ihnen glücklicherweise gelänge, einen Kontakt herzustellen, bekämen Sie vielleicht sehr gute Testergebnisse, aber Sie könnten keinen Test in dem Zustand machen, in dem sich die Patienten über lange Perioden hin befinden. Meiner Ansicht nach treten genau dieselben Zustände oft auch in der Kindheit auf, und die Kinder sind in einem solchen Zustand sehr schwer zu testen. Dennoch besteht in der Kindheit immer noch eher die Möglichkeit, Bedingungen zu schaffen, unter denen das Selbst für eine Weile aus der Gummizelle herausgelassen werden kann. Meiner Erfahrung nach schneiden diese psychotischen Kinder, von denen ich rede, sehr schlecht ab, wenn sie von der falschen Sorte Schulpsychologen getestet werden; eigentlich stehen sie dann immer als hoffnungslos schwachsinnig da.

Dieses Mädchen H war offenbar bis zu einem bestimmten Datum ein intelligentes Kind, und dann wurde sie zu einem schwachsinnigen Kind. Man könnte denken, sie müßte Enzephalitis oder einen Gehirntumor haben, aber dafür gab es keinerlei Anzeichen, und tatsächlich ist aus der Behandlung, die J ihr zweimal wöchentlich geben konnte, ein gegenüber dem Schwachsinn vor ein oder zwei Jahren völlig verändertes Kind hervorgegangen.

Ich hoffte sehr, daß Sie diesen Fall, nachdem Sie H getestet haben, für eine Diskussion ebendieses Problems heranziehen werden. Ich will versuchen, diese Diskussion zu organisieren, und werde Sie bitten, zu einer kleinen Gruppe in meinem Haus zu kommen, wahrscheinlich am vierten Dienstagabend im November, und ich werde J bitten, ebenfalls zu kommen. Ich freue mich darauf.

Alles Gute,
Ihr
D. W. Winnicott

[1] Das Problem war, ob psychotische Kinder mit der Zeit für Tests zugänglicher werden oder ob sie vielmehr zu manchen Zeiten testbar sind und zu anderen nicht.

50 An die Redaktion der *Times*

1. November 1954

Sir,

in der Presse ist ein Bericht über die Kritik eines Richters an einer Erziehungsanstalt erschienen, und wenn dieser Bericht zutrifft, fordert er zur Stellungnahme heraus. Die Betreuung antisozialer Kinder ist so schwierig, daß man von denen, die sich dieser Aufgabe widmen, nicht erwarten kann, daß sie ihr Bestes tun, wenn die Art ihrer Tätigkeit von der Öffentlichkeit und von den Jugendrichtern nicht verstanden wird.

Es scheint, daß Mr. H.R. Dunnico sich über Pin-up-Bilder an den Wänden im Schlafsaal entrüstet und daß er eine Atmosphäre zu finden hoffte, in der Kinder die Hacken zusammenschlagen und Haltung annehmen. Natürlich kann es sein, daß die Schule, um die es hier geht, schlecht ist, aber die in dem Bericht über Mr. Dunnicos Äußerungen erwähnten Einzelheiten geben darauf keinen Hinweis. Kann es wohl sein, daß der Herr Richter nicht verstanden hat, welches die Aufgabe einer solchen Erziehungsanstalt ist?

Das Problem läßt sich klären, wenn man es folgendermaßen untergliedert. Erstens, es geht um jederlei Maßnahmen zur Prävention von Straftaten, zum Beispiel Schaffung erträglicher Wohnbedingungen, Vollbeschäftigung etc., außerdem um Erziehung. Zweitens, eine große Zahl Kinder mit antisozialen Tendenzen kommt nicht vor Gericht, weil ihnen von ihren Familien und von den mancherlei Betreuungseinrichtungen auf die eine oder andere Weise über eine schwierige Periode hinweggeholfen wird. Drittens, es gibt Kinder, deren antisoziales Verhalten von ihrer Umwelt nicht aufgefangen werden kann, so daß die Gerichte im Interesse der Öffentlichkeit eingreifen müssen. Im Hinblick auf diese Kinder, die sich der öffentlichen Mißbilligung gegenübersehen, ist die erste Pflicht des Richters natürlich die, die Reaktion der Öffentlichkeit zum Ausdruck zu bringen, damit sich die Öffentlichkeit auf lange Sicht dann gerächt fühlen kann. Allgemein wird jedoch anerkannt, daß bei Vergeltung allein nichts Gutes herauskommen kann, und die zweite Pflicht des Richters ist es daher, Wege zu finden, wie mit dem Kind fertigzuwerden ist, ohne daß es der rohen Gewalt des öffentlichen Zorns preisgegeben wird. Die Öffentlichkeit erwartet dies von ihm und hofft sogar, daß der Rechtsbrecher als ein Mensch behandelt wird, der ein Problem hat und leidet.

Diejenigen, die antisoziale Jungen und Mädchen betreuen, können nichts Gutes erreichen, wenn ihr Motiv das öffentliche Interesse an Rache ist oder, wie Mr. Dunnico es nennt, »die Idee, Disziplin, Respekt und soziales Gewissen einzupflanzen«. Inzwischen sollte bekannt sein, daß sich diese drei Dinge nicht einpflanzen lassen. Die Mitarbeiter solcher Schulen wissen, daß sie zwar bei einer gewissen Anzahl der ihnen anvertrauten Fälle scheitern müssen, daß sie jedoch bei anderen Erfolg haben können, sofern sie diese als Menschen mit einer aufschlußreichen Vorgeschichte und mit gegenwärtigen Bedürfnissen ansehen, die im Grunde die gleichen sind wie bei normalen Jungen und Mädchen, die das Glück haben, nicht durch Umweltversagen in antisoziales Verhalten hineingestoßen zu werden. Es ist zu bemerken, daß Mr. Dunnico, dem Bericht zufolge, überhaupt nicht darauf eingeht, wieweit es dieser besonderen Erziehungsanstalt gelingt, mit der Betreuung dieser sehr schwierigen Kinder fertigzuwerden und aus ihrer Gesamtzahl einen gewissen Teil zu richtigen Menschen zu machen, die in der Welt ihren Platz finden können. Augenscheinlich kümmern ihn solche Dinge nicht. Nur der Rachewunsch der öffentlichen Meinung scheint ihn den Presseberichten nach zu interessieren. Weiß er denn nicht, daß Menschen außer dem Wunsch nach Rache auch den Wunsch haben, daß den Jungen und Mädchen im einzelnen, die in Schwierigkeiten geraten sind, geholfen wird? Die Möglichkeiten, manchen dieser unglücklichen Kinder zu helfen, werden immer besser, aber diejenigen, die diese schwierige Arbeit leisten, können ihre Sache nur gut machen, wenn man ihnen zutraut, daß sie ihre eigenen Mittel und Wege finden, um in jedem Einzelfall zum Kern der Sache zu kommen.

Ihr etc.
D. W. Winnicott

51 An Roger Money-Kyrle

10. Februar 1955

Lieber Money-Kyrle,

es gibt mehrere Gründe, warum ich mich gern mit Ihnen und einigen oder allen, die ich erwähnt habe, treffen würde. Grob gesagt die folgenden:

1. Wenn wir uns persönlich treffen, fällt es uns nicht schwer, einer dem andern zu trauen, und wenn dann unsere Meinungen doch in ein oder zwei Fragen auseinandergehen, macht es nichts. Wenn wir aber nie zusammen-

kommen, gewinnen die Meinungsverschiedenheiten ein unverhältnismäßig hohes Gewicht. Auch nur zusammenzukommen und über das Wetter oder irgendwas zu reden ist schon eine gute Sache. Wir werden uns aber nie treffen, wenn wir kein Treffen organisieren.

2. Der Staub, den die Diskussion über K aufgewirbelt hat, sollte aus dem Weg geräumt werden, denn die Probleme, über die ich gern sprechen würde, haben mit K nichts zu tun, sondern sind schon einige Jahre älter. Es ist nötig, dies zu sagen.

3. Das Problem der Gruppen in der Society ist sehr interessant und kann konstruktiv diskutiert werden. Es ist jedoch ein Problem, das man nicht auf sich beruhen lassen darf. Wenn Gruppen sich bilden, müssen sie bereit sein, ihre Ziele klar anzugeben und auch darüber zu diskutieren, welche Folgen die Existenz der Gruppen für die Vereinigung hat. Wir dürfen doch wohl annehmen, daß jeder von uns sich in der Hauptsache mit der Society und nicht mit einer der Gruppen identifiziert. Ohne diese Vereinigung hätten die Gruppen keine Bedeutung und keinen Einfluß. Als Mitglieder sind wir daher daran interessiert, welche Wirkung von den Gruppen ausgeht. Ich hätte gern Gelegenheit, den einfachen Gedanken zur Diskussion zu stellen, daß eine Gruppe in einer Vereinigung auflösend wirken kann. Das ließe sich in etwa drei Minuten ausführen.

4. Ein anderer Punkt betrifft mein Interesse an dem Werk von Melanie Klein. Ich hätte gern weitere drei Minuten, um die einfache Ansicht zur Diskussion zu stellen, daß die Anerkennung von Mrs. Kleins Werk durch die Propaganda zu seinen Gunsten stark behindert wird und daß ich über manche Anzeichen der Entwicklung auf der propagandistischen Seite persönlich beunruhigt bin. Es erscheint mir ziemlich seltsam, wie die Reklame für Melanie Kleins Ansichten nach und nach von einer Gruppe von Analytikern in die Hand genommen wird. Dies ist eine Behauptung, die zu diskutieren und vielleicht zu entkräften wäre. Auch hier würde ich sagen, daß sie auf keinen Fall in der Schwebe gelassen werden darf.

Von mir aus gesehen, wäre dies eine Sitzung, über die ich nicht sprechen würde, und ich würde dies auch klarstellen, damit jede Äußerung von Ansichten und Gefühlen in der Gesprächssituation unter Verschluß bliebe.

Ihr

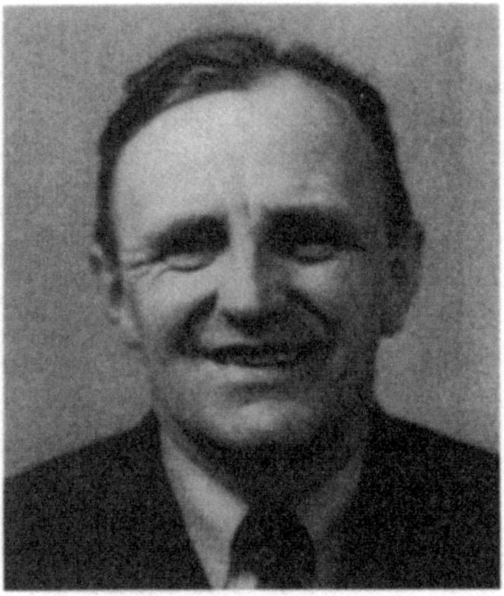

Winnicott um 1935

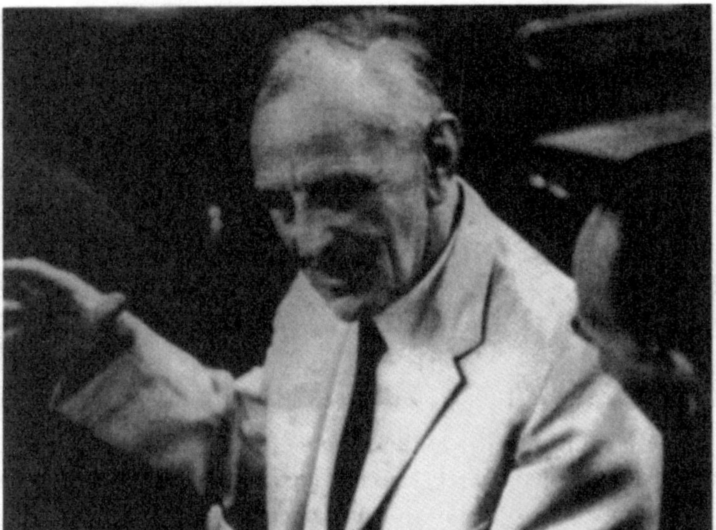

Bei einer Tagung 1963

Mit Anna Freud beim Bankett zum Abschluß des Erscheinens der Gesamtausgabe von Freuds Werken, 1966

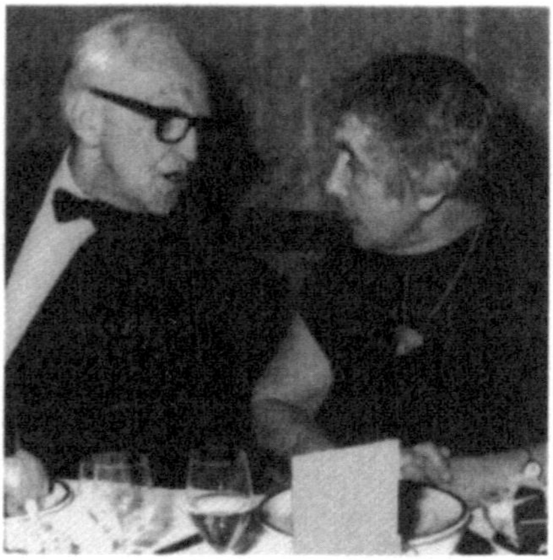

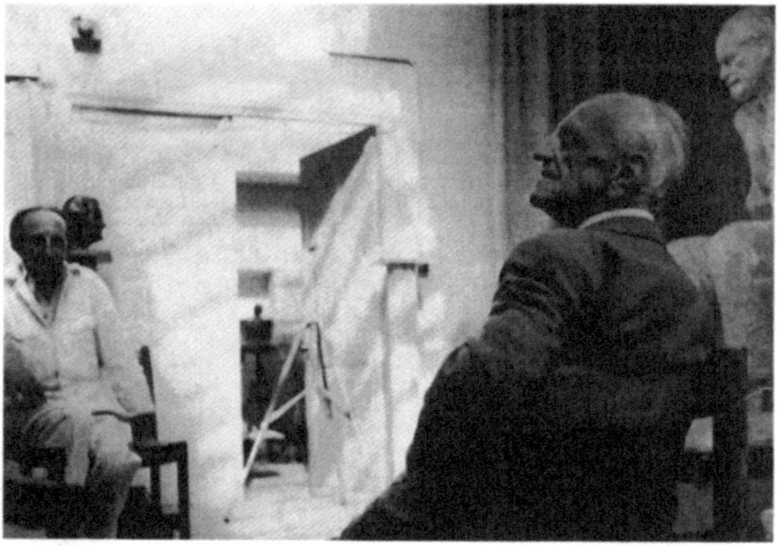

In Oscar Nemons Atelier im Buckingham-Palast. Winnicott initiierte einen Fonds, mit dem Zweck, Nemons Freud-Statue (obere rechte Ecke) in Bronze gießen zu lassen und in London aufzustellen. Die Statue steht heute in Swiss Cottage. Winnicott schaute gern an Samstagvormittagen in Nemons Atelier herein und machte dort selbst Formen aus Gips. Nemons Büste von Winnicott steht in den Büroräumen der Britischen Psychoanalytischen Gesellschaft.

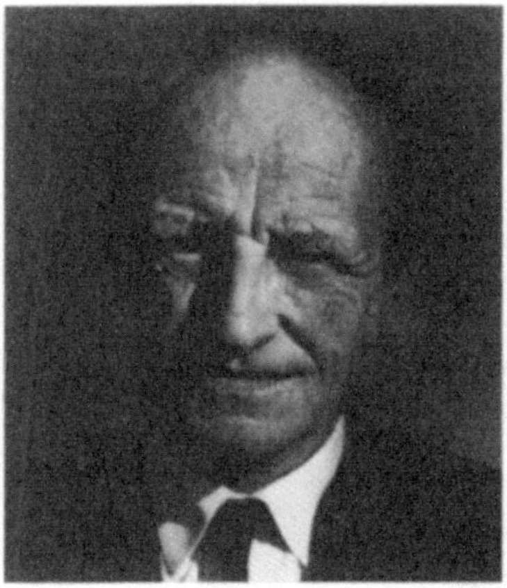

Ein Porträt von Lotte Meitner-Graf, zusammen mit Winnicotts Nachruf im *British Journal of Medical Psychology* im Jahre 1971 erschienen

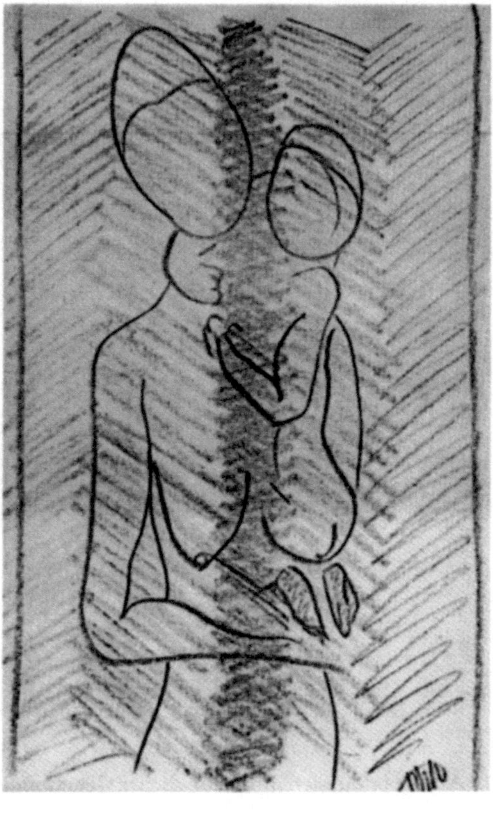

Winnicott zeichnete gern Skizzen und verstand eine Stimmung, eine Gruppe von Formen oder eine Beziehung mit wenigen Strichen einzufangen

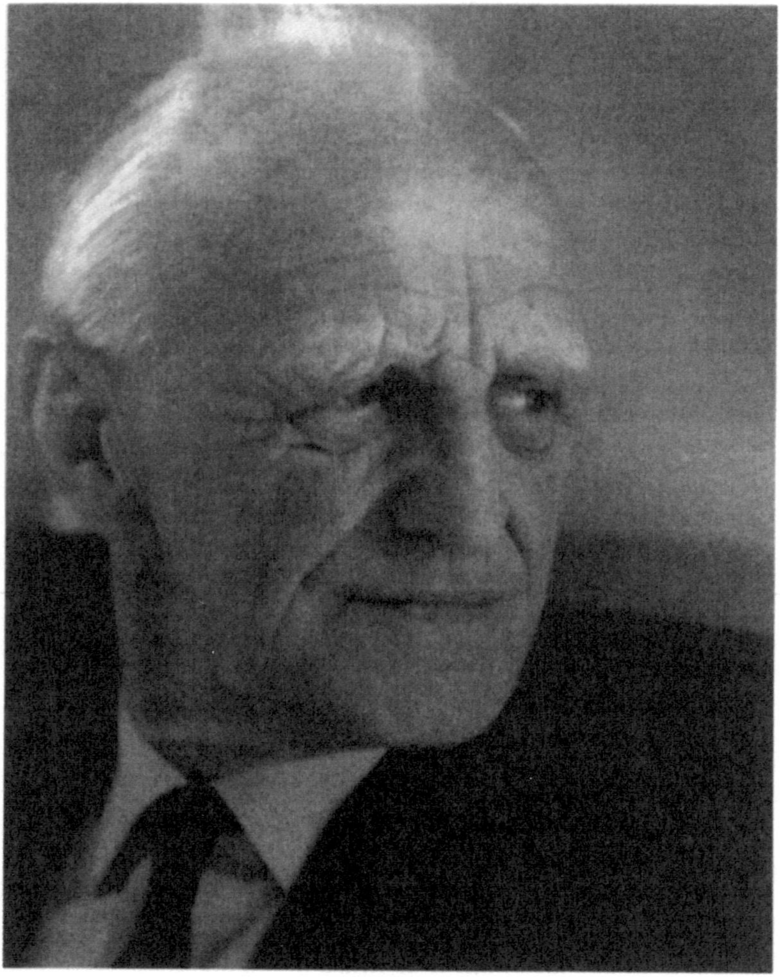

Winnicott 1970

Alle Abbildungen mit freundlicher Genehmigung des Winnicott Trust.

52 An Roger Money-Kyrle

17. März 1955

Lieber Money-Kyrle,

dieser Brief ist nur eine kleine Anmerkung zu dem, was Sie gestern abend draußen vor der Klinik sagten. Ich freue mich auf Ihren Aufsatz, in den Sie den Gedanken aufnehmen wollen, daß der Säugling die Welt erschafft. Ich schreibe Ihnen nur, um Sie zu bitten, meine Sicht zu bedenken, nämlich daß es während der letzten zehn Jahre sehr schwierig gewesen ist, den Klein-Anhängern diesen Gedanken nahezubringen. Wenn man davon sprach, hieß es gleich, man würde das ganze Konzept der depressiven Position über Bord werfen. Nun scheint er auf einmal unentbehrlich zu sein, und ich denke, nun wird es für die Mitglieder der Klein-Gruppe vielleicht auch möglich, eine Analyse von Künstlern und von künstlerischen Produktionen bei gewöhnlichen Patienten vorzunehmen.

Meiner Ansicht nach ist das Buch von Adrian Stokes[1] ein trauriges Beispiel dafür, wie ein Künstler sich bemüht, die künstlerische Produktion in das Introjektions/Projektions-System und in das Konzept der depressiven Position zu zwängen, aber das Wichtigste, was dabei deutlich wird, ist sein Versagen, denn als schöpferischer Mensch kann er das nicht zulassen.

Alles Gute,
Ihr
D. W. Winnicott

[1] *Smooth and Rough.*

53 An Emilio Rodrigue

17. März 1955

Lieber Dr. Rodrigue,

ich denke, Sie müssen gemerkt haben, daß Ihr Vortrag zu einer interessanten Diskussion führte und sehr gut aufgenommen wurde, besonders wegen der

Proben klinischen Materials aus der Kinderanalyse. Ich wiederhole, daß es ein großes Vergnügen war, Sie wieder einmal hier in England zu sehen.

Ich schreibe Ihnen wegen des einen kleinen Details, das eigentlich nicht Thema Ihres Vortrags war, sich aber daraus ergab. In Antwort auf meine direkte Frage sagten Sie, ja, jeder Säugling erschaffe sich die Welt. Die zweite Hälfte Ihres Satzes erfordert, glaube ich, noch einen Nachsatz, und wenn Sie diesen anhängen könnten, dann würden Sie etwas sagen, was vollkommen mit etwas übereinstimmt, was ich immer wieder sage, weil ich denke, daß es gesagt werden muß. Sie fuhren fort mit etwa den folgenden Worten: »Aber die Welt, die der Säugling erschafft, ist chaotisch« (vielleicht haben Sie das Wort chaotisch nicht gebraucht, aber ich denke, Sie werden sich erinnern). Ich meine, hier stehen Sie schon an dem Punkt, wo die Mutter dem Kind die Welt präsentiert, und vor der sehr großen diesbezüglichen Abhängigkeit des Säuglings von der Mutter. Wenn die Mutter dem Säugling die Welt auf eine chaotische Weise vorführt, dann erschafft sich der Säugling, wie Sie sagen, eine chaotische Welt. Gewöhnlich führt aber die Mutter ihrem Kind keine chaotische Welt vor, sondern gibt sich große Mühe, auch ohne daß man sie dazu anleiten müßte, die Welt für ihr Kind so zu vereinfachen, daß sich das Kind tatsächlich in geordnetem Fortgang eine allmählich komplexer werdende Welt erschafft. Wenn Sie Ihre Ausführungen um dieses Anhängsel ergänzen könnten, so wäre das sehr wichtig und den gewöhnlichen kleinianischen Aussagen über die frühe Kindheit ein Stück weit voraus.

Dies ist eine Frage von großer Bedeutung nicht nur für die Anwendung der Psychoanalyse auf die Kinderpflege, sondern auch für die Analyse von Künstlern und künstlerischer Arbeiten von Patienten.

In denselben Worten gesprochen, was Ihren Vortrag so interessant macht, während manche anderen langweilig sind, ist der Eindruck, daß Sie, wenn Sie Kleins Theorien referieren, sie nicht nur entdecken, sondern sie auch erfunden haben (oder erschaffen, könnte man sagen). Wegen dieses letzteren Moments an Ihrer Arbeit ist es bei Ihnen auch wahrscheinlich, daß Sie selbständige Arbeit leisten werden, abgesehen davon, daß Sie Mrs. Kleins und Freuds Gedanken auf eine neue Weise darstellen.

Meine herzlichsten Grüße an Ihre Gattin und, falls ich Sie nicht mehr sehe, bevor Sie wieder abreisen, alles Gute für Sie.

Mit freundlichen Grüßen
D. W. Winnicott

54 An Charles F. Rycroft

21. April 1955

Lieber Rycroft,

ich hoffe, bei Ihrem Referat gestern abend ging alles gut. Es tat mir sehr leid, nicht kommen zu können, aber ich habe eine scheußliche Erkältung mit Stirnhöhlenvereiterung, und als ich mit der Arbeit aufhörte, merkte ich, daß ich einfach nicht mehr konnte, und ging schlafen. Fast jedes andere Referat hätte ich lieber versäumt als Ihres, das sehr interessant war und das sich mit einem Thema befaßt, das mich, wie Sie wissen, auch sehr beschäftigt und bei dem es mir nicht gelingen will, es so in den Griff zu bekommen, wie Sie es anscheinend können. Es ist nun mal etwas anderes, wenn man bei der klinischen Arbeit auf ein Problem stößt und in den eigenen Worten etwas dazu formuliert, als wenn man Ideen miteinander verknüpft und damit etwas zur Theoriebildung beiträgt.

Ich werde davon hören, wie der Abend verlaufen ist, aber ich meinte, ich sollte Ihnen doch lieber schreiben, warum ich nicht da war. Vielleicht hat Ihnen Marion Milner schon erzählt, daß ich nicht ganz auf dem Posten war, denn sie weiß Bescheid über diesen Mittwochmittag.

Ihr
D. W. Winnicott

55 An Michael Fordham

26. September 1955

Mein lieber Fordham,

danke für Ihren Brief. Ich möchte unsere Korrespondenz im Augenblick nicht beenden. Bitte versuchen Sie sich die Zeit zu nehmen, diesen zweiten Brief zu beantworten.

Erstens, auf meine Hauptfrage sind Sie nicht eingegangen, vielleicht weil ich noch andere Gedanken vorbrachte. Können Sie jetzt darauf antworten? Sehen Sie, was ich meine, und stimmen Sie mir zu? Es gibt hier zwei Standpunkte, und wenn ich sage, die Umwelt muß am theoretischen Anfang vollkommen angepaßt sein, dann ist das nur von einem Standpunkt aus zu verstehen: dem des Beobachters. Der Säugling ist aus der primären Identifizierung noch nicht herausgekommen. (Wir reden hier von Prozessen, die in der Hauptsache ganz zu Anfang stattfinden – d.h. noch vor der Geburt.)

Zweitens, stimmen Sie mir nicht zu, daß wir uns, wenn wir das Wort *self* gebrauchen, ein völlig normales englisches Wort, über die Bedeutung einig sind, auch wenn wir es bei der Beschreibung bestimmter Stadien in der Entwicklung eines Individuums vielleicht jeder etwas anders gebrauchen würden; wenn wir dagegen das Wort *Ego* benutzen, führen wir für unsere eigenen Zwecke einen Terminus ein, und den müssen wir definieren. Ich meine, Freud hat damit angefangen, dieses großgeschriebene Ich zu benutzen, und wir sind daher gehalten, uns den Entwicklungen seines Sprachgebrauchs in dieser Hinsicht anzuschließen und Abweichungen im Gebrauch dieses Ausdrucks zu rechtfertigen. Ich meine, Jung hat der Klarheit des Denkens keinen guten Dienst erwiesen, als er Freuds Terminus Ich verbogen hat, denn damit machte er es sehr schwierig, den Gedankengängen, worin dieser Terminus nützlich sein könnte, weiter zu folgen.

Eine besondere Schwierigkeit bereitet der Ausdruck *conscious*. Sie gebrauchen ihn als Terminus, wo doch ein völlig normales englisches Wort, *»self-conscious«*, zur Verfügung stünde. Ich glaube nicht, daß Jung dieses Durcheinander beabsichtigt hat, das ist eine Frage der Übersetzung, und ich wünschte, Sie können das geraderücken. Die Sache ist auch so schon schwierig genug, besonders für intelligente junge Studenten, die in die Psychologie-Vorlesung kommen und sich ehrlich bemühen zu begreifen, was die einzelnen Theoretiker nun gesagt haben.

Anscheinend sind wir uns alle einig, daß man eine andere Sprache finden müßte, um die Bescherung in Ordnung zu bringen, aber wir alle (ich bin selbst auch kein Engel) sollten es doch vermeiden, normale englische Wörter als Termini zu verwenden, und wir sollten es vermeiden, den Gebrauch normaler englischer Wörter, wo sie vorhanden sind, zu unterlassen.

Versuchen Sie mir auf jeden Fall zu meiner ersten Frage zu schreiben.

Ihr
D.W. Winnicott

56 An Hanna Segal

6. Oktober 1955

Liebe Dr. Segal,

bei dem Gespräch gestern abend interessierte mich besonders, was Sie über einen dritten Wirkungsbereich in der Kommunikation zwischen Analytiker und Patient sagten. Ich nehme an, ich bringe den Wortlaut nicht richtig zusammen, aber Sie werden wissen, welchen Teil ich meine. Sie können sich vorstellen, wie aufregend ich es finde, zuzusehen, wie dieser Gedanke aus klinischem Material heraus entwickelt wird. Ich meine, daß aus der Untersuchung dessen, wovon Sie gesprochen haben, allerhand herauszuholen ist, und ich hoffe, Sie werden es sich angelegen sein lassen, Ihre Gedanken dazu in einem Referat näher auszuführen. Sie wissen natürlich, daß ich daran wegen meines eigenen Versuchs so interessiert bin, den ich in dem Aufsatz über Übergangsphänomene etc. dargestellt habe.

Sie sagten auch noch, dies sei eine Fortführung des Themas von der wesentlichen Kommunikationsbehinderung des Psychotikers, die glaube ich einem großen Teil der psychotischen Erkrankungen zugrunde liegt. Leider ging Bion über diesen Punkt schnell hinweg, aber er hatte ja auch jede Menge anderes zu sagen, so daß wir ihm wohl verzeihen können.

Machen Sie sich nicht die Mühe zu antworten.

Ihr
D. W. Winnicott

57 An Wilfred R. Bion

7. Oktober 1955

Lieber Bion,

ich möchte Ihnen zu Ihrem Mittwochs-Referat[1] schreiben. Als erstes möchte ich Ihnen sagen, daß ich Sie für den kommenden großen Mann in der Britischen Psychoanalytischen Gesellschaft halte. Sie haben eine starke Persönlichkeit, und es könnte die Gefahr bestehen, daß Sie dadurch an die Spitze gelangen, und nicht durch den natürlichen Verlauf der Dinge. Ich bin sicher, daß Ihnen das nicht recht wäre. Die Stärke Ihrer Persönlichkeit macht es für andere schwierig, aufzustehen und Ihnen zu sagen, daß Sie etwas durcheinanderbringen oder etwas Falsches gesagt haben, und auf der Sitzung am Mittwoch wurde Ihre Beziehung zur Society vollkommen dadurch verdorben, daß die ersten drei oder vier, die zu Wort kamen, Mrs. Klein und die Pro-Kleinianer waren. Es entstand der Eindruck, daß Sie vor den anderen in der Society beschützt würden, und ich glaube wirklich, daß Ihnen so was zuwider sein muß, denn Sie sind sehr wohl imstande, sich selbst zu verteidigen, und haben eher Freude am Kontakt mit Leuten, die meinen, etwas, das Sie gesagt haben, in Zweifel ziehen zu müssen. Nachdem Sie aber einmal durch die ersten vier Redner von der Society abgeschirmt worden waren, bestand keinerlei Hoffnung mehr, daß jemand aufstehen und Sie attackieren würde. Dies ist ein Verfahrensproblem, das einmal ernsthaft bedacht werden müßte, und ich habe mir alle Mühe gegeben, mit der Klein-Gruppe Kontakt aufzunehmen, um ihnen erklären zu können, wie sie der eigenen Sache mit diesem Verhalten schaden.

In 10 Jahren, glaube ich, werden Sie so weit sein, daß Sie mit der ganzen Vereinigung in Kontakt stehen, aber bis jetzt haben Sie doch nicht mal einen Anfang gemacht, so wie Sie von der Organisation der Klein-Gruppe eingehegt sind. Ich meinerseits fühle mich in der Lage, auf die Klein-Gruppe zu schimpfen, ohne daß mein Bild von Mrs. Klein als einer liebenswerten Person, der ich genausoviel verdanke wie Freud, und die einen sehr nachhaltigen wissenschaftlichen Beitrag geleistet hat, dadurch im mindesten beeinträchtigt würde. Mrs. Klein scheint jedoch außerstande zu sein zu sehen, daß ihre Anhänger die Society stören, weil sie wie ein Block zusammenstehen und weil es zu diesem Block keinen Zutritt gibt, es sei denn man läßt sich von Mrs. Klein analysieren oder von jemandem, der von ihr analysiert wurde und so weiter.

Weil ich hoffe, daß Sie bald Präsident werden, möchte ich Ihnen meinen Standpunkt sehr gern klargemacht haben, denn Sie können nicht als Präsident der Society hervortreten, wenn Sie nicht erst einmal aus der Klein-Gruppe hervorgetreten sind. Ich hoffe, Sie verstehen, daß dies nichts mit einer Ablehnung der von Mrs. Klein entdeckten wissenschaftlichen Erkenntnisse und der dadurch in Gang gesetzten Forschungsbestrebungen zu tun hat. Es hat mit dem Gruppenverhalten gegenüber der Society zu tun.

Ihr Referat enthielt einiges mehr, als irgendwer im Raum aufnehmen konnte. Um die Wahrheit zu sagen, ich meine, daß Sie es nicht sehr gut vorgetragen und sich selbst damit ein wenig unrecht getan haben ... es war ein sehr anspruchsvolles und schwieriges Referat. Vieles daran hat mir Freude gemacht, besonders Ihr Versuch, einen Teil von einer Sitzung zu beschreiben, und ich denke, daß Ihnen dies überzeugender gelungen ist, als es seit langem in der Society zu hören war. Man fühlte sich überzeugt, daß Sie einen völlig ehrlichen Versuch unternahmen, zu beschreiben, was geschehen war, auch wenn Sie feststellen mußten (wie Sie erklärten), daß Sie mit einer Deutung, die gegeben wurde, nicht übereinstimmten. Ich sympathisiere sehr mit Ihrem Gedanken, daß Ihre Deutung in dem betreffenden Moment wahrscheinlich richtig war, gleich darauf aber unzulänglich oder unzutreffend wird.

Ich würde gern noch ein Stück weiter ausführen, wovon ich zu reden angefangen hatte, als ich mich an der Diskussion beteiligte. Mir scheint, das von Ihnen vorgetragene Material schreit nach einer Deutung in bezug auf die Kommunikation.

Es stimmt zwar, daß die Deutungen, die Sie gaben, sehr wahrscheinlich im Moment richtig waren, doch wenn man der berichteten Szene etwas Gewalt antut, indem man sie abstrakt nimmt, was immer eine gefährliche Sache ist, dann würde ich sagen, wenn ein Patient von mir auf der Couch läge und so wie Ihrer hin und her rückte und dann sagte: »Ich hätte meine Mutter anrufen sollen«, dann wüßte ich, daß er über Kommunikation und seine Unfähigkeit zur Kommunikation redet. Für den Fall, daß es Sie interessiert, will ich Ihnen sagen, wie ich gedeutet hätte. Ich hätte gesagt: »Eine Mutter, die sich richtig um ihr Baby kümmerte, würde an Ihren Bewegungen sehen, was Sie brauchen. Wegen dieses Wissens, das zu ihrer Fürsorglichkeit dazugehört, käme es zu einer Kommunikation, und sie würde etwas tun, das zeigt, daß die Kommunikation stattgefunden hat. Ich bin nicht feinfühlig genug oder entsprechend eingestellt, daß ich das gut genug machen könnte, und darum falle ich in der jetzigen analytischen Situation in die Kategorie der Mutter, die es unterlassen hat, die Kommunikation möglich zu machen. In der jetzigen Beziehung haben wir daher eine Probe des ursprünglichen Versagens der Umwelt, das Ihre Kommunikationsschwierigkeit mit hervorgerufen hat. Natürlich könnten Sie einfach weinen, um die Aufmerksamkeit auf ihr Bedürfnis zu lenken. Ebenso könnten Sie auch Ihre Mutter anrufen und würden eine Antwort bekommen, aber dies wäre ein Versagen der feineren Kommunikation, welche die einzige Basis für eine Kommunikation ist, die nicht an der Tatsache vorbeigeht, daß jedes Individuum wesentlich isoliert ist.«

Sie werden verstehen, daß Sie nach meiner Auffassung von der Umwelt sprachen, obwohl Sie gesagt hatten, daß Sie das nicht tun würden, und mit diesem klinischen Material zeigten Sie an, daß dieser Patient einen relativen Mangel an Kommunikationsfähigkeit hat, infolge irgendwelcher Erlebnisse, bei denen seine Mutter oder wer auch immer bei der ursprünglichen mütterlichen Aufgabe in dem Stadium versagte, in dem die Mutter eng mit ihrem Baby identifiziert ist, d.h. ganz zu Anfang.

Ich weiß, daß an der psychotischen Krankheit noch eine Unmenge anderes als dergleichen Dinge beteiligt ist und daß all die andern Dinge, die von Ihnen und anderen zutage gefördert werden, wichtig sind, besonders das Hinausverlagern persönlicher Elemente in die Umwelt. Sie haben aber nun mal klinisches Material beigebracht, das danach schrie, auf die Kommunikation hin gedeutet zu werden, und dies möchte ich in diesen Bemerkungen tun.

Nebenbei gesagt, um von dieser interessanten wissenschaftlichen Überlegung wieder auf das Gruppenverhalten zurückzukommen, ich habe das Gefühl, daß das Herunterleiern von Termini die Society entsetzlich anödet. In den letzten sechs Monaten sind die Worte »projektive Identifizierung« etliche hundert Mal gebraucht worden. Jetzt natürlich stehen uns ein paar Monate bevor, in denen das Wort »Neid« überall angebracht werden wird. Wie Sie wissen, tauchten früher in jeder Äußerung die »verinnerlichten Objekte« auf, bis die projektive Identifizierung an ihre Stelle trat. Hier ist etwas faul, und ich glaube und hoffe, daß Sie sich an dem Versuch beteiligen werden, den wir, wenn die Society fortbestehen soll, unternehmen müssen, um über diese störenden Tendenzen hinwegzukommen, die an das Ableiern von Schlagern erinnern. Übrigens habe ich am Sinn der Worte »projektive Identifizierung« die größten Zweifel, wenn sie das Hinausverlagern kleiner Partikel der Persönlichkeit bezeichnen sollen, denn das Wort Identifizierung setzt doch vielmehr einen irgendwo vorhandenen ganzen Menschen voraus. Ich hätte gedacht, die gesamte Entwicklung der Theorie von der projektiven Identifizierung sei schon enthalten in der herkömmlichen psychoanalytischen Theorie von der paranoiden Angst, aber vielleicht können Sie mich hier korrigieren, wenn ich mich irre.

Mir ist klar, daß dieser Brief sehr lang geworden ist und daß Sie ein vielbeschäftigter Mann sind. Es tut mir leid, daß ich mich mit zwei vollkommen verschiedenen Themen habe befassen müssen, einmal mit einem ungemein interessanten, nämlich der wissenschaftlichen Diskussion klinischen Materials von Psychotikern, zum andern mit dem ärgerlichen Thema des Gruppenverhaltens. Ich hätte Ihnen jedoch nur ungern zwei Briefe gleichzeitig geschrieben, und darum habe ich es riskiert, beides in einem unterzubringen.

Übrigens bin ich auch sehr interessiert an Ihren Ausführungen zum Thema des neurotischen Teils der Persönlichkeit, der sozusagen den psychotischen Teil in die Analyse bringt. Das Thema interessiert auch manche von den Amerikanern, und ich habe auf meine Weise davon gesprochen, als ich sagte, daß das falsche Selbst das wahre Selbst versteckt hält und schließlich das wahre Selbst zur Analyse hervortreten läßt.

Ich glaube, in wissenschaftlicher Hinsicht sehen wir in der Psychoanalyse sehr aufregenden Zeiten entgegen. Ich hoffe, es bleibt nicht so, daß die politischen Szene die wissenschaftliche Arbeit verdirbt.

Mit guten Wünschen
Ihr
D. W. Winnicott

[1] »Differentiation of the Psychotic from the Non-psychotic Personalities.« International Journal of Psycho-Analysis, 38, 1957, 266–275; dt.: Zur Unterscheidung von psychotischen und nicht-psychotischen Persönlichkeiten. In: Bott Spillius, E. (Hg.). Melanie Klein heute. Band 1. Beiträge zur Theorie. Stuttgart: Verlag Internationale Psychoanalyse 1990.

58 An Anna Freud

18. November 1955

Liebe Miss Freud,

ich versuche gerade eine kleine Arbeit zusammenzuschreiben, von der mir scheint, daß sie sich an Ihren Aufsatz *Psycho-Analysis and Education*[1] und die in Band 9 von *The Psycho-Analytic Study of the Child* wiedergegebenen Diskussion anschließt.

Ich meine, daß im Laufe dieser Diskussion so viel Wichtiges von Ihnen gesagt wurde, daß es ganz von selbst weiterführt zu einer klareren als der dort zu findenden Aussage über den emotionalen Zustand der Mutter ganz zu Anfang des kindlichen Lebens. Davon wurde zwar gesprochen, aber eher als von einem biologischen Zustand, und das Wort Symbiose wurde gebraucht.

All dies hängt sehr eng mit den jetzigen Schwierigkeiten der Psychoanalytischen Gesellschaft zusammen, die frühen Wurzeln nicht verschmolzener Aggression aufzuspüren, was meiner Ansicht nach in Mrs. Kleins (hoffentlich vorübergehendem) Beharren auf dem, wie sie es nennt, angeborenen Neid zum Ausdruck kommt, also auf etwas, das die Vorstellung von einem variablen genetischen Faktor einschließt.

Ich schreibe Ihnen, weil ich gern wüßte, ob es bei Ihnen eine Gruppe gibt, für die ich diesen kurzen Aufsatz schreiben und mit der ich darüber diskutieren könnte. Ich wäre natürlich auch ganz zufrieden, wenn Sie etwas sagen, daß ich ihn schreiben, Ihnen schicken und dann mit Ihnen persönlich darüber reden sollte. Irgendwie habe ich das Gefühl, weil ich nun mal ein Mensch bin, ich brauche ein Publikum von mindestens einer Person, auf das ich mich bei der Darstellung meines Gedankens hin orientieren kann.

Ich weiß, wie beschäftigt Sie sind, aber ich weiß auch, daß Sie sich zu wehren wissen und daß ich mich nicht scheuen muß, Sie um diesen Gefallen zu bitten.

Ich möchte Ihnen noch sagen, wie sehr mir dieser Beitrag von Ihnen in Band 7 *[sic]* gefallen hat, und danke Ihnen noch einmal für die Nennung meines Namens.

Mit herzlichen Grüßen
D. W. Winnicott

[1] Dt.: »Psychoanalyse und Erziehung«, in *Die Schriften der Anna Freud*, Bd. V, S. 1311–1320, München: Kindler 1980.

59 An Joan Riviere

3. Februar 1956

Liebe Mrs. Riviere,

nach Mrs. Kleins Vortrag[1] haben Sie und Mrs. Klein mit mir gesprochen und mir in aller Freundlichkeit zu verstehen gegeben, daß Sie beide vollkommen sicher sind, daß ich keinerlei positiven Beitrag zu Melanies interessanten Arbeiten leisten könnte, in denen sie sich die ganze Zeit bemüht, die Psychologie der frühesten Stadien zu bestimmen. Wie Sie zugeben werden, haben Sie angedeutet, das Problem sei, daß ich unfähig sei zu erkennen, daß Melanie eben das sagt, was ich von ihr hören will. Mit andern Worten, in mir besteht eine Sperre. Das trifft mich natürlich zutiefst, und ich hoffe sehr, daß Sie ein bißchen von Ihrer Zeit für mich übrig haben. Ich würde Sie auch gern besuchen, wenn Ihnen nicht danach ist, mir zu schreiben. Anliegend finden Sie die Notizen, aus denen ich einige Stellen auswählte, als ich nach Melanies Vortrag zu Wort kam.

Ich brauche Melanie nicht zu sagen, wie man eine Analyse macht. Wenn ich selbst als Analytiker etwas tauge, ist das weitgehend ihrem Werk und auch Ihnen zu verdanken. Auch Melanies letzte Arbeiten, in denen sie unser Augenmerk auf die projektive Identifizierung und nun auf den Neid gelenkt hat, sind zweifellos verdienstvoll, wenn ich auch sagen muß, daß ihre Beiträge zu diesen Themen manchmal überschätzt werden, denn diese Gedanken sind Analytikern gewiß schon seit langem geläufig. Es war aber nützlich, an die projektive Identifizierung erinnert zu werden. Was den Neid angeht, so finde ich es wichtig, daß Melanie uns auf die Tatsache aufmerksam gemacht hat, daß der Penisneid, ein Konzept, das seit Jahren immer wieder in der Analyse aufgetaucht ist, im Brustneid verwurzelt sein kann. Mit andern Worten, wenn Neid in der Übertragung auftaucht, ist es nicht nötig anzunehmen, der Analytiker sei in der Vaterrolle. Die Frage stellt sich jedoch, wenn Neid deutlich wird und der Analytiker in der Mutterrolle ist, ob es nicht besser ist, an der Vorstellung von Potenz festzuhalten, obgleich es eine veränderte Vorstellung von Potenz sein müßte, wenn wir sie der Mutterfigur zuschreiben.

Freilich hatte Melanies Referat drei Themen, die so miteinander vermischt waren, daß eine Diskussion fast unmöglich wurde. Ich bin erstaunt, daß Melanie ein so verworrenes Referat schreiben konnte. Das erste Thema ist der Neid, wie er in der Analyse auftritt, und hierzu ist ihr Beitrag positiv, anerkennens- und schätzenswert, obgleich nicht neu. Das zweite Thema ist der Neid des Säuglings auf die gute Brust. Hier betrachtet Melanie den Säugling, so wie er vom kindlichen oder erwachsenen Patienten in die Analyse gebracht wird. Das dritte ist ihr Versuch, die Psychologie der frühesten Kindheit zu bestimmen. Beim zweiten, meine ich, hat sie Probleme aufgeworfen, die noch keineswegs gelöst sind, und beim dritten leistet sie sich einen schlimmen Fehltritt mit einer Behauptung, die sehr leicht zu zerpflücken ist und leicht die Studien zur Entwicklung der Ich-Stabilität und die Forschungen aufhalten könnte, die sich zur Zeit in verschiedenen Teilen der Welt mit der Behandlung der Psychose befassen. Ich halte es für notwendig, daß Melanie psychotische Patienten nicht behandelt, obgleich sie gewiß viel Erfahrung mit psychotischem Material hat, wie es manchmal bei Patienten aufscheint, die nicht unbedingt in psychiatrische Krankenhausbehandlung gehören.

Kein Wunder, daß ein Referat, das diese drei deutlich verschiedenen Themen durcheinanderbringt, keine gute Diskussion nach sich zieht. Das einzige, was da passieren kann, ist, daß alle, die Melanie unterstützen möchten, klinische Belege vorbringen, was wir ja alle können, wie Bibelzitate, um ihre These zu bestätigen. Wer auf die beiden anderen Themen eingehen wollte, wäre in einer schiefen Position, weil die Themen zueinander in schiefen Positionen sind.

Meine Schwierigkeit, wenn ich mit Melanie über ihre Auffassung der frühen Kindheit sprechen will, liegt darin, daß ich mir vorkomme, als würde ich mit einer Farbenblinden über die Farbe sprechen. Sie sagt einfach, sie habe die Mutter und die Rolle, die sie spielt, nicht vergessen, aber tatsächlich sehe ich kein Anzeichen dafür, daß sie die Rolle der Mutter in der allerersten Zeit verstanden hat. Ich muß das ganz unverfroren so sagen, ungeachtet der Tatsache, daß ich noch nie Mutter gewesen bin und Melanie natürlich schon. Auch Sie sind Mutter und haben ein Recht auf Ihre eigene Meinung über meine Kompetenz in diesen Dingen. Sie haben mir schon oft gesagt, daß Sie meine Thesen über die Mutter-Kind-Beziehung richtig finden, und ich möchte Sie fragen, ob Sie darin nicht einen kleinen Schritt weiter gehen und überlegen könnten, ob an der Theorie so weit nicht doch etwas dran ist, was ich beitragen könnte. Wenn ich etwas zur psychoanalytischen Theorie beitragen will, ist es natürlich nicht nötig, daß es von Ihnen oder von Melanie Klein anerkannt wird, aber mich würde es tatsächlich gewaltig stören, wenn ich einen theoretischen Beitrag leisten könnte, und sei er auch noch so klein, der nicht entweder bei Ihnen oder bei Melanie Anerkennung fände.

Als Beispiel dafür, wie schwer es ist, sich mit Melanie darüber zu verständigen, möchte ich ihre These nehmen, wonach hier die »gute Brust« ist und da der Säugling, und das Ergebnis ist ein Angriff auf die Brust. Ich weiß sehr wohl, daß das richtig ist, und ich weiß auch, daß es die gute und nicht die böse Brust ist, in die das Kind beißt. Dennoch, wenn wir so reden, lassen wir die Ich-Entwicklung des Säuglings aus dem Spiel und machen daher keine Aussage über die früheste Kindheit. Die »gute Brust« ist kein Ding, es ist eine Bezeichnung für eine Technik. Sie bezeichnet die Darbietung der Brust (oder des Fläschchens) für den Säugling, eine sehr heikle Angelegenheit, die zu Anfang nur dann gut genug gemacht werden kann, wenn sich die Mutter in einem höchst eigenartigen Zustand der Feinfühligkeit befindet, den ich einstweilen den Zustand der primären Mütterlichkeit nennen will. Wenn sich die Mutter zu Beginn nicht sehr eng mit ihrem Kind identifizieren kann, kann sie keine »gute Brust haben«, denn daß sie eine Brust hat, bedeutet allein für den Säugling noch gar nichts. Dies Thema ließe sich näher ausführen, was ich oft schon versucht habe und weiterhin versuchen werde, weil ich weiß, wie wichtig es nicht nur für Mütter mit Babys ist, sondern auch für Analytiker, die es mit Patienten zu tun haben, die für einen Augenblick oder über lange Phasen hin tief regrediert gewesen sind.

Es macht mir viel Kummer, daß ich Melanie nicht dazu bekomme, darauf einzugehen oder auch nur zu sehen, daß hier etwas zu diskutieren wäre.

Sie wundern sich vielleicht, daß ich an Sie und nicht an Melanie schreibe.

Es wäre wahrscheinlich, daß Melanie von mir und meinen Ideen nicht behelligt werden will, besonders angesichts der Tatsache, daß sie ja nur noch mit Analytikern zusammenkommt, die ihren Beitrag in bezug auf dessen erstes Thema freudig begrüßen. Ich weiß nun aber, daß Sie immer in engem Kontakt zu Melanie gestanden haben, und auf jeden Fall bin ich aus naheliegenden Gründen auch an Ihrer Meinung über mich interessiert. Das einzige, weswegen ich hätte Zweifel haben können, ob ich Ihnen schreiben soll, ist der Satz in Ihrem Vorwort zu dem Klein-Buch[2], der mich, wie Sie wissen, schockiert hat, denn Sie sagten darin, daß das Kleinsche Gedankensystem allumfassend sei, so daß nun nichts anderes mehr nötig sei als Anwendung der Theorien.

Ich könnte es verstehen, wenn Sie zu viel zu tun haben, um die Sache mit mir zu erörtern. Ich möchte jedoch, daß Sie wissen, daß ich nicht mit dem einverstanden bin, was Sie und Melanie andeuteten, nämlich daß meine Bedenken gegen Melanies Darstellung der Psychologie der frühesten Kindheit auf subjektiven und nicht auf objektiven Gründen beruhten.

Mit freundlichen Grüßen
D. W. Winnicott

[1] »A Study of Envy and Gratitude« (dt. verkürzte Fassung: Neid und Dankbarkeit. Psyche, 1958, 1, und in: Das Seelenleben des Kleinkindes. Stuttgart: Klett-Cotta, 5. Aufl. 1994).

[2] Vgl. den Brief an Melanie Klein vom 17. November 1952, Anmerkung 2.

60 An Enid Balint

22. März 1956

Liebe Enid,

ich möchte Dich noch ausdrücklicher, als ich es gestern abend konnte, wissen lassen, daß ich Dein Referat[1] sehr gut fand und daß die Behandlung, auf der es beruht, absolut erstklassig ist. Ich sage das, obwohl Du selbst den Eindruck hast, daß Du ziemlich lange gebraucht hast, um ein Gefühl für den Fall zu bekommen, was auch kein Wunder ist.

Ich möchte Dir etwas zu dem Wortlaut der Stelle sagen, wo Du auf mich verweist, besonders für den Fall, daß Du daran denkst, die Arbeit zu veröffentlichen, was Du hoffentlich tun wirst. Du sagst auf Seite 11, ich würde besonders die Regression in die volle orale Abhängigkeit erörtern. Wahrscheinlich wirst Du nirgends finden, daß ich den Terminus orale Abhängigkeit gebraucht habe, und ich glaube, ich habe ganz bewußt die Verquickung dieser beiden Dinge vermieden, nämlich Regression in Abhängigkeit und Regression in die einzelnen Phasen der Triebentwicklung. Regression in die Abhängigkeit, über die ich ziemlich oft gesprochen habe, scheint mir nicht speziell mit der oralen Phase verbunden zu sein, und ich möchte sie eigentlich von den Phasen und der Triebentwicklung losmachen, so daß sie mit der Ich-Bezogenheit in Berührung kommen könnte, die dem Trieberleben, so wie es gemeinhin verstanden wird, vorhergeht.

Ich denke, Du verstehst, was ich meine, und durch Auslassung der Wörter »volle orale« wäre die Schwierigkeit behoben. Ich glaube, ich meine ungefähr dasselbe, was Michael [Balint] die Urmutter nennt.

Um mich zu wiederholen, es hat mir gestern abend sehr gut gefallen, und ich habe mich gefreut, obwohl die Diskussion lahm war. Es ist ja immer so anödend, wenn Leute dann aufstehen und das Material, das man ihnen gegeben hat, dazu benutzen, einem zu zeigen, wieviel besser sie es gedeutet hätten. Leider habe ich selbst in dieser Hinsicht vor zehn oder zwanzig Jahren in der Society viel gesündigt, aber so was kann einen verrückt machen und hat mit einer wissenschaftlichen Diskussion der vielen interessanten Gesichtspunkte in Deinem Referat nichts zu tun.

Alles Gute,
Dein
D. W. Winnicott

[1] »Three Phases of a Transference Neurosis« (dt.: Drei Phasen einer Übertragungsneurose, Psyche 1958, 12, 161–169).

61 An Gabriel Casuso

4. Juli 1956

Lieber Dr. Casuso,

ich habe mich sehr gefreut über Ihre kleine Notiz über Ihren Sohn.[1] Diese Mitteilung ist wirklich sehr interessant und zeigt uns, wieviel wir über kleine Kinder noch zu lernen haben.

Ich bin mir sicher, daß ich außer Selbstverständlichkeiten nichts Besonderes dazu zu sagen habe. Interessant ist, daß dieses intellektuelle Interesse am Penis bei Ihrem gesunden Kind etwa mit einem Jahr auftritt. Ich glaube, es ist ziemlich wichtig, hier den Geist und das Psychosomatische auseinanderzuhalten. Es ist nicht möglich, aus dieser sehr klaren Beobachtung abzuleiten, daß das Kind in seiner Psyche keine Spur von etwas Früherem hätte, das sich dann schließlich mit der Vorstellung von einem Penis verbunden haben könnte. Mit anderen Worten, Sie sprechen über den Geist des Jungen, der zu dieser Zeit schon so weit war, daß er sich über diesen besonderen Teil des eigenen Körpers Gedanken machen konnte. Davor hat er zweifellos schon manche phallischen Empfindungen gehabt, und ich glaube, Sie sprechen auch von gelegentlichen Erektionen.

Mir scheint, daß die Vorstellung dessen, was man psychoanalytisch gesprochen einen Penis nennt, zuerst im Zusammenhang mit bestimmten Eigenschaften der Mutter auftaucht, etwa in bezug auf Regeln und Vorschriften, Zeiteinteilung, Härte, Unzerstörbarkeit. Früher oder später werden dann diese Vorstellungen zusammengefaßt und auf den Vater übertragen, sofern er in der Nähe ist.

Hier baut sich die Vorstellung von einem unzerstörbaren Element auf, die leicht zur Wurzel für die spätere Auffassung eines väterlichen Phallus werden kann. Bevor es dazu kommt, folgt die Vorstellung mehreren Nebengeleisen, deren eines die Vorstellung von einem mütterlichen Phallus ist. Nebenher laufen die Anfänge phallischen Empfindens beim Kind selbst, die natürlich noch sehr schwach sind, und wie Sie so interessant gezeigt haben, kann die intellektuelle Auffassung je nach den Erlebnissen des Kindes und dem Verhalten der Umwelt förderlich oder hinderlich sein.

Welch eine Aufgabe für einen Säugling, diese Vorstellungen von der eigenen Genitalität mit dem Begriff vom väterlichen Phallus, der ja, wie ich zu beschreiben versuchte, von einer ganz anderen Wurzel herstammt, zusammenzubringen! Mir scheint, daß Beobachtungen des väterlichen Phallus sich bald mit der einen und bald mit der anderen Wurzel verbinden.

Nebenbei gesagt, fände ich es ziemlich amüsant, mal eine Übung zu machen, mit der Frage: »Was symbolisiert der Penis?« In gewissem Maß symbolisiert der Penis eine Schlange, ein Babyfläschchen oder den Körper des Babys, so wie er sich im Mutterleib bewegt hat, bevor die Arme und Beine eine Rolle spielten und bevor es eine orale und eine anale Zone gab. Ich glaube, im Hinblick auf den einen Entwicklungsgang, bei dem die Vorstellung vom Penis allmählich aus bestimmten Eigenschaften der Mutter aufgebaut wird, müssen wir den Penis als ein sehr fundamentales Konzept auffassen und sagen, daß die Schlange den

Penis symbolisiert. Wenn wir jedoch zum anderen Extrem kommen, etwa der Beobachtung des eigenen Penis und der geistigen Beschäftigung mit diesem Thema, wie bei Ihrem Sohn, müssen wir die Sache umgekehrt auffassen und den Penis als Symbol für andere, fundamentalere Gegenstände betrachten, zum Beispiel für die Zahnbürste, für irgendein Spielzeug oder, wie schon gesagt, für den Fisch oder das Reptil, das als etwas aufgefaßt wird, was so ist, wie der Säugling beim ersten Heraufdämmern der Triebregungen gewesen ist.

Das ist alles, was ich im Moment dazu sagen kann, und ich frage mich, was Sie von meinen Bemerkungen wohl halten werden. Aus Ihrer genauen Beobachtung wäre sehr viel mehr zu lernen, als ich bis jetzt zu verarbeiten Zeit gefunden habe.

Ich wünschte, ich hätte eine bessere Gelegenheit gehabt, Sie und Ihre Frau kennenzulernen, solange Sie noch hier bei uns sind. Ich kann nur hoffen, daß Sie viele Eindrücke gewonnen haben und daß Sie unsere guten Wünsche mitnehmen in Ihr Land.

Mit freundlichen Grüßen

[1] Ein Aufsatz mit dem Titel »Anxiety Related to the ›Discovery‹ of the Penis«.

62 An Oliver H. Lowry

5. Juli 1956

Lieber Dr. Lowry,

es war sehr freundlich von Ihnen, mir wegen der Begründung eines Lehrstuhls für Kinderpsychiatrie zu schreiben.[1] Es scheint, daß Sie die Priorität haben sollen. Ich habe seit einiger Zeit auf einen Lehrstuhl für Kinderpsychiatrie in unserem Lande gedrängt, und vielleicht interessiert es sie, daß ich um eine »offizielle Ankündigung, daß es binnen 10 Jahren einen Lehrstuhl für Kinderpsychiatrie geben wird«, gebeten habe. Es ist bis jetzt nicht möglich gewesen, von seiten der Universitäten oder der Pädiatrie eine Bestätigung zu erlangen, daß ein solcher Lehrstuhl nötig wäre.

Bei der Formulierung meiner Empfehlung für dieses Land, daß es binnen 10 Jahren einen solchen Lehrstuhl geben sollte, habe ich, wie Sie sehen, vorausgesetzt, daß noch niemand da ist, der geeignet wäre, diesen Posten zu besetzen. Aus dem gleichen Grund bin ich auch nicht in der Lage, jemanden für Washington zu empfehlen. Wenn sich meine Meinung in diesem Punkt ändern sollte, werde ich es Sie wissen lassen, denn freilich gibt es bei uns manche, die rasche Fortschritte machen.

Meiner Meinung nach sollten wir nach einem Pädiater suchen, der eine anerkannte kinderärztliche Ausbildung durchlaufen hat und sich zusätzlich einer anerkannten psychoanalytischen Ausbildung unterzieht. Wenn sich die Frage in unserem Lande stellt, wird es Proteste von seiten der Jungianer geben, unter denen ein paar hervorragende Leute sind, und auch von seiten mancher Eklektiker. Ich denke aber, Sie werden mir zustimmen, daß wir die Forderung nach einer psychoanalytischen Ausbildung erheben müssen, die auf jeden Fall in unserem Lande sehr viel besser ist als jedes andere vergleichbare Ausbildungsprogramm.

Überaus wichtig scheint mir, daß die Kinderpsychiatrie eine Sparte nicht der Erwachsenen-Psychiatrie, sondern der Pädiatrie sein sollte, ebenso wie ich es für wichtig halte, daß der Professor nicht nur eine psychoanalytische Ausbildung durchlaufen haben, sondern auch einige Jahre Erfahrung als Kinderanalytiker haben sollte.

Bei diesen Vorschlägen setze ich voraus, daß die Auswahl eine sehr wichtige Rolle spielt. Die Auswahl sowohl für die Pädiatrie als für die Psychoanalyse sollte hinreichend sein. Auch dann noch, meine ich, gibt es nicht viele, die nach Temperament und Persönlichkeit geeignet sind, diese sehr wichtige Stelle auszufüllen, ob nun in unserem Land oder in den USA.

Ich sage damit zugleich, daß ich die akademisch-psychologische Qualifikation nicht für relevant halte.

Sie bitten mich auch um Ausführungen zu den weiteren Absichten und langfristigen Zielen, und ich hätte sehr gern die Zeit zu einem persönlichen Gespräch über dieses Thema, denn darüber habe ich viel nachgedacht. Es ist schwer, aus den eigenen Gedanken eine gute Auswahl zu treffen, wenn man über eine Sache sei vielen Jahren nachdenkt.

Im Hinblick auf die Psychotherapie zunächst ist der Grund, warum ich sagte, der Kandidat für den Lehrstuhl sollte mehrere Jahre Praxis in der Kinderanalyse haben, daß ich meine, wir dürfen nicht erwarten oder zulassen, daß der Professor seine Zeit mit Kinderanalysen und mit den akuten Pflegeproblemen ausfüllt, die zu jeder aktiven Praxis dazugehören. Wenn er drei Analysen fortführen könnte und nebenher einige Kurzbehandlungen und gelegentliche therapeutische Konsultationen, so hätte er, glaube ich, genug Material für den Unterricht, ohne sich die Zeit mit klinischen Verpflichtungen verstopfen zu müssen.

Er würde sich hoffentlich mit Psychotherapeuten umgeben, die nicht allesamt medizinisch qualifiziert sein müßten. Vielleicht müßten sie es in Ihrem Land sein, aber hier kommen wir mit einem Anteil von nicht über 30 % ohne medizinische Qualifikation ganz gut zurecht.

Der Unterricht sollte anhand frisch aufgetretenen Materials und in Erörterung der Fälle geschehen, insbesondere derjenigen mit psychoanalytischer Behandlung.

Der Vorteil, den Sie davon haben werden, wenn Sie Psychoanalytiker nehmen und keine Statistiker oder akademischen Psychologen, ist meiner Meinung nach der, daß das Wort Forschung dann keine Riesenprojekte mit Fragebogen und Scharen von Mitarbeitern bezeichnen wird, die alle zu nichts zu gebrauchen sind. Die Fortschritte in unserem Fachgebiet werden an der Front der psychoanalytischen Behandlung erreicht, da wo die Behandlung gewöhnlich scheitert oder einer Modifikation bedarf oder wo wir die relativen Schwächen unserer Ausbildung anhand der Probleme erkennen, die wir nicht lösen können. Außerdem wird der Professor, weil er selbst Psychoanalytiker ist, die persönliche Analyse all derer begünstigen, die sich ernsthaft der Kinderpsychiatrie widmen wollen. Ich glaube, dies wird in Ihrem Land allgemeiner als richtig anerkannt als hier bei uns, und wahrscheinlich haben Ihre psychiatrischen Sozialarbeiter und diejenigen, die unseren Kinder-Betreuern entsprechen, eine persönliche Analyse durchgemacht.

Etwas Ähnliches wie das, was Sie vorhaben, geschieht in unserem Land in der Tavistock Clinic, 2 Beaumont Street, London, W. 1, mit der ich selbst nicht in Verbindung stehe, von der ich aber viel höre. Sicherlich wäre es für Sie von Nutzen, wenn Sie mit Dr. John Bowlby Kontakt aufnehmen, dem leitenden Kinderpsychiater an dieser Klinik, wo fast alle Mitarbeiter eine psychoanalytische Ausbildung haben oder von einem Psychoanalytiker analysiert worden sind.

Was Ihre Frage angeht, ob wir darauf abzielen können, jemanden zu finden, der zugleich ein vorzüglicher Praktiker der Kinderpsychiatrie und ein hervorragender Forscher ist, so wäre ich persönlich für das erstere und nicht für einen Kompromiß. Ich denke, daß ein erfahrener Kinder-Psychoanalytiker an der Spitze eines Teams imstande sein wird, die Forschungsarbeiten der Team-Mitglieder in Kanäle zu lenken, wo sie ökonomisch bleiben und zu keinen sinnlosen Untersuchungen führen, die, wie ich schon sagte, für den einzelnen Fall nichts nützen und, wie ich jetzt noch hinzufügen würde, dadurch, daß sie nichts nützen, Schaden anrichten. Ich bin mir sicher, daß Sie dies auch so sehen werden, und ich habe gehört, daß in Ihrem Land anerkannt wird, daß therapeutische Maßnahmen durch nicht-therapeutische Untersuchungen verdorben werden und daß eine Forschung, die die Therapie verdirbt, ein schlechter Lehrstoff ist.

Ich müßte sicherlich mehr Gelegenheit zur Diskussion haben, wenn ich meine Ansicht zu dieser Frage klarmachen sollte, und manche von meinen Ansichten sind überhaupt noch nicht ganz fertig. Jedenfalls, wenn ich ziemlich dogmatisch spreche, dann deshalb, weil ich Ihren Brief per Brief beantworten will.

Zum Schluß möchte ich noch sagen, daß die größte Schwierigkeit in der Aufgabe des Professors für Kinderpsychiatrie darin bestehen wird, die zwei Hälften der Pädiatrie zu koordinieren, die physische und die psychologische; und doch scheint mir, daß er dies versuchen muß, der Tatsache zum Trotz, daß er es hier mit einer Dissoziation in der Gemeinschaft zu tun hat, die in der verworrenen Betreuung zum Ausdruck kommt, die dem Kind mit psychosomatischen Beschwerden gewöhnlich zuteil wird. Auch dies ist jedoch wieder ein sehr komplexes Thema, das sich nicht in wenigen Worten behandeln läßt.

Ich bin sehr froh, daß Sie mir zu diesem Thema geschrieben haben, dem ich alles andere als gerecht geworden bin.

Mit freundlichen Grüßen

[1] Lowry, als Dekan einer medizinischen Hochschule, hatte Winnicott um Empfehlung von Kandidaten für eine Professur und um seine Ansichten zu den langfristigen Zielen eines Programms für Kinderpsychiatrie gebeten.

63 An J.P.M. Tizard

23. Oktober 1956

Lieber Dr. Tizard,

Sie bitten mich um eine Stellungnahme zu dem Problem: Sollte eine Mutter ihr Baby im Krankenhaus oder zu Hause bekommen?

Man wird allgemein zugeben, daß dies ein Problem ist, das von vielen Seiten her angegangen werden muß; eine einhellige Antwort ist nicht möglich, und was Sie von mir wollen, ist eine Stellungnahme aus der Sicht des Psychologen.

Dem Psychologen geht es um die Mutter als Person und um das Baby als einen Menschen am Anfang des langen Weges der emotionalen Entwicklung.

Die Mutter.

Das wichtigste aus der Sicht der Mutter, die der Geburt eines Kindes entgegensieht, sind ein Arzt und auch eine Hebamme, denen sie vertrauen kann. Vertrauen auf ein Team genügt nicht. Vertrauen bedeutet hier, daß sie voraussetzen kann, daß alles erforderliche medizinische Fachwissen verfügbar sein wird. Ich spreche hier besonders von der physischen Seite der Geburtshilfe. Das psychologisch Beste für die werdende Mutter ist Vertrauen auf die Richtigkeit der körperlichen Behandlung. So vieles Psychologische kann seinen natürlichen Verlauf nehmen, wenn die Rahmensituation vertrauenerweckend ist. Das heißt nicht, daß nichts schiefgehen dürfte, denn eine Mutter ist wohl imstande, menschliche Fehlbarkeit zu entschuldigen, vorausgesetzt, sie hat Zeit und Gelegenheit, zu der verantwortlichen Person Vertrauen zu fassen.

Diese Bedingungen lassen sich in einem Krankenhaus erfüllen, aber in der Praxis ist ihre Erfüllung wahrscheinlicher, wenn der Hausarzt die Verantwortung übernehmen kann. Was sich in der Kleinstadt von selbst versteht, gilt auch in der Großstadt, obwohl dort die Position des praktischen Arztes gewöhnlich durch die Existenz von Spezialkliniken geschwächt wird.

Es gibt werdende Mütter, die von Natur aus ängstlich sind und sich daher in einer Klinik sicherer fühlen, immer vorausgesetzt, sie werden als Menschen behandelt und kennen das Personal. Alle psychologischen Vorteile der Klinik können jedoch zunichte gemacht werden, wenn dort unpersönliche Beziehungen herrschen oder die Pflege mechanisch erledigt wird. Werdende Mütter gehen lieber körperliche Risiken ein, als sich auf eine unpersönliche Versorgung einzulassen. Aus diesem Grund ist es unmöglich, eine allgemeine Empfehlung zu geben, denn hinsichtlich der persönlichen Beziehung zwischen dem Arzt oder der Hebamme und der werdenden Mutter unterscheiden die einzelnen Kliniken sich ganz gewaltig. Nicht selten ist es ein Anzeichen erhöhten Selbstvertrauens, wenn eine Mutter, die ihr erstes Baby in einer Klinik bekommen hat, beim zweiten so weit ist, daß sie es zu Hause bekommen kann. Diese Lösung bietet ihr gewaltige Vorteile, denn hier kann sie die Kontrolle behalten, abgesehen davon, daß sie beim Geburtsvorgang selbst im Zustand der Abhängigkeit ist. Sie kann ihren Hausarzt kommen lassen. Natürlich kann es sein, daß sie an eine tyrannische Hebamme gerät, was die Vorteile wieder aufhebt. Man darf nicht vergessen, daß die Mutter zu dieser Zeit in einer Hinsicht hochgradig abhängig ist und vielleicht auch dazu neigen wird, sich von jeder anderen Frau tyrannisiert zu fühlen, die das Heft in die Hand nimmt. Eine gute Hebamme wird jedoch nur im pflegerischen Sinne das Heft in die Hand nehmen, das heißt dort, wo sie professionell zuständig ist, und wird im übrigen der Mutter in ihrem eigenen Haus ihre Rechte lassen. Es wäre ein schwerer Verlust für die eher normalen und gesunden Frauen, wenn es für sie nicht mehr möglich sein sollte, ihr Baby zu Hause zu bekommen.

Auch die Väter haben in dieser Argumentation ihren Platz, da sie in den meisten Kliniken stark vernachlässigt werden, während sie zu Hause ihre Rolle spielen, obwohl ihnen in allem, wo es auf fachkundige Geburtshilfe ankommt, die Hebamme oder der Hausarzt die Verantwortung abnehmen. Der Vater hat zu dieser Zeit seine besonderen Probleme, und diese erwachsen aus der Tatsache, daß er sich für alles, was vorgeht, von Grund auf verantwortlich fühlt. Insgesamt haben es wahrscheinlich gerade diejenigen Männer, die später hinlänglich gute Väter werden, zu dieser besonderen Zeit der Kindgeburt am nötigsten, mit Verständnis und Respekt behandelt zu werden. Kliniken lassen meistens die Väter ganz außer acht.

Nach der Geburt des Kindes macht es sehr viel aus, ob die Geburt zu Hause oder in einer Klinik stattgefunden hat. In der Klinik hat die Mutter nichts zu sagen, und aus ihrer Sicht – als Expertin in dem einen Punkt: wie man das Baby in die Welt einführt – ist sie gewöhnlich entsetzt, wenn auch zu sehr eingeschüchtert, um ihrer Erbitterung Ausdruck zu geben. Zu Hause, soweit die körperliche Anstrengung des Geburtsvorgangs sie nicht zu sehr geschwächt hat, kann sie schalten und walten, und die Tatsache, daß sie körperliche Hilfe braucht, enthebt sie nicht der Verantwortung für die Einleitung des Stillens. Es trifft zwar zu, daß in manchen Kliniken alles sehr gut geregelt ist, so daß die Mutter das Baby zum Stillen bei sich hat, wann immer sie meint, daß es für sie und das Baby gut ist, aber in den meisten Kliniken mit hoher Betriebsamkeit wird sie durch Regeln eingeengt, die oft auch die Versorgung aller Kinder in einem getrennten Raum vorsehen. Dann weiß die Mutter vielleicht nicht mal, ob das Baby, das gerade schreit, ihr eigenes oder ein anderes ist. Die Bedeutung der intimen Beziehung zwischen Mutter und Kind in der allerersten Zeit kann man gar nicht stark genug betonen, nicht nur, weil das Glück der Mutter davon abhängt, sondern auch, weil sie erst im Kontakt die Beziehung zu ihrem Baby findet, die sie haben muß, um eine hinreichend gute Mutter zu werden. Es kommt nicht nur auf die Brustстillung an, sondern auf die Kontinuität der Beziehung, die ununterbrochen ist seit der Zeit, als das Baby noch drinnen war – oder nur für kurze Zeitspannen während des Geburtsvorgangs unterbrochen, wenn die Mutter vielleicht nicht bei Bewußtsein ist.

Den meisten Müttern ist diese Kontinuität so wichtig, daß sie lieber die mit der Geburt verbundenen Schmerzen in Kauf nehmen, als sich in Dämmerschlaf versetzen zu lassen, wenn dieser dazu führt, daß sie nicht absolut sicher aus eigenem Erleben wissen, daß das Baby dasselbe ist, das aus ihrem Leib gekommen ist. Über diese ganz schlichten Tatsachen geht man in den Kliniken leicht hinweg, doch für die Mütter sind sie von der größten Bedeutung, und es sind diese Tatsachen, aus denen sich in der Mutter dasjenige herausbildet, was sie zu guter mütterlicher Fürsorge befähigt.

Nebenbei gesagt, ist zu bedenken, daß Mütter sich wahrscheinlich nicht beschweren, wenn sie die Klinik mit ihrem Baby verlassen. Sie äußern nur Dank. Erst später, wenn sie zurückblicken, erkennen sie, wie sehr diese Einmischungen in die erste Verständigung mit dem Säugling sie damals aufgebracht haben.

Bei jungen Müttern ist das Erwachsenwerden noch nicht abgeschlossen. Sie lernen erst von einer Schwangerschaft zur nächsten, was sie als sicher voraussetzen und wieviel sie riskieren können. Für die Mutter ist eine Schwangerschaft nicht wie die andere. Insgesamt wird das Erlebnis wegen der geringeren Furcht bei jeder Schwangerschaft, bis zu einer gewissen Anzahl, reicher. Ärzte und Hebammen sind Diener der Mutter und des Vaters und müssen versuchen, ihnen gute Dienste zu leisten, auch wenn sie in bestimmten Momenten wegen ihres Fachwissens die Kontrolle übernehmen müssen. Jedenfalls ist der normale Geburtsvorgang keine Krankheit und keine Operation, und es ist nicht nötig, die Eltern glauben zu machen, sie müßten nur tun, was man ihnen sagt. Insgesamt ist es für die Eltern leichter, dem Arzt und der Hebamme gegenüber in der Position des Arbeitgebers zu bleiben, wenn die Geburt zu Hause, als wenn sie in einer Klinik stattfindet.

Meine Sichtweise leitet sich aus mehreren Quellen her. In der Psychoanalyse von Müttern hat man Gelegenheit, zu Gefühlen vorzudringen, die gewöhnlich nicht geäußert werden, und darum erlaubt die Psychoanalyse eine Untersuchung dieses und anderer Themen. Meine wichtigste Informationsquelle ist die Aufnahme der Vorgeschichte von Müttern, die mit ihren Kindern zu mir in die Klinik kommen. Wenn man ihnen Zeit läßt, vermögen Mütter bis zu Gefühlen zurückzugehen, die sie vergessen haben, aus der Zeit, als ihre Kinder geboren wurden, und mir ist aufgefallen, wie ungemein erfüllt das Leben der Eltern durch einen gut geregelten Geburtsvorgang wird, aber auch wieviel Unmut eine unpersönliche Regelung hervorruft, wenn sich Ärzte und Hebammen in die entstehende Mutter-Kind-Beziehung einmischen. Dieser Unmut wird nur selten laut, verbittert aber vielen Frauen das Leben, besonders wenn sie Schwierigkeiten ihrer Kinder bis ins frühe Säuglingsalter und bis zu einem Versagen in den ersten Beziehungen zurückverfolgen können, das durch die in Kliniken übliche Art der Versorgung herbeigeführt wurde.

Das Baby.
Es ist nicht nötig, dieses Thema gesondert im Hinblick auf die Bedürfnisse des Säuglings noch einmal zu behandeln. Die Bedürfnisse des Säuglings können sowohl zu Hause als auch im Krankenhaus erfüllt werden, und an beiden Orten können sie ebenso auch ernstlich vernachlässigt werden. Der Säugling braucht zu Anfang etwas, das nur die Mutter in der Lage ist, ihm zu geben, und die damit zusammenhängenden Probleme haben wir schon behandelt. Der Säugling ist noch nicht so weit, daß er zwischen Zuhause und Klinik schon unterscheiden könnte, aber auch für ihn macht es vom Moment der Geburt an einen großen Unterschied, ob er persönlich oder mechanisch versorgt wird.

Mit freundlichen Grüßen
D. W. Winnicott

64 An Barbara Lantos

8. November 1956

Liebe Dr. Lantos,

ich bin Ihnen sehr dankbar, daß Sie sich die Mühe gemacht haben, für gestern abend ein Referat vorzubereiten.[1] Meine Achtung und Sympathie für Sie gestatten mir nicht, so zu tun, als hielte ich dies für eine Ihrer besten Leistungen. Ich denke, Sie werden wie ich auch meinen, daß es besser gewesen wäre, wenn Sie Zeit gehabt hätten, das Referat niederzuschreiben.

Ganz allgemein glaube ich, daß es überaus wichtig ist, den Teil zu Papier zu bringen, in dem Sie die psychoanalytische Sicht wiederzugeben behaupten, was wegen der Veränderungen in der psychoanalytischen Theorie immer eine schwierige Sache ist. Wahrscheinlich war mit Ihrer Darstellung in diesem Teil Ihres Beitrags niemand so recht zufrieden. Ich selbst war ganz verwirrt von der Unmenge Themen, die Sie zu umspannen versuchten, mit Ihrem sehr wichtigen Widerspruch gegen den Gedanken, daß der Säugling einen aggressiven Akt gegen die Mutter unternimmt. Dies zu diskutieren wäre wichtig gewesen, aber daneben standen andere Aspekte, zum Beispiel Ihr interessantes Thema der Urverdrängung, das sich Miss Freud herausgriff.

Ich meine, es ist nicht gut für die Vereinigung, all diese Fragen in der Schwebe zu lassen, ohne die Möglichkeit, eine davon richtig zu diskutieren, und ich schlage vor, wir sollten alles Erdenkliche tun, um die Referate für unsere kostbaren wissenschaftlichen Sitzungen wenigstens eine Woche vorher schriftlich zu bekommen und zu verteilen. Hätte ich Ihr Referat rechtzeitig gehabt, hätte ich sicherlich versucht, Sie dazu zu bewegen, ein Thema herauszugreifen, das Sie kurz dargestellt hätten und über das man dann ausführlich hätte diskutieren können. Wenn ich das sage, blicke ich mit Grauen auf viele Abende zurück, wo ich selbst vor der Society ein Referat hielt, das ich nicht rechtzeitig fertigbekommen hatte, um es zu verteilen, und das ebenso mit Gedanken überladen war wie, meine ich, Ihr Referat gestern abend.

Ich freue mich auf ein Referat von Ihnen zu einem klar umgrenzten Thema wie etwa der Urverdrängung – ein kurzes Referat, das für die Diskussion viel Zeit läßt und das man vor dem Abend, an dem Sie es vortragen, gründlich verarbeiten kann.

Alles Gute,
Ihr

P.S. Ich finde, ich will doch noch einiges mehr zu dem Eindruck schreiben, den Ihr Referat auf mich gemacht hat, und diesmal will ich versuchen, ein bißchen konstruktiv zu sein.

Ich möchte mit der Urverdrängung anfangen und mit Ihrer Annahme, daß im Menschen etwas steckt, das mit der Suche nach Beute und dem Angriff auf die Beute zusammenhängt. Ich lasse fürs erste den Teil beiseite, an den erinnert zu werden ich sinnvoll fand, nämlich die Aggression, die übrig bleibt, wenn die ursprüngliche Triebregung, wie es beim Menschen sein muß, nur noch durch Sublimierungen oder Verschiebungen repräsentiert wird. Dieser Gedanke ist schon von anderen und auch schon von mir vorgetragen worden, in bezug darauf, daß die Mutter das Kind mit einer Nahrung, die ihm genügt, »abspeist«. Ich habe sogar schon einen Säugling beschrieben, der jedesmal einen Anfall zu bekommen schien, wenn er von seiner Mutter gestillt wurde, deren Brüste so voll waren, daß die Milch dem Kind in genügender Menge in den Mund spritzte und die Befriedigung des Saugens dem Kind entzogen wurde.

Ich möchte dies für den Augenblick beiseite lassen und Sie fragen, ob Sie nicht zugeben können, daß dies, was bei Ihnen unter Urverdrängung kommt, genau dasselbe ist, was Mrs. Klein und Co. (ich selbst mit eingeschlossen) meinen, wenn sie vom primitiven Angriff des Säuglings auf die Mutterbrust sprechen? Diese Auffassungen hängen doch überhaupt nicht davon ab, ob man nun einen Todestrieb annimmt, und ich persönlich finde in diesem Teil von Freuds Theorie keinen Sinn. Ich stimme Ihnen auch zu, daß der Säugling die Mutter nicht »auffressen« will. Dies heißt dem Säugling eine Sprache zuschreiben, die einem späteren Stadium angehört; dennoch beruht ein sehr wichtiger Teil unserer Arbeit darauf, daß wir bei unseren Patienten den Angriff auf die Mutter finden, genau so, wie ich es immer wieder nachgewiesen habe und wie Melanie Klein es beschreibt. Ich meine wirklich, Sie sagen doch nur, daß Sie in Ihrer psychoanalytischen Tätigkeit diese frühe beutesuchende Aggression, die unter das fällt, was Sie Urverdrängung nennen, nicht zu finden vermögen. Das ist kein überzeugendes Argument für diejenigen, die sie nun doch finden, wenn auch mit viel Mühe. Freilich tun die Kleinianer in Vertretung ihrer Sache manches, womit ich überhaupt nicht einverstanden bin, und vielleicht sind es dieselben Dinge, die auch Sie verwirren. Zum Beispiel scheinen die Kleinianer in ihren Behauptungen auf die Ich-Unreife keine Rücksicht zu nehmen, so daß man denken könnte, sie wollten dem Neugeborenen Ideen zuschreiben, wie »Baby will Mutter fressen«. Das ist bis zu einem gewissen Grad nur ein Sprachproblem, aber die Tatsache sollte anerkannt werden, daß die Ich-Entwicklung eine solche Bezeichnung für die Absicht des Säuglings nicht zuläßt. Dennoch ist es notwendig, an dem Gedanken festzuhalten, daß ein Angriff auf den Leib der Mutter stattfindet, der erbarmungslos ist und sich erst allmählich mit Schuldgefühl belädt – allmählich, nämlich im weiteren Fortgang der Ich-Entwicklung.

Ein anderer Fehler der Kleinianer scheint mir darin zu liegen, daß sie versuchen, bei ihren Aussagen über den Säugling von seiner Pflege durch die Mutter abzusehen, was ich für unmöglich halte. Diese Kritik würde ich aber auch gegen viele richten, die nicht zur Klein-Gruppe gehören. Außerdem gibt es auch manche, die nur von Kinderpflege reden und ganz vergessen, daß der Säugling eine persönliche Entwicklung durchmacht, wenn er nicht schwer krank ist (und in diesem Fall ist er, auch bei körperlicher Gesundheit, nur ein Bündel Reaktionen auf Übergriffe).

Dennoch bleibt die Tatsache, daß in der psychoanalytischen Arbeit viele von uns mit verschiedenen Techniken wiederholt zu dem erbarmungslosen primitiven Liebesimpuls durchdringen, bei dem der Körper – die Brust, die Mutter oder was auch immer – einen erbarmungslosen Angriff erfährt, mit dem Ergebnis, daß etwas Wichtiges aus ihm herausgenommen und gegessen, d.h. zerstört wird. Wir erreichen in unseren Analysen tatsächlich etwas, von dem

Sie sagen, daß es der Urverdrängung anheimgefallen und daher in der Analyse nicht zu erreichen sei. Hier haben wir eine sehr große Meinungsverschiedenheit, die ich unnötig finde; allenfalls könnten Sie sagen, daß Sie dies in Ihren Analysen eben nicht erreichen, obwohl Sie doch sonst sehr wichtige und tiefe Triebregungen und Konflikte erreichen.

Was ich in der Hauptsache in diesem Anhängsel zu meinem Brief sagen will, ist, daß Sie zwar sagen, der von Mrs. Klein entdeckte primitive erbarmungslose Angriff auf die Mutter sei bei der Analyse von Einzelnen nicht feststellbar, gleichzeitig aber auf das Vorhandensein dieses Verhaltens beim Menschen als ein Rudiment des Beutesuchens hinweisen. Der einzige Unterschied zwischen den beiden Ansichten ist, daß Sie behaupten, dies sei in der Analyse nicht zu erreichen, während diejenigen unter uns, denen Melanie Kleins Werk eingeleuchtet hat, den Anspruch erheben, ebendies manchmal doch erreichen zu können und damit wichtige Veränderungen im Patienten zu bewirken.

Ich sehe jetzt, daß wir viel davon hätten, diese Frage zu diskutieren, und würde mir nur wünschen, gestern abend hätte ein einziges Thema wie dieses für uns alle zur Diskussion gestanden.

[1] »On the Problem of Aggression«.

65 An Anna M. Kulka

15. Januar 1957

Liebe Dr. Kulka,

endlich bin ich dazu gekommen, Ihren Aufsatz »Kinesthetic Needs and Motility in Earliest Infancy« mehrmals zu lesen. Natürlich haben Sie meine Stellungnahme schon im Oktober erwartet. Was ich jetzt sagen will, ist mehr ein Ausdruck allgemeiner Zustimmung als eine Kritik im Detail. Ich finde Ihre Arbeit sehr interessant. Ihre Literaturhinweise erscheinen mir als relevant und nützlich für diejenigen, die zu diesem Thema vielleicht erst noch hingeführt werden müssen. Haben Sie übrigens den Aufsatz »Importance du rôle de la motricité dans la relation d'objet« (von Pierre Marty und Michael Fain) gelesen, basierend auf einem Referat beim Kongreß der französisch- und italienischsprachigen Psychoanalytiker, der im Herbst in Paris stattfindet? Dieses Referat wurde 1955 gehalten. Ich bin mir nicht sicher, wieweit es sich mit Ihrer Arbeit überschneidet.

Persönlich interessiert mich am meisten die Untersuchung der Bewegungen von frühgeborenen Säuglingen, die einen Aufschluß über das Geschehen während des fötalen Zustands geben, mit Anzeichen von Leben und Lebendigkeit. Zum Beispiel hat es sich in der Analyse für mich oft so ergeben, daß eine Schlange nicht als Phallussymbol zu deuten war, sondern als Symbol für das ganze Selbst des Säuglings, so wie es sich im Körper und in den Körperbewegungen, die um das Geburtsdatum herum charakteristisch sind, darstellt. Mir scheint, Sie befassen sich mit diesem schwierigen Problem, das der Säugling zu lösen hat und das daher auch die Sache aller sein muß, die den Säugling versorgen, nämlich so viel wie möglich von allem, was an früher Vitalität da ist, zusammenzufassen und allgemein in den Dienst von Liebe und Haß zu stellen. Ohne Zweifel bleibt immer ein gewisser Rest der frühesten Aktivitäten und muskulären Impulse, der niemals der Gesamtheit der Ausdrucksmittel assimiliert wird, und eines der schwierigsten Dinge, die mir in Analysen begegnen, ist die Technik des Umgangs mit nicht assimilierten destruktiven, aggressiven oder einfach vitalen Regungen, die sich klinisch in Form von manischen Angriffen oder, häufiger, in Form einer Unfähigkeit des Patienten zur Entspannung äußern. Die Wachsamkeit gegen die manische Episode muß immer aufrechterhalten werden.

Ich meine, daß ein furchtbar wichtiger Teil der Hypermotilität ihr Verhältnis zur Hemmung der Oralerotik ist, oder, könnte ich auch sagen, die Hoffnungslosigkeit in bezug auf Objektbeziehungen in oraler Hinsicht. Ich finde, diesen Punkt arbeiten Sie heraus. Er wird deutlich in der häufigen Aussage von Eltern, daß das rastlose Kind »sogar bei den Mahlzeiten« unruhig sei. Wenn die Mutter mehr über Psychologie wüßte, würde sie sagen, »besonders bei den Mahlzeiten«, denn die Rastlosigkeit erscheint als Ersatz für den Ausdruck der Gier, die nicht befriedigt werden kann.

Jedenfalls sind wir über die Auffassung, daß der Säugling mit der oralerotischen Beziehung zur Brust anfängt, ein gutes Stück weit hinaus, und einiges an Ich-Entwicklung hat schon stattgefunden, bevor es zum Stillen kommt, sofern man dieses als ein Erlebnis des Säuglings und nicht einfach als mechanische Aufnahme der angebotenen Nahrung betrachtet.

Sie haben wahrscheinlich die Arbeit über russische Flüchtlingskinder gelesen, ich glaube, von Gorer und anderen, in der die Folgen der Entwicklung für den Charakter behandelt wurden.

Ich schicke Ihren Aufsatz gleich weiter an Dr. Hoffer und habe sehr große

Hoffnung, daß er in The Psycho-Analytic Study of the Child veröffentlicht wird. Natürlich habe ich aber in diesen Regionen keinen Einfluß.

Mit guten Wünschen und aufrichtiger Entschuldigung,

D. W. Winnicott

66 An Thomas Main

25. Februar 1957

Lieber Dr. Main,

es war ganz natürlich, daß wir auf halber Strecke in unseren Gesprächen an einen Punkt gelangt sind, wo L als mein ganz spezieller Patient zur Diskussion steht. Ich mußte die Gelegenheit ergreifen, mir persönliche Erleichterung zu verschaffen, nachdem ich viele Jahre abgewartet hatte, bevor ich über diesen Fall sprach, der, wie ich glaube, die Möglichkeiten eines klinischen Resultats in sich hatte. Ich schreibe Ihnen jetzt, um Sie daran zu erinnern, daß mir völlig klar ist, daß nicht dies das Thema ist, über das Sie und ich miteinander sprechen müßten; das Thema ist dieser Typ von Fällen, und L fällt sicherlich in die Kategorie, die Sie in Ihrer Ansprache als Vorsitzender beschrieben haben.

Meiner Meinung nach ist diese Ihre Arbeit für die Psychoanalyse von Bedeutung. Es ist möglich, daß die Psychoanalyse zu Ihrem Verständnis des Problems etwas beitragen kann und daß Sie manche der analytischen Beiträge noch nicht aufgenommen haben. Das wird sich herausfinden lassen. Ich denke, daß manche von meinen eigenen Arbeiten, die dieses Thema berühren, für Sie interessant sein könnten. Es wird mir Spaß machen, Ihnen das kleine Bißchen mitzuteilen, das ich, glaube ich, als Analytiker beisteuern könnte. Tatsache bleibt jedoch, daß Ihre Sammlung all der Fragmente von Pflege-Reaktionen sich zu einem echten Beitrag zur Psychoanalyse summiert.

Vereinfachend würde ich sagen, unter den Menschen auf der Welt gibt es zwei klare Extreme: diejenigen, die eine Psychoanalyse durchmachen oder von einer Psychoanalyse, wie wir sie kennen, Nutzen haben könnten, und im Kontrast zu ihnen jene andern, die keinen Grund zur Hoffnung haben und die uns daher nicht kümmern. Die zweite Kategorie umfaßt einen großen Teil der Insassen psychiatrischer Krankenhäuser und außerdem eine große Anzahl Menschen, die im normalen Leben stehen, aber keine Ahnung haben, daß das

Leben befriedigender sein könnte, als es ist. Über die Zone zwischen diesen beiden Extremen geht es mir jetzt. Wir können sie wiederum in drei Gruppen einteilen. Die erste wären diejenigen mit Bedürfnissen, die sich aus dem frühen Säuglingsalter herleiten: diese Menschen stehen eine Analyse grad noch so durch, teilweise deshalb, weil sie zufällig an einen Analytiker geraten sind, der bereit ist, die klassische Technik wenn nötig zu modifizieren. Die dritte Kategorie in dieser Zwischenzone derer, die etwas Hoffnung haben, besteht zum großen Teil aus denen, die Selbstmord begehen. In der Mitte befindet sich die zweite Kategorie, und hier haben wir die Art Patienten, von der sie reden. Ihr Charakteristikum ist, daß die Hoffnung sie zwingt, bei allen Therapien, welche die Lösung sein könnten, die Türen einzurennen. Darin können sie keine Ruhe geben, und, wie Sie ja wissen, ist ihre Methode zur Mobilisierung von Aktivität von fürchterlicher Effizienz. In dieser Gruppierung im besonderen finde ich eine dynamische Gewalt, die die Psychoanalyse vernichten könnte. Praktisch könnten diese Patienten das gesamte Pflegepersonal und auch das im engeren Sinne psychoanalytische Personal verschleißen. Die Psychoanalyse kann diese Gruppe nicht länger ignorieren, sondern muß wissen, daß sie eine Gefahr darstellt. Das Leben des Psychoanalytikers ist wahrscheinlich durch ein oder zwei von diesen Patienten bedroht, die es in seiner Praxis immer geben wird, und Sie hatten dies auch schon angedeutet, als Sie von L sprachen. Die konstruktive Arbeit am Cassel[-Hospital] kann, wie Sie erklärt haben, durch einige solcher Patienten gestört werden.

Was ich schwarz auf weiß festhalten möchte, ist hier, daß diese Patienten uns dazu bringen, uns alle Mühe zu geben, weil sie Hoffnung haben und weil gerade die Hoffnung sie so gescheit macht; zugleich aber führt der Umstand, daß wir ihnen nicht geben können, was sie brauchen, zur Katastrophe. Mit anderen Worten, es nützt nur ein wenig, wenn man zeigen kann, daß diese Patienten eine sehr komplexe Situation brauchen, in der sie regredieren können und in der der Psychoanalytiker ihnen helfen kann, aus der Regression einen Vorteil zu ziehen. Was immer man hier tut und tun kann, muß immer ein Bruchteil dessen bleiben, was nötig wäre, um das destruktive Potential dieser Gruppe zu neutralisieren. Ich würde sogar sagen, daß es, je mehr Psychoanalytiker zu dieser Art Behandlung mit einigen wenigen Patienten fähig werden, um so mehr Patienten geben wird, die Hoffnung schöpfen und daher anfangen, auf der Suche nach einem Leben, das ihnen wirklich vorkommt, erbarmungslos um sich zu schlagen. Ich meine daher tatsächlich, daß die Psychoanalytiker, wenn sie das von Ihnen in Ihrem Referat aufgeworfene Problem ignorieren, eine Gruppe von Kräften ignorieren, die die Psychoanalyse vernichten und in der Praxis zum Tod von Analytikern und psychiatrischen

Pflegepersonen und zur Auflösung der besseren Art psychiatrischer Einrichtungen führen könnte.

Ich glaube, ich fasse hier nur noch einmal in Worte, was wir einander schon gesagt haben, und ich wollte ganz sicher gehen, daß Sie wissen, wie klar mir ist, daß meine ganz besondere Haltung gegen L nicht das Thema ist, das zur Diskussion steht, außer insofern, als mein spezielles Interesse einen Aspekt des allgemeinen Problems darstellt.

Ihr
D.W. Winnicott

67 An Melanie Klein

7. März 1957

Liebe Melanie,

ich glaube, gestern abend hat es allen gefallen, auch Dein Beitrag.[1]

Ich schreibe wegen einer Kleinigkeit. Ich möchte nicht, wenn ich nach der Bedeutung des Wortes »inneres« [internal] frage, daß Du denkst, ich hätte alles vergessen, was ich vor zwanzig Jahren bei Dir gelernt habe. Ich habe das Wort auch so gebraucht, wie Dr. Segal es ständig gebrauchte, und ich hätte nicht arbeiten können, ohne immer die innere Situation im Blick zu halten, wie sie sich in den Vorbringungen des Patienten darstellt.

Darf ich voraussetzen, daß Du weißt, warum ich diese Frage stellte? Weil nämlich die eine Hälfte der Vereinigung das Wort »inneres« in diesem Sinne gebraucht, die andere Hälfte aber nicht. Dies ist ein Grund für erhebliche Mißverständnisse, und ich als Vorsitzender muß versuchen, Gelegenheit zu einer Kreuzbefruchtung zu geben. Sehr wahrscheinlich werde ich dasselbe bei anderer Gelegenheit wieder tun; oder andernfalls wäre es gut, mal einen ganzen Abend für die Diskussion über diese Termini und ihre Anwendung zu reservieren.

Natürlich ist die Sache in bezug auf Dr. Segals Referat ganz unwichtig, aber das kann man bei fast jeder Gelegenheit sagen, wenn diese Frage auftaucht.

Mach Dir nicht die Mühe, diesen Brief zu beantworten. Ich wollte nur sicher sein, daß Du weißt, um was es geht. Tatsächlich konnte Dr. Segal, finde ich, auf Befragen ihren Gebrauch des Wortes »inneres« nicht gleich befriedigend rechtfertigen, denn wenn man seine Mutter auffrißt, hat man deshalb noch keine Mutter in sich. Hätte sie mehr Zeit gehabt, hätte sie vermutlich zwischen Einverleibung und magischer Introjektion, die sie wohl meinte, unterschieden.

Alles Gute,
Dein

[1] Hanna Segal hatte ein Referat mit dem Titel »Report on the Analysis of a Man of Seventy-Four« gehalten, und Melanie Klein hatte zur Diskussion beigetragen.

68 An Martin James

17. April 1957

Lieber Dr. Martin James,

es freut mich immer, wenn ich von jemandem höre, der sich in Wadebridge aufhält. Clare und ich fahren am Samstag nach Plymouth, und vielleicht folge ich Ihrem Beispiel und gehe schon baden. Alles Gute Ihnen beiden!

Was Ihren Brief angeht, so freut es mich sehr, daß Sie meinen Aufsatz nützlich fanden. Es macht nichts, wenn Sie nicht mit allen Einzelheiten einverstanden sind, und ich hoffe, einiges aus Ihren Vorlesungen zu lernen, wenn Sie sie mir irgendwann schicken.

Das Argument, das Sie vorbringen, ist interessant, aber mir scheint, wir wollen doch beide dasselbe sagen. Sie sagten, Desillusionierung ist ein schäbiges Resultat usw. – Glück ist, wenn die Illusionen wahr werden usw. Ich meine aber dennoch, daß es Sache der Mutter ist, dem Kind die Fakten der äußeren Realität nahezubringen. Es geht darum, daß sich das Kind aus der Beibehaltung der Illusion ein geistiges Leben aufbauen kann. Ich muß sagen, ich finde das alles ziemlich schwierig, denke aber, daß dies, wie Sie sagen, ein guter Einstieg in die Diskussion vieler aktueller Probleme der Kindheit und des Erwachsenendaseins ist.

Alles Gute,
Ihr

69 An Augusta Bonnard

1. Oktober 1957

Liebe Dr. Bonnard,

ich bin Ihnen dankbar, daß Sie mir über das Referat, das Sie vorbereiten, und dessen Inhalt geschrieben haben. Es freut mich, daß Ihnen die Rundreise durch die Staaten gefallen hat und daß Sie die Gastfreundschaft Ihrer Freunde überlebt haben.

Was die Frage angeht, ob ich nun der Vater oder die Mutter bin, wie Sie es ausdrücken, so habe ich keine Ahnung. Ich finde es sehr interessant, wenn verschiedene Beobachter zu ähnlichen Ergebnissen kommen, weil das dann wahrscheinlich bedeutet, daß sie objektiv mit etwas wirklich Vorhandenem beschäftigt sind. Für mich ist es völlig belanglos, ob etwas nun zuerst von mir oder von Spitz[1] gesagt wurde. Was ich gesagt habe, war das natürliche Ergebnis meiner eigenen Art, an diese Dinge heranzugehen. Sie können Andeutungen von allem, was ich später geschrieben habe, schon in früher geschriebenen Sachen finden. Vermutlich wäre es ganz lustig, da ins einzelne zu gehen, und wenn ich wollte, könnte ich dann behaupten, daß Dr. Spitz vor zehn Jahren irgendwas von mir gelesen haben muß oder daß ich um die gleiche Zeit etwas von ihm gelesen hätte. Ich hoffe, daß es Ihnen einfach schnuppe ist, wer nun der Vater und wer der Stiefvater war.

Ich denke, daß ein Aufsatz von mir über Maternal Preoccupation[2] Sie vielleicht interessieren wird. Ich lege Ihnen eine Kopie bei, aber in ein, zwei Monaten werden meine Collected Papers (klingt das nicht toll!) wirklich auf dem Markt sein, weil wir jetzt mit dem Register fertig geworden sind, und am Ende dieses Buches finden Sie den Aufsatz über primäre Mütterlichkeit.

Ihr Abschnitt über diese Fragen hat mir wirklich gefallen. Er schien mir echt Augusta Bonnard zu sein, vielleicht beeinflußt von Spitz und Winnicott, aber wohl doch etwas, das Sie auch selbst gesagt hätten, ganz unabhängig von uns und von Hartmann, und darum wollen wir uns freuen, daß wir wir selbst sind, und uns freuen, wenn wir etwas, das wir gemacht haben, in den Arbeiten anderer wiederfinden. Ich bin gespannt auf Ihr Referat.

Mit freundlichen Grüßen

[1] René A. Spitz, ein führender psychoanalytischer Erforscher und Theoretiker der frühkindlichen Entwicklung.

[2] Dt.: »Primäre Mütterlichkeit« in *Von der Kinderheilkunde zur Psychoanalyse*, Frankfurt: Fischer, 5. Aufl. 1994.

70 An Augusta Bonnard

7. November 1957

Liebe Dr. Bonnard,

ich möchte Ihnen auch schriftlich, wie gestern schon mündlich, sagen, daß mir Ihr Referat[1] sehr gut gefallen hat. Ich finde, es war etwas überladen, und eigentlich meine ich im nachhinein, daß Sie das über die Zunge für ein zweites Referat hätten auslassen sollen, weil es vom Hauptthema wegführte. Vielleicht werden Sie mir hier nicht zustimmen, aber die Diskussion hätte besser sein können, wenn das Referat kürzer gewesen wäre, und in diesem Fall hätten Sie eben mindestens zwei Referate halten müssen.

Die Hauptsache ist, daß Sie hier an etwas arbeiten, womit ich selbst zutiefst sympathisiere. Ich denke, daß wir bei manchen Typen von Fällen alle viel Zeit damit vertan haben, ganz korrekt auf einer Ebene zu deuten, die nicht die tiefste war, so daß der Patient die ganze Zeit mit diesem Material und seinen Deutungen beschäftigt bleibt, obwohl es ihm natürlich viel lieber wäre, wenn wir zu den tieferen Elementen durchdringen könnten.

Herzlichen Dank,
mit freundlichen Grüßen

1 »Pre Body-Ego Types of (Pathological) Mental Functioning«.

71 An Joan Riviere

13. Juni 1958

Liebe Mrs. Riviere,

ich wollte Ihnen noch Nachricht geben, bevor ich für eine Woche nach Portugal fahre. Es war sehr freundlich von Ihnen, mir bei dem Jones-Nachruf[1] zu helfen.

Natürlich bin ich betroffen, daß Sie wegen der anderen Abmachungen verärgert sind.[2] Meiner Meinung nach habe ich nur einen ganz kleinen Fehler gemacht, der kein Grund zum Ärger sein sollte. Jeder, der Sie jetzt schon wegen Ihres Geburtstags am 28. Juni anruft, kann nicht bei Trost sein, und für solche Leute kann ich mich nicht verantwortlich fühlen. Es ist richtig, daß die Ankündigungen ziemlich früh herausgegangen sind, aber ich mußte etwas tun, bevor ich verreise.

Ich hatte gesagt, ich würde Ihnen Bescheid geben, bevor ich etwas unternehme, aber damit meinte ich, eine Feier arrangieren oder eine Nachricht verfassen; von der Feier wußten Sie doch, weil ja alles von Paula Heimann vorbereitet wurde, und darüber war ich auch sehr froh. Viele andere Leute werden auch froh sein. Was ich gemacht habe, nämlich die Ankündigungen herauszuschicken, schien mir keine Rücksprache mit Ihnen mehr zu erfordern.

Aus irgendeinem Grund, finde ich, sind Sie wegen dieser Sache mit Ihrem Geburtstag unnötig empfindlich. Wenn Sie die Sache einfach laufen lassen, wird alles schon gutgehen. Diejenigen, die gern daran erinnert werden, welche wichtige Rolle Sie in der Geschichte der Psychoanalytischen Gesellschaft gespielt haben, oder die Sie gern haben, werden sich über die Gelegenheit freuen, Ihnen ihren Respekt zu bezeigen, und die anderen können das Datum ja ignorieren.

Ich möchte noch etwas sagen, nämlich daß es auf der Welt viele großzügige Menschen gibt, aber nur wenige, die auch zu empfangen wissen. Ich hoffe doch, daß Sie aus Anlaß dieses Ihres Geburtstags sich als fähig erweisen werden, einfach entgegenzunehmen, was Ihnen zuteil wird. Manches davon wird gut sein, auch wenn der Rest falsch ist.[3]

Danke für die Bemerkungen über Jones.

Mit guten Wünschen,
Ihr

[1] Der Nachruf erschien im *International Journal of Psycho-Analysis*, 1958.

[2] Mrs. Riviere hatte Winnicott einen scharfen Brief geschrieben, weil er Ankündigungen zu ihrem bevorstehenden Geburtstag verschickt hatte.

[3] Dieser Absatz könnte als Ergänzung zu dem erscheinen, was Winnicott 1952 an Melanie Klein geschrieben hatte, als er sich darüber beklagte, daß Melanie Klein seiner Geste (d.h. seinem Referat) nicht entgegengekommen sei: »Es war genau an diesem Punkt, wo Mrs. Rivieres Analyse bei mir versagt hat.«

72 An R. D. Laing

18. Juli 1958

Lieber Dr. Laing,

gestern kam ich zum ersten Mal dazu, Ihr Ms.[1] zu lesen, dem ich den Schimpf antat, nach zwei Stunden schon durch zu sein. Daraus können Sie ersehen, daß ich ihm nicht gerecht geworden bin. Nachdem ich es gelesen hatte, versuchte ich gleich, Sie anzurufen, so aufgeregt war ich. Ich glaube, meine Aufregung hatte damit zu tun, daß Sie so viel von den Dingen Gebrauch machen, die ich wichtig finde. Jedenfalls sind Sie in Ihren Zitaten und Zuschreibungen sehr großzügig.

Es ist möglich, daß Sie in der Exposition zu Anfang ein bißchen viel mit sich selbst reden. Vielleicht ist das eine gute Art, ein Buch einzuleiten, aber mein Interesse wurde erst nach dem ersten Drittel richtig wach. Ich hoffe, das Buch wird bald veröffentlicht, und von da aus könnten Sie dann zu einer bündigeren theoretischen Darstellung fortschreiten.

Übrigens habe ich aus Ihrem Buch, das immer sehr aufregend ist, auch etwas gelernt; etwas über das Beobachtetwerden in paranoiden Zuständen, was Sie schreiben, brachte mich dahin, zu erkennen, daß eine von meinen Patientinnen von einer Projektion ihres wahren Selbst beobachtet wird. Das ist etwas, woran ich noch nicht gedacht hatte, und es hilft mir ganz erheblich.

Vielen Dank, daß Sie mich das Ms. haben lesen lassen. Ich freue mich auf das Buch.

Mit freundlichen Grüßen

[1] Laing hatte Winnicott das Manuskript seines Buches *The Divided Self* geschickt. (Dt. *Das geteilte Selbst*, München, dtv 1987)

73 An Herbert Rosenfeld

16. Oktober 1958

Lieber Dr. Rosenfeld,

ich möchte Ihnen schreiben, um Ihnen für Ihr Referat zu danken und für die Art, wie Sie auf die gestellten Fragen eingegangen sind. Ich stimme mit Dr. Gillespie darin überein, daß es sehr wichtig ist, dies als ein Thema für sich zu behandeln und nicht nur, wie bisher, bei Fallbeschreibungen beiläufig darauf einzugehen.

Bei dem klinischen Material aus Ihrem Fall klingelte es bei fast zu vielem, und ich glaube, jeder hatte den Eindruck, Sie redeten über die Art Dinge, die in seiner analytischen Praxis fast täglich vorkommen, und gäben manche Hinweise, wie am besten zu verfahren wäre. Mich amüsierte es, als mein erster Patient heute morgen gleich mit der folgenden Bemerkung anfing: »Gestern verließ ich Sie mit dem Gedanken, daß Sie gleich eine Koronarthrombose kriegen, aber sie leben ja noch; heute bin ich's, dem dieser Tod bevorsteht.« Er ist ein Mann, bei dem hypochondrische Symptome eine große Rolle spielen.

Meine Meinung über das Wort Neid wurde durch das, was in der Diskussion passierte, nicht verändert; ich denke immer noch, daß es zum oralen Sadismus in seiner vollen Bedeutung nichts hinzufügt, und ich meine, daß es eine schwere Komplikation mit sich bringt, die eine Verständigung zwischen Kleinianern und Nicht-Kleinianern überaus schwierig macht. Sie werden mir wohl zugeben, daß es sehr wichtig ist, diese Frage gründlich durchzuhecheln.

Noch einmal, vielen Dank!

Mit freundlichen Grüßen

74 An Victor Smirnoff

19. November 1958

Lieber Dr. Smirnoff,

vielen Dank für Ihren neuen Brief zur Übersetzung von Transitional Objects and Transitional Phenomena[1] ins Französische. Ich will versuchen, Ihnen in den Fragen, die Sie stellen, behilflich zu sein.

Seite 1, Sp. 2, Zeile 12
affectionate type of relationship
Das Wort »affectionate« kommt im Englischen der Bedeutung von »tender« sehr nahe, wird aber nicht genau an denselben Stellen gebraucht. Ein Gebaren, das »affectionate« [etwa: herzlich] ist, sehen wir, wenn zwei Menschen, die sich lieben, sich mit den Händen berühren und leicht beben. Zweifellos ist Trieb mitgemeint, aber der Trieb kommt nicht gleichzeitig zur Auswirkung. Bei einem kleinen Kind sieht man manchmal eine erotische Art von Beziehung zwischen dem Daumen des Kindes und seinem Mund und gleichzeitig eine »affectionate« Beziehung zwischen den Fingern und der Oberlippen- und Nasenzone. Diese liebevolle Art der Beziehung fehlt gewöhnlich beim Kriminellen oder sogar schon in den Frühstadien von Antisozialität. Vielleicht gibt es in Ihrer Sprache kein Wort für alles, was sublimierter Affekt ist, und dies ist sehr charakteristisch für die meisten Gefühlsäußerungen eines normalen Kindes.

Das Wort »tender« ist ganz gut, betont aber das Fehlen von Aggression und Destruktivität, während »affectionate« dies weder betont noch ausschließt. Man kann sich zum Beispiel eine Umarmung vorstellen, die »affectionate«, aber alles andere als »tender« wäre.

Seite 2, Sp. 1, Zeile 5
imaginative elaboration of function etc.
Ich will versuchen zu erklären, was ich mit diesem ganzen Absatz meine. Nehmen wir an, jemand versucht, eine umfassende Kurzbeschreibung der menschlichen Natur zu geben. Er könnte dies tun, indem er vom Muster der Beziehungen des Individuums zur äußeren Realität spricht. Er könnte andererseits dasselbe in bezug auf die Beziehung des Patienten zu seiner inneren, psychischen Realität tun. Gewöhnlich versucht man, das eine mit dem andern zu verbinden, und manchmal wird angenommen, daß die menschliche Natur

aus einer Mischung dieser beiden Aspekte besteht, von denen jeder den anderen ergänzt. Bei dieser Darstellung wird notwendig die Phantasie, ob bewußt oder unbewußt, mit berücksichtigt, die Phantasievorstellungen sowohl über äußere Dinge als auch über die eher mystischen psychischen Phänomene. In der psychoanalytischen Theorie wird allgemein vorausgesetzt, daß das Ich ein Körper-Ich ist, das heißt, daß die gesamte Struktur der Persönlichkeit auf den Körperfunktionen und den sie begleitenden Phantasien aufbaut. Den Terminus »imaginative elaboration« habe ich zur Bezeichnung der Theorie benutzt, daß die Phantasie und die psychische Realität ihren Ursprung in einer Ausgestaltung der Körperfunktionen haben. Ein Beispiel für solche Funktionen wäre es, wenn der Daumen in den Mund gesteckt wird. Beim menschlichen Säugling wird diese Funktion oder Tätigkeit jedoch ausgestaltet. Ihre Bedeutung ist nie so ganz einfach. Sie bedeutet, daß man den Daumen in der Gewalt hat, und der Daumen steht für alle andern Objekte, die in dieser Weise zusammengeholt und in Beziehung zum Mund gebracht werden, usw. usw. Mit anderen Worten, die Funktion hat für das Individuum eine Bedeutung, zuerst eine ganz einfache, später eine sehr komplexe. Hoffentlich gibt Ihnen das eine Vorstellung davon, was ich meine.

In diesem ersten Abschnitt bereite ich den Boden für den nächsten Abschnitt, in dem ich sage, daß bei einer umfassenden Aussage über die Natur des Menschen noch ein Drittes berücksichtigt werden muß, ein Zwischenbereich des Erlebens. Dies ist der Bereich, dem ich die Übergangsphänomene und Übergangsobjekte zuordne.

Seite 2, Sp. 2 (4) (unten)
mouthing
Mit »mouthing« meine ich einfach ein Bearbeiten mit dem Mund. Man kann sagen, das Baby steckt den Daumen in den Mund, als ob dies ein Erlebnis des Daumens wäre. Man kann es aber auch umgekehrt als ein Erlebnis des Mundes betrachten, und dann bedeutet »mouthing«, was der Mund mit dem Daumen macht. Das besagt nicht unbedingt, daß Laute erzeugt würden, aber es besagt, daß über den Mund eine Beziehung zu einem Objekt hergestellt wird.

Seite 3, Sp. 2 (7)
go inside
Mir gefällt die etwas ungeschickt wörtliche französische Übersetzung, weil das Wort »introject« eher an einen intellektuellen Vorgang denken läßt als an eine psychosomatische Angelegenheit. Ich meine, man kann in der französischen Sprache eine Tendenz erkennen, einen zum intellektuellen Begriff hin-

zuziehen und weg vom Psychosomatischen und der ziemlich wörtlichen Bedeutung von »innen« und »außen«, die ich angebrachter finde, wenn wir von der frühen Kindheit sprechen. Die Stellung des Daumens zum Beispiel, der weder innen noch außen ist, ist für den Säugling wahrscheinlich schon zur Zeit der Geburt wichtig, wenn noch nicht viel Intellekt für Introjektions- und Projektionsmechanismen da ist. Trotzdem gebe ich zu, daß es beim Übersetzen vielleicht nötig sein könnte, sich für das Wort »introjection« zu entscheiden, das auch korrekt wäre, abgesehen von dem eben ausgesprochenen Bedenken, daß es sich um einen groben und nahezu physischen Mechanismus handelt.

Seite 4, Sp. 2, Zeile 14
comforter
Ein »comforter« bedeutet in diesem Kontext etwas, das tröstet, nicht ein Stück Gummi. Trost setzt die Einsicht voraus, daß es einen Kummer gibt.

Seite 5, in der vergleichenden Untersuchung
cult
Dieses Wort »cult« ist für Sie schwer zu übersetzen, weil es nicht sehr gut gewählt ist. Die Mutter gebrauchte das Wort, und damals schien es zu passen. Das Kind sammelte Gegenstände wegen bestimmter Ähnlichkeiten und sortierte sie wegen mancher Unähnlichkeiten. Ich denke, Ihr Ausdruck könnte sein »un véritable cult[e]«. Ein anderes englisches Wort, das möglich ist, wäre »a collection of objects«.

Seite 6, Sp. 1, Zeile 15
deadness
»Deadness« bedeutet hier einfach Unlebendigsein, Abwesenheit aller Merkmale des belebten Zustands.

Seite 6, Sp. 2, Zeile 15
maternal failure
»Failure« ist hier gleichbedeutend mit Unzulänglichkeit.

Seite 6, Fußnote 11, Sp. 2
resting place of illusion
Dies ist gewiß ein etwas sonderbarer Ausdruck. Ich meine, daß sich im Individuum ein ständiger Kampf, das ganze Leben lang, abspielt, in dem es darum geht, Fakten von Phantasien, äußere von psychischer Realität, Leben und

Traum zu unterscheiden. Die Übergangsphänomene gehören einem Zwischenbereich an, den ich als Ruheplatz bezeichne, weil das Individuum, wenn es in diesem Bereich lebt, von der Aufgabe, Fakten von Phantasien zu unterscheiden, ausruht.

Seite 8, Untertitel
disillusionment
Ja, es gibt einen Grund, warum ich »disillusionment« sage. Ich glaube, ein englisches Substantiv »disillusion« gibt es nicht, wohl aber das Verb.

Seite 8, Sp. 2, Zeile 24
delusion
Ja, ich meine »delusion« hier im halluzinatorischen Sinne, allerdings nicht unbedingt eine visuelle Halluzination; es könnte auch eine fixe Idee sein.

Seite 9, Sp. 1, Zeile 24
basis of initiation of experience
Hier versuche ich in meiner Zusammenfassung, das Erleben zu den Übergangsphänomenen in Beziehung zu setzen.

Ich will damit sagen, daß das eigentliche Erleben weder direkt aus der psychischen Realität des Individuums noch aus seinen Außenbeziehungen entspringt. Das klingt ziemlich befremdlich, aber Sie verstehen vielleicht, was ich meine, wenn Sie an das Erleben eines van Gogh denken, das heißt, eines Mannes, der sich beim Malen eines Bildes wirklich, in seinen Beziehungen zur äußeren Realität oder in seinem verschlossenen Innenleben dagegen unwirklich fühlte. Ich meine, daß dieser Gedanke unbedingt herausgearbeitet werden muß, aber hier ist es die Sache, die ich sagen will, mit der Sie Mühe haben.

Lassen Sie mich wissen, ob Sie noch andere Fragen haben oder ob manches von diesem hier immer noch dunkel ist.

Vielen Dank!
Mit freundlichen Grüßen
D. W. Winnicott

[1] Dt. »Übergangsobjekte und Übergangsphänomene« in *Vom Spiel zur Kreativität*. Stuttgart: Klett-Cotta, 7. Aufl. 1993 (Anm. d. Red.).

75 An Donald Meltzer

21. Mai 1959

Lieber Dr. Meltzer,

ich denke, Sie werden gemerkt haben, daß Ihr Referat[1] gestern abend gefallen hat. Ich selbst bin froh, daß Sie es so langsam vorgetragen haben, auch wenn Sie deshalb fünfzig statt zwanzig Minuten brauchten. Es wäre für die Leute nicht leicht zu diskutieren gewesen, wenn sie nicht das Material schon vor Augen gehabt hätten, und auch dies hätte man erst genau durchlesen müssen, um auch nur bis zum Verständnis des Materials zu gelangen.

Ich denke, Sie werden mir zustimmen, daß so lange Deutungen wie die, von denen Sie berichteten, nur in besonderen Fällen und bei Patienten mit hohem IQ möglich sind. Es ist schade, daß Berichte wie Ihrer gestern abend bei manchen Leuten den Eindruck erwecken, die Anhänger von Mrs. Klein würden mehr reden als ihre Patienten. Vielleicht reden sie tatsächlich mehr als andere Analytiker, und darüber wüßte ich sehr gern Näheres. In einem Fallbericht jedoch bekommt der Zuhörer, wenn der Analytiker eine zu lange Deutung gibt, den Eindruck, daß der Analytiker mehr zu sich selbst spricht als zum Patienten.

Verstehen Sie bitte, daß ich überhaupt keine Zweifel an der bemerkenswerten Leistung habe, von der Sie berichteten, und ich persönlich bin froh über die Gelegenheit zu einem Einblick in Ihre Arbeit und versuche, etwas daraus zu lernen. Meine Bemerkungen kommen aus einem allgemeinen Wunsch heraus, daß diejenigen, die über eine Arbeit wie die Ihre berichten, dies auf eine Weise tun könnten, die für die gesamte Society akzeptabel wäre, und Sie werden bemerkt haben, daß die Sitzung gestern abend in einer bestimmten Hinsicht unbefriedigend war, nämlich wegen Abwesenheit eines Drittels der Mitglieder. Meine persönliche Meinung ist, daß die Leute aus der B-Gruppe[2] diesen Sitzungen fernbleiben, denn wenn sie kommen, werden sie in einer Sprache angeredet, die für sie eine Fremdsprache ist, und das finden sie langweilig. Eines Tages werden auch Sie imstande sein, über Ihre Arbeit in einer Sprache zu reden, die für alle Mitglieder verständlich ist.

Ich darf wiederholen, daß ich Ihnen danken möchte und Ihnen gratuliere.

Mit freundlichen Grüßen
D. W. Winnicott

[1] »Notes on a Transient Inhibition of Chewing«.

[2] Der von Anna Freud angeführte Teil der Mitglieder und Kandidaten.

76 An Elliot Jaques

13. Oktober 1959

Lieber Dr. Jaques,

ich möchte Ihnen zu Ihrem Referat schreiben, weil ich vielleicht nicht klar genug gesagt habe, daß ich es als einen wichtigen Beitrag empfand, ungeachtet der Tatsache, daß ich Ihre Behauptung anzweifelte, daß die Psychoanalyse die schwierigste Arbeit von der Welt sei (oder etwas dergleichen). Ich bin wirklich sehr an der Fortführung Ihres Themas interessiert und hoffe, Sie werden in derselben Richtung weiterschreiben. Zum Beispiel wüßte ich gern, was Sie über den Unterschied zwischen der Arbeit eines Studenten und der Arbeit eines Berufstätigen sagen. Ich denke, Sie werden gleich verstehen, was ich meine, wenn ich auf den Fall des ewigen Studenten hinweise, der sogar sehr hart arbeiten kann, aber nur unter der Bedingung, daß es kein Job ist.

Ich weiß, ich rede manchmal ein bißchen leichtfertig daher, aber mit dem Unterschied zwischen einer Analyse und dem Schreiben eines Aufsatzes war es mir ernst. Die Analyse, wie ich sie mache, wird vom Patienten getragen, nicht von mir, während ein Aufsatz natürlich in dieser Hinsicht etwas anderes ist. Ich hätte sagen können, daß ein Aufsatz, an dem man gerade schreibt, sich niemals zu einem umdreht und »he, werd' mal wach!« sagt. Kann es wohl sein, daß manche Leute ihre Analysen auf eine aktivere Weise betreiben als ich und sich dabei nicht auf einen Prozeß im Patienten verlassen, so daß die Analyse auf der Arbeit des Analytikers beruht? Ich glaube eigentlich nicht, daß Sie das sagen wollten. Dies ist eine Frage, für die sich die Vereinigung sehr interessiert.

Ich hoffe, Sie ersehen aus diesem Brief, daß mich Ihre Arbeit wirklich sehr interessiert, und ich bin gespannt auf die nächsten Referate von Ihnen zu Themen der gleichen Art.

Mit guten Wünschen,
Ihr

[1] »Disturbances on the Capacity to Work«.

77 An Thomas Szasz

19. November 1959

Lieber Dr. Szasz,

ich schreibe Ihnen zu dem Fragebogen, den Sie mir freundlicherweise schickten.[1] Ich weiß, daß Sie sehr ernsthaft im Forschungsbereich tätig und außerdem ein psychoanalytischer Kollege sind. Ich hoffe, Sie nehmen mir nicht übel, daß ich beschlossen habe, diesen Fragebogen nicht auszufüllen. Meiner Ansicht nach ist es kein guter Fragebogen. Es gibt keine Möglichkeit, ihn so auszufüllen, daß ein zutreffendes Bild von meiner Praxis oder meinen Ansichten als Analytiker oder Kinderpsychiater entstünde.

Ich bin der Meinung, daß diese Art Fragebogen gefährlich ist, weil die eindeutigen, in numerischer Form ausgedrückten Antworten zu gewissen Schlußfolgerungen führen, und ich glaube, daß keine solchen Schlüsse daraus gezogen werden können, weil auf diese Weise niemandes Ansichten und niemandes Praxis dargestellt werden können.

Ich könnte mit meiner Kritik ins einzelne gehen, will Ihnen aber hier einfach nur schreiben, daß ich meiner Meinung nach bei etwas Falschem mitmachen würde, wenn ich Ihnen das ausgefüllte Formular schickte.

Mit guten Wünschen,
Ihr

[1] In dem Fragebogen ging es um Daten zur Praxis und um die Einstellungen des Analytikers.

78 An Michael Balint

5. Februar 1960

Lieber Balint,

ich frage mich immer noch, wie Ihnen gestern abend zumute gewesen sein muß.[1] Vielleicht waren Sie in mancher Hinsicht zufrieden, aber es ist immer sehr schwer zu sagen, was unter dem Strich das Ergebnis einer Sitzung in der

Society sein wird. Da ich in der Diskussion nicht gesprochen habe, dachte ich, ich sollte Ihnen ein paar Zeilen schreiben.

Für mich zerfällt Ihre Arbeit in zwei absolut getrennte Teile. Es wäre möglich, daß Sie die Sache ein wenig verworren machen, weil Sie beide Teile in ein Referat bringen und weil das Referat so lang war, daß es besonders schwerfiel, es in allen Aspekten zu diskutieren. Fast das ganze Referat schien mir mit der Geschichte der psychoanalytischen Theorie zu tun zu haben. Ich beneide Sie sehr um die Art, wie Sie sich auf Ihre Kenntnis von Freuds Schriften stützen und diese Belange mit viel eigener Erfahrung darin, wie in frühen Tagen alles zugegangen ist, erörtern können. Ich kann einfach an solchen Exerzitien nicht teilnehmen, obwohl ich ihre Bedeutung zu erkennen vermag. Ich sollte vielleicht sagen, daß ich, während ich früher völlig außerstande war, mich an einer metapsychologischen Diskussion zu beteiligen, heute nun schon manchmal ein Fünkchen Licht sehe, und wenn ich lange genug lebe, werde ich vielleicht ab und zu einmal mitreden können. Ich meine jedoch, daß ich es immer für relativ unwichtig halten werde, wie Freud sich nun selbst widersprochen und allmählich durch neue Vorschläge zum Denken angeregt hat. In zehn oder zwanzig Jahren werden die Leute, die sich darum kümmern, sämtlich tot sein.

Der letzte Teil Ihres Referats zeigt, daß Sie nicht einfach einer von denen sind und daß Sie sich tatsächlich auch für Babys ebenso interessieren wie für die Theorie der frühen Mechanismen. Dies haben Sie immer sehr deutlich gemacht, und wenn Sie nur die ganzen theoretischen Ausführungen über die Bedeutung des Wortes Narzißmus weggelassen hätten, dann, meine ich, hätten Sie mit Ihren Ansprüchen, etwas erkannt zu haben, das Sie primäre Liebe nennen, fortfahren und uns eine Chance geben können, darüber zu diskutieren. Ich persönlich diskutiere darüber sogar sehr gern.

Obwohl wir von völlig verschiedenen Standpunkten ausgehen und uns, glaube ich, auch nie gegenseitig beeinflußt haben, sind Sie und ich doch beide an der frühen Versorgung durch die Umwelt interessiert. Ich denke, wir sind uns darüber einig, was im Fall eines Versagens passiert. Grundstörung heißt das Wort bei Ihnen, und ich habe auf meine Weise auch über diese Dinge gesprochen. Kein Zweifel, Ihre Darlegung dazu geht meiner eigenen viele Jahre voraus. Zu Ihnen im Widerspruch befinde ich mich im Hinblick auf die positive Seite, und ich muß sagen, daß ich die Antwort wirklich nicht weiß. Das ist der Grund, warum eine Diskussion so interessant wäre, aber wir werden nie dazu kommen, wenn wir zuerst darüber befinden müssen, was Freud über Narzißmus dachte. Ich persönlich wüßte sehr gern, ob der Säugling es bemerkt, wenn die Umgebung befriedigend ist, und ich habe in bezug auf die positive Seite auch gesagt, daß ich meine, daß er dieses frühe Versorgtsein in der Umwelt nicht bemerkt, wohl aber davon berührt wird, wenn es versagt. Aus diesem Grund sehe ich mich außerstande, hier das Wort primäre Liebe zu gebrauchen, denn ich sehe nicht, daß eine Beziehung gegeben ist. Der Säugling hat die Fähigkeit, Beziehungen einzugehen, noch gar nicht erlangt und ist, außer in einer unintegrierten Weise, für Beziehungen noch gar nicht verfügbar.

Noch bestimmter wird mein Widerspruch, wenn Sie in der Beschreibung der Beziehung, die Sie primäre Liebe nennen, das Wort harmonisch gebrauchen. Sobald das Wort harmonisch gebraucht wird, glaube ich zu wissen, ist schon eine höchst komplexe und differenzierte Abwehrorganisation in dem Kind am Werk, das nun längst kein neugeborenes oder pränatales Baby mehr ist. Über dergleichen Dinge hätte ich sehr gern gestern abend diskutiert, denn darin scheinen die Theorien, die Ihnen einleuchten, und die Theorien, die mir einleuchten, sich zu begegnen und dann wieder auseinanderzugehen.

Ich hoffe, der Abend hat Ihnen trotzdem gefallen, obwohl er aus meiner Sicht frustrierend war und ich immer noch denke, daß Sie sich auf ziemlich lange Zeit hinaus in der Vereinigung selbst nicht gerecht geworden sind.

Alles Gute,
Ihr
D. W. Winnicott

[1] Balint hatte »Primary Narcissism and Primary Love« vorgetragen. (dt.: Primärer Narzißmus und primäre Liebe. Teil II in: Therapeutische Aspekte der Regression. Die Theorie der Grundstörung. Stuttgart: Klett 1968)

79 An Jacques Lacan

11. Februar 1960

Lieber Dr. Lacan,

ich freue mich sehr über den fünften Band von La Psychanalyse und möchte Ihnen danken, daß Sie eine Übersetzung meines Aufsatzes über Übergangsobjekte veröffentlicht haben. Mir scheint, daß sich jemand mit den Einzelheiten der Übersetzung ungeheure Mühe gegeben hat, und das waren vermutlich Sie selbst. Jedenfalls verdanke ich es Ihnen, daß dieser Artikel nun auf Französisch vorliegt.

An Ihrem Aufsatz zur Theorie der Symbolik, im Gedenken an Ernest Jones, habe ich gearbeitet, habe aber den Sinn noch nicht recht verarbeitet und mir über seine Bedeutung kein Urteil gebildet.

Übrigens schreibt sich mein Name am Ende mit Doppel-»t« (Winnico*tt*), aber dergleichen ist mir nicht wichtig.

Ich habe nicht vergessen, daß Sie angefragt hatten, ob Sie hier bei uns ein Referat halten könnten, und Sie müssen den Eindruck haben, daß ich darin sehr faul gewesen bin. Tatsächlich war es so, und Sie werden verstehen, was ich meine, wenn ich sage, daß die Vereinigung hier erst offiziell bei einem Mitglied der Société Psychanalytique de Paris anfragen mußte. Nun ist, glaube ich, etwas abgemacht worden, daß jemand kommen und bei uns einen Vortrag halten wird, und dann steht es uns frei, Sie einzuladen. Es tut mir leid, daß so vorgegangen werden muß, aber ich bedaure auch die Spaltung in der französischen Psychoanalyse und wünsche mir immer, daß es zu einer Wiedervereinigung kommt. Leider hat die Feindseligkeit solche Ausmaße angenommen, daß sie kaum mehr beizulegen ist, aber für mich sind die Leute auf beiden Seiten in der Kontroverse immer noch Menschen, normale Männer und Frauen, die jeder für etwas kämpfen, das sie für gut halten.

Meine Frau und ich erinnern uns mit dem größten Vergnügen an das Abendessen in Ihrer Wohnung, als Ihre Tochter in der Küche eine Weinflasche zerbrach. Wir wüßten gern, wie es ihr geht, und senden Ihnen allen unsere besten Wünsche.

Mit freundlichen Grüßen

80 An A. R. Luria

7. Juli 1960

Lieber Professor Luria,

herzliche Grüße an Sie, mit schönen Erinnerungen an Kopenhagen 1958. Neulich habe ich durch eine Freundin, Miss Mary Waddington, von Ihnen gehört, die das Vergnügen hatte, Sie in Moskau zu treffen.

Mein jetziger Grund, Ihnen zu schreiben, ist die Frage, ob das Beigefügte, das ich kürzlich geschrieben habe, vielleicht auch in Ihrem Land von Interesse ist. Es ist schon ins Deutsche und Italienische übersetzt worden, und ich glaube, es wird auch auf Französisch, Türkisch und möglicherweise Portugiesisch herauskommen. Es wäre mir wirklich eine große Freude, wenn dieser Versuch, »Das 1. Lebensjahr«[1] eines Säuglings darzustellen, irgendwo in Ihrem Land in der Literatur einen Platz fände. Sie werden selbst darüber urteilen können, wenn Sie es lesen. Es ist für mich sehr interessant, daß Babys eigentlich überall gleich sind.

Mit herzlichen Grüßen
Ihr

[1] Das 1. Lebensjahr. Moderne Ansichten über die emotionale Entwicklung (1958). In *Familie und individuelle Entwicklung*. München: Kindler 1978 (Anm. d. Red.).

81 An Wilfred R. Bion

17. November 1960

Lieber Bion,

wie ich Ihnen schon beim Hinausgehen sagte, hat mir Ihr sehr anspruchsvolles Referat[1] gestern abend sehr gut gefallen. Eine Frage möchte ich Ihnen dazu stellen: Sind die Psychotiker, auf die Sie Ihre Ideen gründen, Menschen, von denen Sie annehmen würden, daß sie die Fähigkeit zu träumen einmal hatten, sie dann aber verloren haben? Oder aber sind es Menschen, die niemals diese Ellbogenfreiheit zwischen dem Konkreten und dem Abstrakten erreicht haben, oder zwischen psychischer Realität und äußerer Realität? Wenn ersteres zutrifft, dann nehme ich an, daß diese Menschen Erinnerungen ans Träumen haben, und dies müßte einen Unterschied machen.

Als richtige Antwort auf all dies erwarte ich, daß Sie sagen, daß Sie nicht direkt über die klinische Arbeit sprechen, aber trotzdem scheint mir, daß Sie uns dazu auffordern, uns zu fragen, ob dieser Zustand, den wir ziemlich leicht erkennen, nicht eine Ätiologie hat. Ein anderer Weg, der zum gleichen Punkt führt, wäre die Frage an Sie, was es ist, das in der Analyse einen Patienten, der nicht träumen und weder schlafen noch wachen kann, möglicherweise am Ende befähigt, den Traum zu erlangen?

Sie verstehen bitte, daß ich von Ihnen nicht erwarte, daß Sie mir diese Fragen in einem Brief beantworten. Ich wollte Ihnen einfach schreiben und die

Stelle, wo ich gestern abend zu Ihrem Referat den Zugang finden konnte, in die Frageform kleiden. Ich weiß, daß ich die wichtigeren Aspekte noch nicht habe verarbeiten können. Vielleicht das Wichtigste ist, daß Sie anfangen, die Herausforderung durch die Psychiater anzunehmen, die uns alle in Forschungspersonal verwandeln könnten, ohne daß wir auch nur zu sagen wüßten, warum wir etwas dagegen haben. Sie haben schon angedeutet, daß wir uns schließlich der gesamten Frage des wissenschaftlichen Beweises werden zuwenden müssen.

Ich danke Ihnen für einen sehr guten Abend.

Mit freundlichen Grüßen

[1] »A Theory of Functions«.

82 An Masud Khan

26. Juni 1961

Lieber Masud,

INTEGRATION

Danke für die Kopie von dem, was Du an Dr. Frankl geschickt hast.

Unten auf Seite 1 steht etwas, das mir zuerst irreführend vorkam, aber nun sehe ich, daß Du dort ja mich zitierst. Es geht um das Wort Dissoziation, das glaube ich Desintegration heißen sollte.

Ich meine, daß das Wort *Integration* die Richtung und das Ziel der Entwicklung beim gesunden Individuum bezeichnet, das dabei zu einem *integrum* wird. Damit gewinnt die Integration eine zeitliche Dimension. (Depressive Position, Kapitel XXI.) Den Zustand vor der Integration nenne ich *Unintegriertheit*. In der Psychopathologie gibt es die *Desintegration*, die ein Abwehrmechanismus ist, eine Fragmentierung der Persönlichkeit, hervorgebracht und aufrechterhalten zur Vermeidung der Destruktivität, die der Objektbeziehung nach der Verschmelzung (von erotischen und destruktiven Elementen) innewohnt.

Dann gibt es noch die *Dissoziation*, eine ziemlich hochentwickelte Form der Spaltung, bei der sich die Gesamtpersönlichkeit nicht spaltet. Dies ist nicht so sehr »das pathologische Gegenstück zur Unintegriertheit« als vielmehr eine verfeinerte Form der Desintegration. Unintegriertheit scheint mir einen primitiven Zustand zu bezeichnen, oder aber einen Zustand, der klinisch mit Regression in die Abhängigkeit verbunden ist. Dissoziation (ebenso wie Desintegration und Spaltung) scheint eine Abwehrorganisation zu sein.

Du könntest schreiben: »In diesem Aufsatz findet man Ausführungen über Integration und über die Unintegriertheit, die der Integration voraufgeht, außerdem über die Desintegration, die einen Zusammenbruch der Integration bezeichnet. Auf Seite 151 wird das Thema in bezug auf die Dissoziation behandelt, die als eine Abwehrorganisation betrachtet wird.«

Dein
D. W. Winnicott

83 An Wilfred R. Bion

16. November 1961

Mein lieber Bion,

ich möchte Sie wissen lassen, wie sehr ich die Arbeit schätze, die Sie leisten und uns in Ihren Referaten über das Denken vorstellen. Wie viele andere Leute auch finde ich die Referate schwierig, aber extrem wichtig. Bei der nächsten Sitzung werde ich in der Diskussion nach ihrem Vortrag vielleicht etwas sagen wollen.

Ich versuche herauszufinden, welches Verhältnis zwischen Ihrer Arbeit und meinem eigenen Versuch besteht, die intellektuellen Vorgänge als ein Mittel zu erklären, mit dem das Baby die narzißtische Kränkung durch das Realitätsprinzip vermindert, indem es in begrenztem Umfange die Gründe dafür versteht, warum es die Mutter versäumt, sofort und vollständig auf es einzugehen.

Ich weiß, daß Ihre Darlegung etwas für mich Neues und entscheidend Wichtiges enthält, und das ist es, worüber ich mir klar zu werden versuche. Natürlich gehe ich dabei von meiner eigenen Sprache aus, genauso wie Sie von Ihrer.

Noch einmal danke,
Ihr

84 An Benjamin Spock

9. April 1962

Bemerkungen zu:
Observations on the Striving for Autonomy and some Regressive Object Relationships after six months of age
by Benjamin Spock, M.D.

Ich bin sehr interessiert an den in Ihrem Aufsatz angesprochenen Themen. Sicher werden Sie mir zustimmen, daß wir hier ein weites, noch zu erkundendes Gebiet betreten. Ich denke, meinem Aufsatz über Übergangsobjekte und Übergangsphänomene werden Sie entnommen haben, daß ich der Meinung bin, wir müssen das Interesse des Kleinkinds an Übergangsobjekten in unseren Begriff von Normalität mit aufnehmen. Der Gebrauch von Übergangs- oder Regressionsobjekten ist so nahezu universell verbreitet, daß es falsch wäre, an eine Abnormität zu denken, wenn wir ein Kleinkind mit einem solchen Objekt sehen. Wir könnten jedoch leicht zugeben, daß eine Abnormität im Nichtgebrauch dieser Übergangstechniken liegen *kann*, und ebenso auch in ihrem Gebrauch. Es ist schwer zu erkennen, was abnorm ist, und ich meine, daß die einfache Beobachtung eines Kleinkindes nicht alle nötigen Aufschlüsse geben wird. Die Aufschlüsse müssen aus einer Untersuchung der Kind-Mutter-Beziehung kommen, und dabei muß der emotionale Zustand der Mutter berücksichtigt werden.

Ich sage etwas, was für Sie ganz selbstverständlich ist, aber dennoch von Zeit zu Zeit gesagt werden muß, wenn ich sage, daß die Mutter eine, wie ich es nenne, »hinreichend gute« oder sogar eine schlechte Mutter sein kann. Im letzteren Fall ist die Mutter vielleicht ängstlich, bedrückt, befangen, hypochondrisch besorgt oder entpersönlicht, und all dies hat Einfluß auf das Kind und darauf, wieweit es sich getraut oder nicht getraut, sein Ich in den allerfrühesten Phasen von der Mutter stützen zu lassen. (Wenn natürlich die Mutter krank genug ist, wird der Säugling von Anfang an in einer Weise gestört, aus der keine Erholung mehr möglich ist, zumindest soweit wir sehen können, denn zu Anfang ist der Säugling noch nicht imstande gewesen, Abwehr zu organisieren.) Von meinen hoffnungslosesten Fällen haben manche Mütter gehabt, die zwischen übermäßiger Einmischung und Vernachlässigung hin und her wechselten. Man behält den Eindruck, daß eine Mutter sogar krank sein kann, wenn sie nur konstant bleibt. Das Kind wird dann trotzdem mit diesem ungünstigen Umweltfaktor fertigwerden, indem es sich an ihn gewöhnt.

Ihre Beobachtungen sind sehr interessant, gründend in Team-Arbeit und organisierter Forschung. Ich nutze gern diese Gelegenheit zu ein, zwei Bemerkungen allgemeiner Art. Ich frage mich, ob Sie sich noch an die analytische Haltung zur frühen Kindheit erinnern, die irgendwann in den dreißiger Jahren in eine Art Sackgasse führte. Ich denke an die Neigung unter den Analytikern, in bezug auf die Kindheit vor allem über *Befriedigung* oder *Frustration* zu reden. In einer Fallgeschichte nach der andern fand man Aussagen über die frühe Kindheit, in breit ausgemalten Einzelheiten, die diejenigen unter uns, die aus der Pädiatrie kamen, ziemlich krampfig fanden. Ich denke zum Beispiel, daß es sehr wichtig ist, wie sie sagen, die Beziehung des Kindes zum Daumen oder einem Übergangsobjekt als *Kontrolle des Objekts* zu verstehen. Im Hinblick auf das Daumenlutschen finde ich es wichtig, daran zu erinnern, daß das Kind das Objekt an einen Schnittpunkt hält, wo sich innere und äußere Welt begegnen. Mit anderen Worten, es bewahrt die Kontrolle über das Objekt. Wenn das Objekt verschwindet, ist es verloren (aus der Kontrolle), ob es nun mit der Mutter oder nach innen verschwindet. (Mit nach innen meine ich, daß es physisch verschluckt oder gegessen wird, oder im psychologischen Sinne einverleibt oder, in einem späteren Stadium, introjiziert.) Das Übergangsobjekt ist daher insofern wie der Daumen, als es unter Kontrolle und seine Position bekannt ist. Dennoch hat es für das gesunde Kleinkind eine reichere symbolische Bedeutung als der Daumen.

Wenn wir vom Übergangsobjekt sprechen, denken wir an ein Kind von mindestens fünf Monaten, wahrscheinlich aber ein oder zwei Jahren, und in diesem Alter in der Entwicklung hat das gesunde Kind schon ein innerliches Bild der Mutter in sich, und dieses kann nun in bezug auf das Übergangsobjekt wieder exportiert werden. So gesehen, wenn die Mutter für eine längere Zeitspanne verschwindet, stirbt zuerst einmal das innere Bild der Mutter ab, das Kind gerät in eine bedrückte Stimmung, und gleich darauf verlieren das Übergangsobjekt und alle seine Derivate ihre Bedeutung. Wenn das Kind gesund genug ist (und damit meinen wir außer dem persönlichen Zustand des Kindes auch, daß die Mutter gut genug ist), müssen wir also sagen, daß die Faust, der Daumen und die Objekte, die gehalten und benutzt werden, das Kind befähigen, die Kontrolle über Objekte zu erlangen, die nun allmählich als »Nicht-Ich« erkannt werden. Dies wird nach und nach deutlicher, wenn man an die anale Phase und die Kontrolle der Fäzes denkt, wie Sie in Ihrem Aufsatz erwähnt haben.

Ich fände Ihre Darstellung leichter, wenn Sie etwas darin aufnehmen könnten, was für den Zustand der Mutter Spielraum ließe, wenn sie als Mutter *nicht* ganz und gar befriedigend ist (vielleicht bei einem bestimmten Kind, zu einer bestimmten Zeit oder auch allgemein, so daß alle ihre Kinder betroffen sind). Ich finde es schwierig, über Anomalien im Gebrauch von Übergangs- oder Regressionsobjekten zu sprechen, ohne daß die Psychologie der Mutter oder ihr psychiatrischer Gesundheitszustand berücksichtigt wird. Angenommen, daß die Mutter, wie ich sage, gut genug ist, kann man die Übergangsobjekte und -phänomene als erste Anfänge des Kindes in der Kunst des Symbolgebrauchs auffassen. Wenn die Mutter nicht so gesund ist, dann sieht man, wie sie ihre Rolle spielt, wenn das Kind entweder diese Objekte zu benutzen vermeidet oder aber sie zwanghaft benutzt. Jedes dieser Extreme finde ich interessant, und sicherlich haben Sie im Umkreis solcher Ideen oder Konzepte vielerlei Beobachtungen anzubringen. Grob gesagt, man erinnert sich an viele Fälle, wo die Mutter das Kind nicht dazu bewegen kann, etwas stellvertretend für sie zu benutzen; man kann sehen, daß sie bewußt versucht, sich von dem Kind zu lösen, weil etwas in ihr selbst ist, das nicht völlig versteht, und auch, weil sie ihr Kind Autonomie entwickeln sehen möchte. Wenn sie jedoch depressiv ist, bildet sie einen unbewußten Schutz für das Kind vor ihrem verdrängten negativen Affekt aus, und man kann sehen, wie sie Objekte zwischen sich und das Kind stellt, mit der Absicht, eine Trennung zu bewirken. Dazu kann auch das Fläschchen dienen, wobei es natürlich einen Unterschied macht, ob die Flasche von Anfang an in Gebrauch war oder erst später als Ersatz für die Brust angeboten wurde. Ein Säugling von 10 Monaten kann ein sehr starkes Bedürfnis nach dem Körper der Mutter selbst entwickeln, dem Wunsch, nach ihrem Finger, ihrem Ohr oder ihren Haaren zu greifen und jeden Ersatz zurückzuweisen, denn in gewisser Weise weiß das Kind, daß sich, wenn es die Mutter verliert, auch ihr Interesse von ihm abwendet und sie sich *mit etwas anderem beschäftigt;* nämlich mit den Objekten ihrer eigenen hypochondrischen Angst. Das Kind läßt sich nicht abwimmeln, und um sich von ihm zu lösen, muß sich die Mutter zuerst seinen Bedürfnissen widmen und für eine Weile wirklich »zur Verfügung« stehen.

Das andere Extrem ist das Kind, das Erleichterung darin findet, wenn etwas zwischen das Kind und die Mutter tritt. Sie selbst, dessen bin ich ziemlich sicher, haben über Kleinkinder geschrieben, die erleichtert sind, wenn sie ins Bettchen gelegt statt auf dem Arm gehalten werden, und in manchen Fällen gewährt ihnen das unpersönliche Bettchen eine große Erleichterung von der Erfordernis, ständig auf die Gefühle der Mutter achten zu müssen, die ängstlich ist oder überkompensatorisch oder dazu neigt, abgelenkt zu werden und dem Kind das Gefühl zu geben, daß es fallengelassen wird. Kinder, die mit einer Mutter ein gutes Stück weit gekommen sind und Schwierigkeiten gehabt haben, mit ihrem Temperament fertigzuwerden, haben es vielleicht deswegen gern, wenn ein Objekt dazwischen tritt, ob dies nun ein Fläschchen, ein Spielzeug oder etwas ist, das wir ein Regressionsobjekt nennen können. Dennoch hat in solchen Fällen die Verwendung eines Regressionsobjekts die Ansätze zu einer pathologischen Beziehungsspaltung in sich. Statt zur Bereicherung des kindlichen Lebens beizutragen, die mit der Begründung der Autonomie zustande kommt, von der Sie in diesem Aufsatz reden, wird das Objekt in diesen Fällen fixiert; nur das Objekt selbst findet Verwendung, und es kommt nicht zu einer weiteren Entwicklung aus dem Regressionsobjekt hinaus in die größere Welt der Sprache, der Spielsachen und Puppen, des Spielens und Lesens und der Kultur überhaupt.

Sie ersehen wohl auch schon aus dem, was ich sage, daß ich das Thema für den Untersucher überaus lohnend finde. Ich möchte noch betonen, daß ich es richtig finde, wieviel Nachdruck Sie auf die Entschlossenheit des Babys legen, aus der symbiotischen Beziehung herauszuwachsen, wenn die Zeit kommt. Wie ein Patient von mir neulich zu mir sagte: »Wissen Sie, ich mußte von meiner Mutter wegkommen, ganz abgesehen vom Ödipuskomplex.« Natürlich war in dieser Analyse, wie zu erwarten, *auch* dem Ödipuskomplex Rechnung zu tragen, aber Tatsache blieb, wie in dieser Analyse festgestellt wurde (um nur einen Fall anzuführen), daß das Baby, wenn es gesund ist, entschlossen ist, aus der symbiotischen Beziehung, wie man das manchmal nennt, herauszuwachsen. Aber eigentlich liebe ich diesen Ausdruck »symbiotische Beziehung« nicht sonderlich. Ich meine, daß ein sehr großer Unterschied besteht zwischen der Abhängigkeit des Kleinkinds von der Mutter (wobei Abhängigkeit bedeutet, daß das Ich des Kindes nur dank der Ich-Stützung durch die Mutter stark ist, vorausgesetzt, die Mutter ist gut genug) und dem Anteil der Mutter an der sogenannten symbiotischen Beziehung. Der Anteil der Mutter ist eine sehr viel verwickeltere Angelegenheit und hängt davon ab, ob sie sich gegen Ende der Schwangerschaft und wenn das Kind ins Leben tritt, ihrem Kind so sehr hingeben kann, daß sie sich mit dem Neugeborenen auf eine überaus feinfühlige Weise, unter Einsatz ihrer Erfahrungen und ihrer Phantasie zu identifizieren vermag. Wegen dieser Fähigkeit der (hinreichend fürsorglichen) Mutter, sich auf diese Weise zu identifizieren, vermag sie im Kind von Anfang an die Fähigkeit zu erwecken, »zum Herauswachsen aus der symbiotischen Beziehung entschlossen zu sein«. Aber zuerst muß dieses besondere Verhältnis bestanden haben, das dem frühestmöglichen Stadium angehört. Ein anderer Grund, warum ich den Ausdruck symbiotische Beziehung nicht liebe, ist, daß er keinen Hinweis gibt, warum diese Beziehung je enden sollte, abgesehen davon, daß das *Kind* sie beenden will. Eigentlich erstreckt sich meiner Meinung nach die besondere Verfassung der Mutter, in der sie imstande ist, sich eng mit dem Säugling zu identifizieren, nur über die wenigen Monate kurz vor und kurz nach der Geburt, und dann erholt sich gewöhnlich die *Mutter* von dieser Verfassung und ist nun darauf angewiesen, daß das Kind autonom wird. Dies ist die andere Hälfte dessen, was Sie mit den Worten von der »Entschlossenheit des Babies«, aus der Symbiose herauszuwachsen etc. etc., bezeichnen.

Sie sehen also, wieviel mir daran liegt, die Verfassung der Mutter in diesem frühen Stadium zu berücksichtigen, in dem der Säugling wirklich ganz und gar von der Mutter abhängig ist, die in ihm von Anfang an die Fähigkeit erwecken muß, die sich dann in seine Entschlossenheit, herauszuwachsen etc. etc., umwandelt. Ich weiß, daß ich damit nichts sage, was dem von Ihnen veröffentlichten Werk, das in aller Welt so großes Gewicht hat, zuwiderliefe. Was mich angeht, so habe ich versucht, meine Sicht in vielen Aufsätzen zu vertreten, besonders aber in meinen Rundfunk-Vorträgen (The Ordinary Devoted Mother), die nun in dem Buch »The Child and the Family« erschienen sind.

Ich muß Sie um Verzeihung bitten, wenn ich in diesen Bemerkungen etwas dogmatisch geworden bin. Ich weiß, wieviel Nachdenken Sie an all diese Fragen der Säugling-Mutter-Partnerschaft gewendet haben. Auch ich bin an all diesen Einzelheiten sehr interessiert, und aus meiner Sicht wäre es sehr wichtig, wenn wir eines Tages die Zeit zu einer einigermaßen geordneten Diskussion finden könnten. Nun werde ich im Oktober in die USA kommen und für etwa zehn Tage in Cambridge sein (17.–26.). Soweit ich sehen kann, wird es nicht möglich sein, einen Besuch in Cleveland einzuschieben, weil die Entfernungen in Ihrem Land so riesig sind und ich reichlich zu tun haben werde, wenn ich meine Freunde besuchen will. Ich werde bei Dr. Elizabeth Zetzel wohnen. Aber eines Tages hoffe ich doch noch, den Kontakt mit Ihnen selbst herstellen zu können, das heißt, wenn Sie es möchten.

D. W. Winnicott

P.S.: Ich schicke Ihnen mein Buch The Child and the Family [dt.: *Kind, Familie und Umwelt,* München: Ernst Reinhardt 5. Aufl. 1991], das mir besser gefällt als seine amerikanische Fassung »Mother and Child« (Basic Books Inc.), und ich habe Basic Books angewiesen, Ihnen ein Exemplar meiner Collected Papers zu schicken.

85 An Ronald McKeith

31. Januar 1963

Lieber Ronald,

es war nett von Dir, mir ein Exemplar Deines Buches zu schicken, über das ich mich sehr freue. Ich werde es lesen und nehme an, daß es mir gefallen wird.

Um die Freundschaft zu erhalten, die mich mit Dir verbindet, schreibe ich Dir diesen Brief mit kritischen Worten. Ich möchte sagen, es ist nicht nett, mir einen Brief zu schreiben, der besagt, ich hätte in diesem Lande einigen Einfluß auf das Verhältnis zwischen Pädiatrie und Kinderpsychiatrie gehabt, wenn Du tatsächlich doch im Buch mich und meine Schriften wie Luft behandelst. Der Hinweis auf meinen sehr unreifen frühen Aufsatz von 1934 kann jedenfalls einen Leser, der sich diesem Gebiet jetzt zuwendet, nicht auf den Gedanken bringen, daß ich einige Zeit später überhaupt erst angefangen habe, auf diese Dinge einen Einfluß zu gewinnen, und daß ich seither eine ganze Menge geschrieben habe, auf das Du im Buch sehr wohl hättest hinweisen können. In meinen Collected Papers sind einige Kapitel für Dein Thema ziemlich relevant, und Du hättest sie gut erwähnen können, um den Lesern die Empfehlung zu geben. Ich meine, das Übergangenwerden würde mich sehr ärgern, wenn ich diesen Brief unterdrücken müßte. Nachdem er aber einmal geschrieben ist, halte ich die Sache für erledigt und kann mir das Buch nun als einen positiven Beitrag zum Thema gefallen lassen.

Alles Gute und viel Erfolg für Dein Buch,

Dein

86 An Timothy Raison

9. April 1993

Lieber Dr. Raison,

Fragebogen

Dieser Brief ist keine Antwort, wie Sie wünschten. Ich schreibe nur, um Ihnen zu sagen, daß ich den Fragebogen nicht ausgefüllt habe, weil ich gegen diesen ganzen Typ von Untersuchungen allergisch bin. Natürlich ist dies eine emotionale Reaktion meinerseits, aber vielleicht könnte ich einen von den Gründen nennen, warum ich diese Formulare nicht mag. Ich glaube, daß es den besten Leuten sehr schwer fällt, diese Art Fragen zu beantworten, und zwar, weil ihr Gefühl ziemlich tief reicht und weil sie über das Gebiet, auf das sich die Umfrage bezieht, nicht hinweghuschen können, ohne sich jede Antwort sehr lange zu überlegen. Sie müssen die Antwort auf eine kreative Art finden können. Faktisch läuft es dann darauf hinaus, daß sie sich diese Mühe nicht machen (was sie wegen des Zeitfaktors auch gar nicht könnten). Also antworten sie oberflächlich, wobei sie nur die äußere Schicht ihres Denkapparats einzusetzen brauchen, und diese hat praktisch keinen Wert. Obendrein erbringt eine derartige Reaktion die falschen Antworten, und der elektronische Apparat, der die gegebenen Antworten auf raffinierte Weise sortiert, macht sich die Mühe umsonst, denn er verarbeitet nur eine große Masse unbrauchbarer Elemente. Das Ganze ist wie ein Haus, das auf Sand gebaut wird, um ein etwas altmodisches Bild zu gebrauchen. Natürlich sehen die Resultate dann imponierend aus.

Für mich ist die ganze Sache von Grund auf schlecht, es sei denn vielleicht als Gesellschaftsspiel, an dem man seinen Spaß hat und das man dann vergißt.

Sie wollten meine Meinung wissen, und ich sage sie Ihnen.

Mit guten Wünschen
und freundlichen Grüßen
D. W. Winnicott, F.R.C.P.

87 An die Redaktion der *New Society*

23. März 1964

Sir,

Liebe oder Kompetenz

Es interessiert mich, daß Ihre Zeitschrift ein breites Publikum für die Behandlung einigermaßen spezieller Probleme gefunden hat, wie sie von Paul Halmos (19. März) aufgeworfen wurden. Was ist eigentlich der Hauptfaktor bei der Sozialarbeit jeder Art, einschließlich der Psychoanalyse? Weil mein Name mehrmals genannt wurde, möchte ich das Thema da aufnehmen, wo Mr. Halmos stehengeblieben ist.

Sozialarbeit ist eine professionelle Tätigkeit, und was zur Diskussion steht, ist die Motivation in dem begrenzten Bereich der Beziehung des Sozialarbeiters zur Klientensituation. Gewiß kann man sagen, daß Liebe nötig ist; aus Haß ließe diese Arbeit sich nicht machen. Aber der Haß des Sozialarbeiters ist in die Struktur der professionellen Beziehung eingeschlossen, in ihre Beschränktheit, ihren Charakter einer bezahlten Tätigkeit etc. Wenn das Wort Liebe gebraucht wird, muß es seine primitivsten Bedeutungen mit umfassen, in denen Liebe roh, erbarmungslos und sogar destruktiv ist. Haß ist nicht abwesend, aber sublimiert. Dies ist meiner Ansicht nach deshalb wichtig, weil die Verbreitung einer sentimentalen Vorstellung von Psychoanalyse, Sozialarbeit oder Elternschaft eine große Gefahr ist.

Mr. Halmos hat in seinem kurzen Artikel das Konzept der Diagnose nicht näher ausgeführt. Ohne Eingehen auf die Diagnose können diese Fragen aber nicht diskutiert werden. Charakterstörungen oder die Gruppe der antisozialen Verhaltensmuster hängen mit einem Umweltversagen relativ bekannter Art zusammen, und für die Ätiologie der Persönlichkeitsstörungen sind sehr subtile Umwelteinflüsse wichtig. Ich habe Wert darauf gelegt, dies den Psychoanalytikern zu erklären, die sich bis vor kurzem hauptsächlich mit inneren Spannungen und Belastungen beschäftigt haben. Soweit ich jedoch auch Sozialforscher und die breite Öffentlichkeit zu informieren versuche, habe ich mich bemüht, die Aufmerksamkeit auf die inneren und persönlichen Faktoren bei Individuen zu lenken, deren Leiden psychischer Art sind, denn hier besteht immer eine Tendenz, von persönlichen Leiden und inneren Konflikten abzusehen und sich an die soziale Verfolgung und ans Versagen der Familie zu halten. Mir graut davor, daß meine Arbeiten in der Kontroverse zugunsten der Umwelteinflüsse in die Waagschale geworfen werden könnten, obwohl ich freilich der Ansicht bin, daß die Psychoanalyse es sich heute erlauben kann, den äußeren Faktoren, ob gut oder schlecht, ihre volle Bedeutung beizumessen, insbesondere der Rolle der Mutter in der allerersten Zeit, wenn der Säugling zwischen Ich und Nicht-Ich noch nicht unterscheidet.

Tatsächlich bewirkt Liebe keine »Heilung«, weder im Sinne der Sozialarbeit noch der Psychoanalyse. Eine so einfache Therapie ist nur möglich, wenn wir Pflegeeltern oder Hausmütter sind, und für diese Art Tätigkeit haben wir uns nicht entschieden und wären (wahrscheinlich) auch nicht dafür geeignet. In der Sozialarbeit (ebenso wie in der Psychoanalyse) sorgen bestimmte Faktoren wie Zuverlässigkeit, Vertrauenswürdigkeit und Objektivität *über einen bestimmten Zeitraum hin* für eine spezifische Umgebung, in der die höchst komplexen *inneren* Faktoren beim Individuum und zwischen den verschiedenen Individuen in der Klientengruppe sich neu ordnen können. Das »gute« (oder, würde ich sagen, »hinreichend gute«) Klima erlaubt es dem Klienten oder der Klientin, seine oder ihre Beziehung zu den Klimata zu überprüfen, die nicht gut (oder hinreichend gut) waren oder zu sein schienen. Überdies entwickeln sich in komplexen Fällen, in denen Deprivation eine Rolle gespielt hat, in der Situation der Sozialarbeit schlechte Perioden, in denen sich der Klient an schreckliche, in der Vergangenheit durchlebte Perioden erinnert, indem er sie von neuem durchlebt. Sozialarbeiter müssen solche schweren Zeiten ertragen und auf eine Besserung warten können, die dann tatsächlich oft auch eintritt.

In der psychoanalytischen Behandlung kommt eine größere oder kleinere Menge Deutungen dessen hinzu, was dem Einzelnen eben bewußt oder der Erinnerung zugänglich zu werden beginnt; doch in der Art von Fällen, die für Sozialarbeit geeignet sind, sind solche Deutungen unnötig. Aus der Sozialarbeit kann der Psychoanalytiker (unter anderem) lernen, daß Deutung in denjenigen Fällen, wo Umweltversagen in der Ätiologie eine große Rolle spielt, nicht das Allerwichtigste ist. Bei der Behandlung von Psychoneurosen, dem eigentlichen Arbeitsgebiet der klassischen Psychoanalyse, sind innere Konflikte, nicht Umweltversagen, die wichtigen ätiologischen Faktoren, und bei solchen Behandlungen bleibt die Deutung dessen, was sich von Tag zu Tag ins Bewußtsein zu treten anschickt, sozusagen das tägliche Brot. Und gewiß hätte auch niemand etwas dagegen, wenn der Psychoanalytiker aufgrund vermehrter Kenntnisse immer klarer wüßte, welche verbale Deutung er zu den Zeiten hätte geben können, zu denen er es nicht für nötig oder auch nur ratsam hielt, etwas zu sagen.

Ich hoffe, Mr. Halmos wird nicht denken, daß ich seiner Hauptthese widersprochen hätte; vielmehr habe ich versucht, sein Thema in seiner Richtung weiterzuführen, in der sich eine fruchtbare Diskussion ergeben könnte, aber weg von der Gefahr der Sentimentalität. Und außerdem, Sozialarbeit ist keine Religion.

Ihr etc.
D.W. Winnicott, F.R.C.P.

88 An den *Observer*

12. Oktober 1964

Da ich in dem Artikel von Martin James, »The Mothers Children Need«, zitiert worden bin, würde ich mich gern an dieser Diskussion darüber, was Kinder von ihren Müttern brauchen, beteiligen. Aus all dem, was man sagen könnte, möchte ich bestimmte Begriffe herauszulösen versuchen, die sonst in einer Diskussion leicht miteinander vermengt werden. Ich habe die Ansicht geäußert, daß ein Baby ganz zu Anfang, das heißt, kurz vor der Geburt und kurz danach, von der Mutter etwas braucht, das nur sehr wenig, wenn überhaupt etwas, mit Gescheitheit zu tun hat. Mir scheint ziemlich klar, daß das Baby von seiten der Mutter eher etwas wie eine Fähigkeit braucht, dem Baby ihre volle Aufmerksamkeit zu widmen. Ich habe hier das Wort *Hingabe* bemüht, mit einem Risiko, denn es gibt manche, die dieses Wort mit Sentimentalität in Verbindung bringen. Es ist wahrscheinlich, daß in dieser Frage, soweit sie reicht, vollkommene Übereinstimmung herrscht, und in meinen eigenen Untersuchungen stelle ich fest, daß ein Versagen in dieser Hinsicht zum Autismus prädisponiert, der manchmal auch als infantile Schizophrenie bezeichnet wird. Das Gegenteil von Hingabe ist mangelnde Hingabe oder eine Unfähigkeit auf seiten der Mutter, sich ein paar Wochen lang ganz dieser besonderen Aufgabe zu widmen. Eine Mutter, die mit einem gewissen Teil ihrer selbst während der letzten Stadien der Schwangerschaft und der ersten Stadien unmittelbar nach der Geburt unberührt bleibt, läuft meinen Forschungen nach Gefahr, die emotionalen Wachstumsprozesse ihres Kindes auf eine Weise zu stören, daß eine Anfälligkeit für die als Autismus bezeichnete Krankheit die Folge ist. Sie kann natürlich diese Schwierigkeit umgehen, wenn sie jemanden anstellt, der sie in diesem Stadium vertritt, und das Kind in die Obhut einer Amme gibt, die diese Aufgabe für sie erfüllen kann, wobei das Resultat zufriedenstellend sein kann.

Manche Verwirrung erwächst, glaube ich, aus dem Gedanken, daß Gescheitheit das Gegenteil mütterlicher Hingabe sein müsse. Ich würde es selbstverständlich für eine gute Sache halten, wenn die Mutter eines Säuglings einen zumindest durchschnittlichen IQ hat; und sicherlich müßte der Vorteil zu einem späteren Zeitpunkt in der Entwicklung des Kindes deutlich werden. Es würde mir auch als mit einem hohen IQ gut vereinbar erscheinen, wenn eine Mutter dazu imstande ist, sich für einen beschränkten Zeitraum von einigen Wochen ganz dieser Sache hinzugeben, wie ich es nenne, wenn dies von ihr verlangt wird.

Natürlich ist möglich, daß eine Frau mit hoher intellektueller Befähigung eine Lebensweise entwickelt hat, bei der ihre Fähigkeit ausgeschöpft wird und bei der eher die geistigen als die körperlichen Funktionen benutzt werden. Für eine solche Frau kann es schwieriger sein, ein paar Wochen zu verbringen, in denen ihre Spezialbegabung nicht zur Geltung kommt.

Die größte Schwierigkeit für ein Neugeborenes erwächst aus etwas ganz anderem als den intellektuellen Fähigkeiten der Mutter. Sie erwächst daraus, daß die Mutter auf irgendeine Berufskarriere ausgerichtet ist, die ihr so viel bedeutet, daß sie davon nicht lassen kann. Dies könnte auch bei einer Frau mit unterdurchschnittlichem IQ der Fall sein. Es ist nicht als Herabsetzung der Karrierefrau gemeint, wenn ich sage, daß Säuglinge allem Anschein nach in der allerersten Zeit mit nichts anderem zufrieden sind als mit einer ganzen Frau; und wenn eine Frau in den wenigen entscheidenden Wochen vor und nach der Entbindung das Eingespanntsein in ihre Karriere nicht aufgeben kann, dann ist eine Auswirkung auf das Baby zu erwarten, und zwar in der Form, daß der Reifungsprozeß im ersten Stadium mißlingt, in dem das Baby noch nicht gespürt hat, daß die Mutter oder irgendein Teil der Mutter von ihm selbst getrennt sind.

Man wird sehen, daß dieses Argument, wenn es richtig ist, nicht die intellektuelle Fähigkeit der Frau betrifft, und daß die allermeisten berufstätigen Frauen ihre Laufbahn für die kurze Zeit, die nötig ist, unterbrechen, ebenso wie sie jedem Neugeborenen als erstes die Erfahrung geben, es sei das einzige Kind, auch wenn in Wahrheit noch andere Kinder da sind.

89 An John O. Wisdom

26. Oktober 1964

Lieber J.O.W.,

danke für Ihre Papiere, in denen viel Arbeit steckt. Ich wollte auf der Bion-Sitzung sprechen, aber ein sehr anstrengender Patient (wirklich sehr krank) hielt mich davon ab, alle nötigen Hausarbeiten zu machen. Das ist das Schlimmste an diesen Abenden, daß vorausgesetzt wird, wir wüßten alle schon von vornherein, worauf der Redner hinauswill.

Zur Zeit erhole ich mich nach zwei Tagen Grippe, was mir etwas Freiheit schafft, zu lesen und an Leute zu schreiben.

Über Bion und all sowas. Mir gefällt die Art, wie er der eigenen Nase nach vorangeht, und ich gehöre zu denen, die viel von ihm erhoffen. Mit Ihrem Aufsatz über ihn haben Sie mir geholfen, seine Generallinie zu begreifen, und dafür bin ich Ihnen dankbar.

Wenn *Sie über* Bion schreiben, kann ich nicht ohne weiteres verzeihen, daß Sie seine Arbeiten nicht mit denen seiner Kollegen vergleichen, obwohl ich finde, daß er selbst vollkommen recht hat, wenn er seinen eigenen Weg geht, ohne auch nur zu wissen, was wir anderen schreiben, geschweige denn, uns zu zitieren.

Sie beziehen Bions Arbeiten auf Freud und Klein, was das Wichtigste ist. Aber *in Ihrer Rolle als Kommentator* wäre es schon nötig gewesen, daß Sie seine Arbeiten auch mit denen von Zeitgenossen, einschließlich mir, vergleichen. (Tatsächlich habe ich nie den Eindruck gehabt, daß Sie irgendwas von mir gelesen hätten – aber wen kümmert's, außer mich?)

Was Marion [Milner] sagte, war nur ein Bruchteil dessen, was sie meinte. Sie ist diejenige in der Society, die die Reverie[1] in der Darlegung ihrer Ideen berücksichtigt hat, und vergessen Sie nicht, sie ist zwar bescheiden, aber auch eine von denen, die etwas im Kopf haben.

Für mich ist wichtig, daß Bion etwas sagt (dunkel natürlich), was ich seit 2½ Jahrzehnten zu sagen versuche, aber gegen Melanies erbitterten Widerstand. Bion deckt mit dem Wort Reverie den Gedanken ab, den ich so komplex, wie es ihm gebührt, ausgedrückt habe, nämlich daß der Säugling bereit ist, etwas zu erschaffen, und bei hinreichend guter Fürsorge *läßt die Mutter das Baby wissen, was erschaffen wird* – nach Sechehayes Terminus symbolische Wunscherfüllung, d.h. in der Therapie. Bion sagt (Seite 36, Mitte): »Was geschieht, hängt davon ab …« Das wollte Melanie Klein um keinen Preis zugestehen, und mein Verhältnis zu ihr (obwohl es immer gut und herzlich war) wurde beeinträchtigt durch ihren ehernen Widerspruch gegen das »Was geschieht, hängt ab ...«

Diesen Umstand hätten Sie erwähnen sollen: daß Bion hier tiefer geht als Melanie, oder daß er eine Form gefunden hat, etwas zu sagen, das Melanie nicht zulassen wollte.

Bion aber gerät in ein Durcheinander und postuliert ein Bedürfnis des Säuglings nach einer Brust – einer »bösen Brust«, die gegen eine gute ausgetauscht werden muß.

Ich finde, da ist meine Erklärung mit der hinreichend guten Anpassung der Mutter an die Ich-Bedürfnisse doch irgendwie gradliniger, ohne daß den Tatsachen und Erkenntnissen aus direkter Beobachtung und aus der Arbeit derer unter uns, die ab und zu einen »Borderline«-Fall behandeln, Gewalt angetan würde.

Bions Behandlung dieses Themas gefällt mir, und ich kann etwas daraus lernen. Aber wenn Sie (nicht er) darüber sprechen, sollten Sie sagen: das ist es, was D.W.W. uns seit zwanzig oder dreißig Jahren klarzumachen versucht. In gewisser Hinsicht hat Bion nur unsere Aufmerksamkeit vom Hauptthema zu den Alpha- und Beta-Funktionen hin abgelenkt. Gut, so ist er nun mal, und so hat er sich's in den Kopf gesetzt. Aber Ihnen als Kommentator kann man das nicht durchgehen lassen.

Ebenso S. 84, oben, wo Bion von den Objekten spricht, die das Bedürfnis auf die Folter spannen, »tantalise«. Jeder kann heute das englische Wort »tantalise« benutzen, aber wer es in diesem Kontext benutzt hat, das bin ich. Ich habe von der schlechtesten Art der Mutterpflege gesprochen, bei der die Mutter in dem sehr frühen Stadium das Kind in dieser Weise quälen muß – und »tantalise« bedeutet dabei so viel wie unberechenbar sein, so daß man sich nicht einmal darauf verlassen kann, daß sie es versäumen wird, einem Bedürfnis zu entsprechen. Ob sich ein Baby davon je erholen kann, habe ich gesagt, ist zu bezweifeln, und in der Behandlung ist dies nach meiner Erfahrung die schwierigste Art von Fällen.

Aber normale, gut gehaltene Babys kennen dieses Erlebnis der Unvorhersehbarkeit nicht. Später wird es ihnen begegnen, aber erst, nachdem die Grundlage des Vertrauens gelegt ist, d.h. des »Glaubens an ...«

Da Sie eine Folge psychoanalytischer Arbeiten produzieren, die im stillen Frieden (!) des Familienlebens (Witz) und nicht in der Hektik der Sprechstunden geschrieben sind, müssen wir von Ihnen verlangen, daß Sie belesener sind als wir.

Es macht mir nichts aus, wenn ich widerlegt, kritisiert oder herumgestoßen werde. Aber ich habe im Schweiße meines psychoanalytischen Angesichts (d.h. klinisch) einiges Wichtige geleistet und lehne es ab, mich wie Luft behandeln zu lassen. Ich fand die Boxkämpfe im Olympia-Fernsehen, das ich im übrigen mit Vergnügen angeschaut habe, abscheulich, aber in der Society boxe ich auch ganz gerne mal, und hoffe, daß Sie auch Freude daran haben.

Es war furchtbar, an dem Wisdom-Bion-Abend nicht aufstehen zu können, aber ich hatte einfach nicht genug gelesen, weder in Ihrem Referat noch in Bions Arbeiten. Zu Bion habe ich noch allerhand zu tun und danke Ihnen, daß Sie mir den Anstoß gegeben haben.

Alles Gute,
Ihr

P.S.: Ich lese im Moment ihr Rundfunk-Ms.

[1] Mit dem Begriff Reverie, träumerisches Ahnungsvermögen, bezeichnet Bion einen psychischen Zustand der Mutter, auf den der Säugling angewiesen ist (Anm. d. Red.).

90 An die Redaktion des *Observer*

5. November 1964

Die Mutter ganz für sich

Sir,

Mein Brief (der mit meiner Zustimmung gekürzt worden war) enthielt eine unbeabsichtigte Unterstellung, die von Mr. Baron und von »einem Vater« aufgegriffen wurde. Ich glaube mich so weit davon entfernt, Eltern wegen irgend etwas *Vorwürfe* zu machen, daß ich gar nicht bemerkt hatte, daß das, was ich geschrieben hatte, jemanden verletzen könnte. Ich habe nicht gemeint, daß autistische Kinder notwendigerweise vernachlässigt sein müssen.

Autismus hat natürlich eine komplexe Ätiologie; diese kann in einer Leserbriefspalte nicht beschrieben oder erörtert werden, erfordert aber und erhält auch eine ausführliche Behandlung in der fachlichen Diskussion.

Es wäre jedoch schade, wenn man aus Angst, jemanden zu verletzen, keine Möglichkeit mehr fände, den Gedanken auszusprechen, den ich und manche anderen für richtig halten, nämlich daß es für das Kind ein Glück ist, wenn es ganz zu Anfang seines Lebens »die Mutter ganz für sich« haben kann.

D. W. Winnicott, F.R.C.P

91 An Mrs. B. J. Knopf

26. November 1964

Liebe Mrs. Knopf,

Ihr Brief[1] ist an mich weitergeschickt worden, und es tut mir sehr leid, Sie verwirrt zu haben. Es ist dumm von uns, medizinische Belange, die den Gebrauch von Fachausdrücken erforderlich machen, in einer Zeitung wie dem Observer zu behandeln.

Vielleicht sollten Sie das über Autismus alles vergessen. Was Sie interessiert, ist das Großziehen normaler Kinder, und darüber habe ich eine ganze Menge geschrieben. Ich lege Ihnen ein Buch bei, das Sie vielleicht interessant finden werden oder auch nicht.

Vielleicht wäre es das beste, wenn Sie aufhören, all dies durcharbeiten zu wollen, und sich einfach weiter an dem freuen, was Sie erleben. Später kann es sein, daß Sie mit Hilfe von ein, zwei Büchern auf Ihre Erlebnisse zurückblicken möchten, aber solange Sie ein Kind aufziehen, überlassen Sie sich wohl am besten Ihrem natürlichen Empfinden.

Wenn Sie direkte Anweisungen brauchen, könnte Benjamin Spocks Buch *Baby and Child Care* hilfreich sein (Bodley Head, 1955[2]).

Lassen Sie mich wissen, wie Sie zurechtkommen, und denken Sie nicht mehr an dieses seltene Leiden namens Autismus.

Mit freundlichen Grüßen
D. W. Winnicott, F.R.C.P.

[1] Eine Zuschrift auf Winnicotts Leserbrief im *Observer* vom 12. Oktober 1964.
[2] Dt.: *Säuglings- und Kinderpflege, Berlin:* Ullstein 1978.

92 An Humberto Nagera

15. Februar 1965

Lieber Dr. Nagera,

Sie schickten mir im letzten November Ihren Aufsatz »Early Childhood«. Wissen Sie, er war zu lang, als daß ich ihn hätte lesen können, bei all den Sachen, an denen ich gerade schreibe. Er liegt noch auf meinem Schreibtisch, und ich hoffe immer, mal die nötigen paar Stunden Zeit zu finden, bin aber noch nicht dazu gekommen.

Ich hoffe, der Umstand, daß Sie Melanie Kleins Sicht der infantilen Neurose nicht teilen, hält Sie nicht davon ab, von ihrem gewaltigen Beitrag zu unserer Arbeit etwas zu profitieren. Ich habe nämlich den Eindruck, daß Ihre Stellungnahme zu Klein auf der Lektüre *einer einzigen* Seite beruhen könnte, der Seite viii des Vorworts zu dem Buch von Segal.

Ich stimme mit dem, was Sie über Klein und die infantile Neurose sagen, im großen und ganzen überein, aber weil ich einige Jahre lang mit Melanie zusammengearbeitet habe, besonders in den dreißiger Jahren, und von ihr viel über Kinder gelernt habe, möchte ich sichergehen, daß Sie sich nicht damit begnügen, eine Seite in einem Buch über sie gelesen zu haben. Sogar wenn man alles liest, was sie geschrieben hat, ist es schwierig, ihren Beitrag zu erfassen.

Dies ist aus Ihrer Sicht etwas Nebensächliches. Die hier vorgestellte Arbeit ist solid, aufschlußreich und konstruktiv. Gratulieren kann ich Ihnen.

Hätten Sie mich zitieren wollen, hätten Sie es tun können (Kapitel 1, Collected Papers; Kapitel 4, Teil I, und Kapitel 4, Teil II, The Child and the Family), aber ich weiß, dies war kein Ort für Literaturhinweise.

Für mich hat jedoch die Position, von der aus Sie jetzt arbeiten, eine Geschichte, und nicht wenige von uns haben dazu beigetragen, daß Sie jetzt diese Stellung in der Welt einnehmen (London und die Psychoanalytische Gesellschaft), aus der heraus Sie einen Aufsatz schreiben können. Ich hoffe, Sie lassen sich diese allgemeine Bemerkung von einem Älteren gefallen.

Ich fand es sinnvoll, daß Sie an die fortdauernde Bedeutung des Konzepts der infantilen Neurose in der psychoanalytischen Theorie erinnert haben.

Verzeihen Sie die lange Verzögerung.

Mit freundlichen Grüßen
D. W. Winnicott, F.R.C.P.

93 An Michael Fordham

24. Juni 1965

Lieber Michael,

hoffentlich warst Du mit der Sitzung gestern abend zufrieden. Ich hatte noch eine ganze Menge Dinge auf dem Herzen, die ich gern gesagt hätte, aber ich fand es wichtiger, daß ich mich hinsetzte und der Versammlung eine Chance gab, auf ihre Weise zu Deinem Referat Stellung zu nehmen. Ich denke immer noch, wir müssen weiterhin versuchen, anzugeben, worauf wir hinauswollen, wenn wir ein psychotisches Kind behandeln. In gewisser Hinsicht knüpfte Dein Vortrag an meinen vor ein paar Monaten an, als ich im gleichen Raum über Psychotherapie als Zusammenprall von zwei Personen sprach. Ich meine, wir stehen alle vor den gleichen Problemen, und gerade das macht es so interessant.

Ich wollte noch etwas mehr über die Wiederholung sagen. Mein Fallbeispiel paßte nicht recht, weil der Patient ein Fall von anderer Art war, aber die Sache mit dem Bleistiftrollen hat doch einen Aspekt von Repetitivität verdeutlicht. Ich glaube, Du hast über andere Bedeutungen dieses Wortes gesprochen. Ich hatte den Eindruck, was in diesem Bleistift-Fall geschah, muß aus der Dynamik des Ortes verstanden werden, an den das zurückgezogene Kind sich geistig zurückzieht. An diesem Ort ist Dynamik als eine Pendelbewegung zu betrachten. Auch im Stillstand gibt es noch eine potentielle Pendelbewegung, so daß die Unbewegtheit sozusagen zwischen den Bezügen nach rechts und links wechselt. Wo keine Pendelbewegung stattfindet, ist der Tod.

Ich denke, daß diese Patientin im Lauf ihrer Genesung eine Beziehung zu mir auf der Basis finden konnte, daß ich die eine Hälfte der Pendelbewegung übernahm, damit sie die andere übernehmen konnte, und in dem Spiel ging es darum, auf dieser Basis eine Beziehung zur Welt zu gewinnen. Das normale Äquivalent dazu ist nach meiner Ansicht das Hin-und-Her-Wiegen eines Säuglings, und in der Psychopathologie darf man hier all die klinischen Rhythmen bei autistischen Kindern und das Hin-und-Her-Schaukeln von benachteiligten Kindern nicht vergessen.

Ich fand, daß Wisdom einer guten Sache auf der Spur war, als er auf die Universalität dieses Phänomens aufmerksam machte, obwohl er deshalb vielleicht nicht bis an die Strände von Alexandria hätte gehen müssen; ich meine, er hätte nur in die Londoner Hinterhöfe zu schauen brauchen, und sicherlich würde er das zugeben. In der Wimbledon-Woche ist es vielleicht eine gute

Idee, sich daran zu erinnern, daß das Wichtigste einfach dieses Hin und Her ist, das beim Tennis eine solche Verfeinerung erreicht, das aber mit etwas Fundamentalem in den Objektbeziehungen zu tun hat. Ich werde J.O. Wisdom eine Kopie von diesem Brief schicken, für den Fall, daß er Lust hat, dem Gedanken weiter nachzugehen.

Du hattest natürlich recht, die Tatsache zu betonen, daß einen das Kind früher oder später vernichtet. Ich meine, bis das Kind dahin kommt, ist schon viel geleistet worden, und der Anfang der Genesung ist schon zu sehen. Das heißt für Dich oder mich aber nicht, daß es zur Genesung kommen wird, denn wenn diese sehr frühen Störungen nicht in dem sehr frühen Stadium auftreten, in das sie gehören, dann sind sie klinisch überhaupt sehr schwer einzuordnen. Phantasie kann es noch nicht sein, und Haß ist nicht vorhanden, nur Mord. Ich bin mir sicher, daß Melanie Klein dies in ihrem Buch über den »Neid« zu klären versucht hat, aber zum Bedauern derer von uns, die gern erst einmal erkunden, hat sie in einer wichtigen Hinsicht daneben geschossen, als sie voreilig über die Realitäten der Abhängigkeit hinweg und gleich bis auf die Vererbung zurückging.

Was ich geschrieben habe, erinnert mich an das, was ich über den Autokraten am Frühstückstisch noch behalten habe.

Alles Gute,
Dein
D.W. Winnicott

94 An Michael Fordham

15. Juli 1965

Lieber Michael,

danke für Deinen neuen Brief über Autismus. Er ist nicht leicht zu verarbeiten oder auch nur zu verstehen, weil Du gleich alles, so wie Du es dachtest, hingetippt hast, aber ich werde ihn aufheben. Ich bin mir sicher, es stehen wirklich die Art Ideen drin, die Keime treiben.

Ja, es macht einen Riesenunterschied, ob man einen Bleistift zwischen einem Patienten und sich selbst hin und her rollt oder ob man es mit dem endlosen Schaukeln, Bleistiftrollen oder was auch immer zu tun hat, das ohne

Beziehung vonstatten geht. Wie Du sagst, die Besserung bei einem Kind beginnt, wenn Kommunikation durch eine dieser primitiven Wiederholungen stattfindet. Ich kenne ein autistisches Kind, das mit sehr gescheiten Deutungen behandelt wurde und auch mäßige Fortschritte gemacht hat. Was aber die Behandlung in Gang gebracht hatte, war etwas, das die erste Analytikerin tat, und seltsamerweise habe ich die zweite Analytikerin nie dazu bewegen können, anzuerkennen, wie wichtig das war, was ich nun beschreiben will.

Die erste Analytikerin, Dr. Maida Hall, ist gestorben. Sie ging zu dem Jungen, der autistisch geworden war, nachdem er vorher normal gewesen war, setzte sich zu ihm ins Zimmer und stellte eine Kommunikation her, indem sie alles tat, was der Junge selbst tat. Er saß eine Viertelstunde lang still, und dann bewegte er den Fuß ein bißchen; sie bewegte ihren Fuß auch. Er rührte einen Finger, und sie machte es nach, und so ging das über lange Zeit. Aus diesen Anfängen heraus entstanden überall Zeichen einer Entwicklung, bis sie starb. Hätte ich die gescheite Analytikerin dazu bringen können, an all dies anzuknüpfen, so meine ich, daß wir inzwischen so etwas wie eine Heilung erreicht hätten; statt dessen müssen wir nun mit einem dieser ärgerlichen Fälle zurechtkommen, wo eine Menge gute Arbeit geleistet worden ist und alle sehr angetan sind, aber dem Kind geht es noch nicht zufriedenstellend.

Ich hoffe, Du verbringst mit Frieda einen schönen Urlaub.

Soviel für heute,
Dein

95 An Charles Anthony Storr

30. September 1965

Lieber Dr. Storr,

ich habe mich gefreut, Sie kennenzulernen, und was Sie sagten, interessierte mich auch. Ist der Grund nicht (teilweise) der, daß im Westen, der eine depressive Gesellschaft ist, die Paranoiden ihre Wahnvorstellungen verborgen halten oder sie in Systemen verstecken, und wenn sie das nicht können, na, dann sind sie eben »verrückt«. In der nigerianischen Gesellschaft dagegen, die »auf Projektion beruht«, engen die aus Projektionen erwachsenden Wahnvorstellungen eines Mannes (oder einer Frau) einfach den Kreis der Freunde auf diejenigen ein, die ähnliche Vorstellungen haben. Sicherlich kommen die stark Gestörten der Isolierung ziemlich nahe. Aber ganz isoliert werden sie wohl nie.

Es ist eine gräßliche Vorstellung, daß der Westen die barbarische Elektroschockbehandlung in eine Gesellschaft hineingetragen hat, die mit ihren Heilern, die auf eine raffinierte Weise psychologisch denken, wenn auch ziemlich magisch und unwissenschaftlich, bisher ganz gut zurecht kam.

Mit guten Wünschen,
Ihr

96 An die Redaktion der *Times*

3. März 1966

Sir,

Psychiatrische Pflege

Zu dem in Professor Hills Brief (23. Februar) angeschnittenen Thema wurden manche wichtige Bemerkungen gemacht (Dr. Guy Mitchell, Mr. Robert Humphreys). Unter den anderen Gründen für das mangelnde Angebot an psychiatrischen Krankenhausplätzen für Erwachsene sind auch die folgenden:

Ich habe mehrere Jahrzehnte lang damit zu tun gehabt und das Problem im Auge behalten. Es gibt keinen Grund, warum es je zu einer Lösung kommen sollte. Zum Teil erwächst das Problem aus der Besonderheit geistiger Störungen während der Adoleszenz-Periode, in der sie klinisch nur schwer von den Schwierigkeiten zu unterscheiden sind, die die Adoleszenz selbst als eine Phase des Heranwachsens zur Unabhängigkeit mit sich bringt; und zum Teil erwächst das Problem auch aus dem Nichtvorhandensein eines ärztlichen Fachbereichs, der sich dafür zuständig fühlt. Mit andern Worten, die Kinderpsychiatrie muß schleunigst zu einer autonomen Disziplin werden, denn wie die Erfahrung lehrt, hat weder die Pädiatrie noch die Psychiatrie (der Erwachsenen) den Willen oder das Spezialwissen, die zur fachlichen Einlassung auf dieses weite Pflegegebiet erforderlich sind. Faktisch ist und bleibt die Behandlung (und Prävention) emotionaler Störungen in der Kindheit Sache der psychiatrischen Sozialarbeiter, Kinderbetreuer (Children's Committee), Bewährungshelfer und der gesamten Mitarbeiterschaft an den Heimschulen für schwierige (kranke) Kinder. Sowohl für die Psychiatrie wie für die Pädiatrie ist es heute zu spät, Anspruch auf eine Beteiligung an unserem Spezialgebiet zu erheben. Wir müssen unsere Arbeit fortsetzen, ohne mehr als eine Art freundlicher Nachbarschaft zu den beiden etablierten Fachbereichen zu wahren, und unsere Pläne an den Erfordernissen ausrichten, die nur wir kennen.

Im einzelnen brauchen wir, und zwar schon seit dreißig Jahren, eine experimentelle Heim- oder Internatsschule für ein halbes Dutzend Kinder, die in einer Region gelegen sein müßte, in der Psychoanalytiker leben und arbeiten. Nur so kann das Problem in Angriff genommen werden, wie diejenigen Kinder jeden Alters behandelt werden können, die zwei Formen der Behandlung zugleich brauchen: spezialisierte Pflegemaßnahmen und intensive persönliche Therapie.

An welches Ministerium kann man sich wenden, um auch nur für ein so begrenztes, vorbereitendes Projekt Unterstützung zu bekommen, das im Lauf von zehn Jahren zu einem Modell für die Erweiterung der Versorgung und der Personalausbildung werden könnte?

Hochachtungsvoll
D. W. Winnicott, F.R.C.P.

97 An Herbert Rosenfeld

17. März 1966

Lieber Dr. Rosenfeld,

ich danke Ihnen für Ihre Antwort auf meine Bemerkung gestern abend bei Thorners Referat. Es müssen viele gewesen sein, die von dem was Sie sagten, etwas hatten.

(Des weiteren denke ich, daß das Thema auch nach Ihrer Erklärung noch nicht erledigt ist. Ich erinnere mich übrigens, daß Clare mir erzählt hat, wie Sie bei einer Supervision zu ihr sagten, »der Analytiker darf sich nicht scheuen, die Projektionen des Patienten anzunehmen«.) Woran ich denke, sind manche Fälle, in denen der Analytiker diese Projektionen anzunehmen vermag, ohne die gesamte Übertragungssituation irgend zu gefährden. Ich rede hier von bestimmten Patienten, die im lokalisierten Bereich einer kurzen Analysephase sehr krank sind und die Kluft zwischen dem nackten Erleben und der psychoanalytischen Deutung nicht ertragen können. Mit anderen Worten, gegenüber solchen Patienten in solchen Phasen verhält sich der Analytiker, wenn er durch Deutungen zu verstehen gibt, daß er die Projektionen des Patienten annimmt, im Grunde vernünftig, aber sein Verständnis reicht nicht tief genug. Zur Zeit habe ich eine solche Patientin, ein halbwüchsiges Mädchen, und die Phasen dauern nur etwa zwanzig Minuten. In diesen Minuten werde ich zu einem Verfolger, der um so schlimmer ist, je verständiger er sich zeigt. Zum Glück erholt sich die Patientin wieder, bevor sie heimgeht.

Daraus folgt, daß ich mit Thorners Titel Cause and Reason gar nicht glücklich bin, und ich denke, Sie waren es auch nicht. Ich nehme an, er spricht über Ätiologie im Vergleich zu allem andern, etwa dem Gefühl eines Widerhalls [im Analytiker].

Ich denke, was ich sagen will, ist folgendes: Ich würde gern eine Diskussion darüber hören, wie ein Patient, wenn seine Mutter verrückt war, dies in die Übertragung bringt? Ist es nicht so, daß der Patient dann in dem einen oder anderen Moment den Analytiker für verrückt halten muß? Natürlich berühren solche Erwägungen nicht die normalen Fälle, anhand deren wir in Psychoanalyse Unterricht geben.

Ich erwarte nicht, daß Sie auf diesen etwas fahrigen Brief antworten, aber mir war einfach danach zumute, Ihnen zu schreiben …

Mit freundlichen Grüßen
D. W. Winnicott

98 An Hans Thorner

17. März 1966

Lieber Hans,

ich hoffe, Du warst mit der Aufnahme, die Dein Referat[1] gestern abend gefunden hat, zufrieden. Es war sehr interessant und wichtig.

Was die winzige Kleinigkeit angeht, die ich am Ende einwarf, so war eine Antwort darauf sicher nicht nötig. Ich möchte jedoch sagen, daß es in der Society sehr verwirrend ist, wenn allerlei Termini gebraucht werden, als ob sie allgemein geläufig wären. Ich bin sicher, daß Du genau weißt, was Du meinst, wenn Du sagst: »gefährliche Anteile … Derivate des Todestriebs … müssen ausgestoßen werden« etc. etc. Ich meinerseits weiß nicht, was Du meinst, und mindestens die Hälfte der Mitglieder wird denken, Du hättest einfach »Todestriebe« gesagt, statt die Wörter »Aggression« und »Haß« zu benutzen. Du kannst dies für völlig belanglos halten, was es im Zusammenhang Deines Referats auch tatsächlich ist, aber für die Society wäre es wirklich von Vorteil, wenn wir eine gemeinsame Sprache finden könnten. Könntest Du nicht irgendwann mal, wenn Du nichts anderes zu tun hast, dran denken, diesen Satz umzuschreiben, ohne das Wort »Todestrieb« – bloß mir zuliebe?

Noch mal danke für Dein Referat.

Dein

[1] »Cause or Reason: A Psychoanalytical Contribution to the Understanding of Psychosomatic Phenomena« (dt.: Ursache, Grund und Motiv. Ein psychoanalytischer Beitrag zum Verständnis psychosomatischer Phänomene. Psyche, 1963, 16, 670–685).

99 An einen Ratsuchenden

15. April 1966

Lieber M,

danke für Ihre Postkarte. Ich denke, Sie wissen selbst die Antwort auf Ihre Frage, denn Sie sind in bezug auf Ihr neues Baby im Zustand der primären Mütterlichkeit gewesen, und nach dem, was Sie schreiben, haben Sie an dem Erlebnis anscheinend Freude gehabt. Anthropologisch würde man dies mit dem Terminus »Couvade« bezeichnen, aber es kommt mir ziemlich schäbig vor, einer Sache, die man in der Gegenwart erlebt, einen solchen Namen zu geben.

Ich bin gespannt, ob Sie mit folgendem Gedanken etwas anfangen können: Jeder Mensch ist bisexuell in dem Sinne, daß er sich sowohl mit Männern als auch mit Frauen zu identifizieren vermag. Es besteht jedoch ein großer Unterschied zwischen einer einheitlichen Persönlichkeit wie der eines Mannes, der sich mit einer Frau zu identifizieren vermag, und etwas Ähnlichem, aber doch ganz anderen, nämlich einer Person männlichen Geschlechts mit abgespaltenem weiblichen Selbst. Ich habe versucht, dies in einem Aufsatz zu behandeln, der nicht veröffentlicht ist, den Sie aber gern lesen können, wenn Sie wollen.

Darin rede ich über die männlichen und weiblichen Anteile in Männern und Frauen. Natürlich haben auch andere schon über dieses Thema geschrieben.

Auffällig ist für mich, daß Sie in Ihrer eigenen Entwicklung vielleicht im Begriff sind, sich aus einem Mann mit abgespaltenem weiblichen Selbst in ein besser integriertes Individuum zu verwandeln, das alle Elemente, auch die der beiden Identifizierungen, in sich enthält.

Ich meine, daß die Untersuchung der männlichen Identifizierung mit Frauen sehr stark durch das hartnäckige Bestreben mancher Psychoanalytiker kompliziert worden ist, alles, was an einem Mann nicht männlich ist, als Homosexualität zu bezeichnen, während Homosexualität tatsächlich eine sekundäre oder nicht sehr tief begründete Angelegenheit und eher eine lästige Nebensache ist, wenn man zu der weiblichen Identifizierung eines Mannes durchzudringen versucht.

Ich weiß nicht, ob Sie mit diesem sehr kondensierten Brief etwas anfangen können, aber auf jeden Fall haben Sie ja wohl einen Papierkorb!

Mit guten Wünschen
und freundlichen Grüßen
D. W. Winnicott, F.R.C.P.

100 An Lili E. Peller

15. April 1966

Liebe Miss Peller,

in diesem Brief will ich versuchen, den ersten Absatz Ihres Briefs vom 28. März zu beantworten. Es mag Ihnen befremdlich vorkommen, daß ich so einen großen Unterschied zwischen Wunsch und Bedürfnis mache. Trotzdem, in meinen Kontakten mit der psychoanalytischen Gesellschaft war ich bis etwa 1944 in einem Zustand ständiger Frustration, weil ich in den wissenschaftlichen Sitzungen der Vereinigung immerzu von Wünschen rede hörte; während ich festgestellt hatte, daß dies als Abwehrmaßnahme diente, um die Untersuchung der Bedürfnisse auszusperren. Als Kinderarzt kam ich zur Psychoanalyse mit dem starken Bewußtsein für die kindliche Abhängigkeit und fand es höchst erbitternd, daß die einzige Abhängigkeit, die meine Kollegen sich vorstellen konnten, die Abhängigkeit von der Art Versorgung war, die zur Es-Befriedigung führt. Ich hatte einen Anteil daran, daß dies anders wurde, wenigstens in der Britischen Psychoanalytischen Gesellschaft. Bei vielen Gelegenheiten habe ich darauf aufmerksam gemacht, daß die Redner vom Säuglingsalter so sprachen, als ob es am Anfang des Lebens um Triebbefriedigung ginge. Nach und nach merkte ich, daß Miss Freud und dann auch andere das Wort Bedürfnis gebrauchten, aber es ist eine langwierige Geschichte, und in derselben Sache wurzelt auch eine unserer jetzigen Schwierigkeiten in der ganzen psychoanalytischen Bewegung.

Für den Fortschritt im Verständnis dessen, was ein Psychoanalytiker bei Borderline-Fällen und schizoiden Persönlichkeiten tun kann, kommt es vor allem andern darauf an, die Abhängigkeit als etwas anzuerkennen, das auf das Bedürfnis verweist. Bei Anorexia nervosa zum Beispiel und im allgemeinen bei den Anorexien, die die gleiche Psychopathologie haben, ist aus der oralen Befriedigung ein dissoziiertes Phänomen geworden, eine Art Verführung. Für das Kind am wichtigsten ist, *nichts zu essen,* wobei das Kind auf jeden Fall unverführt und Individuum bleibt (auch wenn es stirbt).

In meinen neueren Schriften haben Sie bemerkt, daß ich versuchte, die Ängste psychotischen Typs aufzuzählen, die sich um das Wort Bedürfnis gruppieren. Sie haben nichts mit den Trieben zu tun. Dafür haben sie mit Dingen wie Desintegration zu tun, mit Entpersönlichung, dem Gegenteil von Fortschritt in der emotionalen Entwicklung, das heißt, mit Vernichtung, Absturz ins Bodenlose, fehlendem Kontakt mit Nicht-Ich-Objekten etc. All dies finden Sie zum Beispiel in meinem Buch bei der Hogarth Press behandelt (The Maturational Processes and the Facilitating Environment; dt.: *Reifungsprozesse und fördernde Umwelt,* München: Kindler 1974).

Es würde mich interessieren, was Sie zu dieser Antwort sagen, die ich auf Ihren Brief zu geben versuche. Es kann sein, daß Sie auf diese Fragen schon in den Aufsätzen eingegangen sind, die Sie mir schickten und die ich noch lesen muß. Soviel Wichtiges gibt es schon, und das Problem ist nur, daß man nie Zeit hat, es zu lesen. Ich bin wirklich sehr interessiert an dieser Frage, die Sie in Ihrem Brief aufwerfen.

Alles Gute,
mit freundlichen Grüßen
D. W. Winnicott, F.R.C.P.

101 An Sylvia Payne

26. Mai 1966

Liebe Sylvia,

danke für Deinen Brief[1]. Ich werde mir die ganze Sache noch mal ansehen. Dir ist doch klar, nicht, daß das Scientific Bulletin nur eine beschränkte Verbreitung hat und keine Veröffentlichung darstellt? Außerdem hat sich die Atmosphäre in der Society jetzt gründlich verändert, besonders bei der großen Mehrheit, das heißt, bei denen, die erst Mitglieder geworden sind, als all diese Wirren schon Geschichte waren.

Es tut mir leid, daß es Dich schockiert und entsetzt hat. Manchmal ist es schwer, einen Mittelweg zwischen Nichtstun und Rührigkeit zu finden. Ich schreibe Dir wieder.

Dein

[1] Dr. Payne hatte heftig gegen den Abdruck der kontroversen Diskussionen von 1943 protestiert, die zur Untergliederung der Ausbildungsgruppen im Britischen Psychoanalytischen Institut geführt hatten.

102 An Donald Meltzer

25. Oktober 1966

Lieber Donald,

danke für Dein Referat[1] und für den Beitrag zur wissenschaftlichen Arbeit der Society, den Du damit leistest. Wie ich schon sagte, ich bin froh, daß Du über dieses Thema geschrieben hast. Erfreulich war aus meiner Sicht, daß die meisten Diskussionsredner bis auf Money-Kyrle keine Kleinianer waren. Aus der Position des Versammlungsleiters bekommt man einen Gesamtüberblick über die Vorgänge in der Society, und wenn ich an die letzten sechs wissenschaftlichen Sitzungen zurückdenke, dann war das kleinianische Kontingent entweder nicht anwesend oder verschwand vor Beginn der Diskussion bei allen Referaten außer dem von Betty Joseph. Bei der Gelegenheit, wie Du Dich erinnern wirst, war das ganze kleinianische Kontingent zusammen angetreten, um ihr Unterstützung zu geben, was sie im Grunde ebenso nötig hatte wie Du.

Ich habe gesagt, ich wollte Dir wegen ein paar Einzelheiten schreiben, und wenn ich jetzt schreibe, geht es einfach um allerlei kleine Haken und Ösen. Wenn ich aber abwarte, kann es sein, daß der Abstand zu groß wird. Das meiste, was ich sage, wird wohl kritisch sein, weil ich Dir ja nicht schreibe, um über das, was ich an Deinem Referat gut finde, zu diskutieren.

Wirklich geärgert hat mich, daß Du auf Seite 4, Mitte, von der Abhängigkeit von der *inneren* Mutter sprichst. Ich würde meinen, das ist unscharf gedacht. Die Grundlage einer stabilen und gesunden psychischen Struktur hängt gewiß mit der Verläßlichkeit der inneren Mutter zusammen, aber diese Verläßlichkeit wird selbst durch das Individuum aufrechterhalten. Es stimmt zwar, daß Menschen ihr Leben damit zubringen, den Laternenpfahl, an den sie sich lehnen, aufrecht zu halten, aber irgendwann einmal muß der Laternenpfahl zu Anfang von selbst aufrecht gestanden haben, sonst könnte keine Introjektion eines verläßlichen Anhalts stattfinden.

Wenn ich dies schreibe, sehe ich wohl, daß Du behaupten könntest, daß die Worte *Abhängigkeit der infantilen Anteile des Selbst von der inneren Mutter* Deiner Meinung nach diesen Punkt klarstellen, aber ich bringe die Sache zur Sprache, weil Du oben auf Seite 6 das Wort innere Mutter noch einmal anbringst, und ich meine, daß Du hier das Wort innere hättest weglassen können.

Mir scheint, indem Du das nützliche Konzept des inneren Objekts bis ins letzte ausschlachtest, entgeht Dir der unendliche Reichtum, den das Wort Phantasie in sich schließt. Die Phantasie kennt nicht nur alle Übergänge vom Bewußten zum Unbewußten, sie hat auch Raum für das Konzept einer unendlichen Reihe miteinander koexistierender Vorstellungen, die einander möglicherweise unähnlich oder gegensätzlich sind.

Du darfst nicht glauben, daß ich den Gedanken angreife, das Individuum habe eine Wahnvorstellung, daß die Ideen eine Existenz in seinem Kopf oder Bauch hätten, denn ich glaube, daß bei dieser Art des Denkens viel herauskommen kann, genauso wie ein Kind etwas dabei gewinnt, wenn es mit seinen Spielsachen spielt. Aber das Spiel, dem sich Dein Kind an diesem Vormittag widmet, obwohl sehr reichhaltig, ist doch armselig im Vergleich zu der Phantasiewelt insgesamt, deren lokaler Vertreter es ist. Ich kann nicht einsehen, was es schaden soll zu sagen, daß ein Haus, wie im Falle Deines Patienten und im Falle der meisten Menschen, ein Symbol für die Mutter ist.

Nebenbei gesagt, ich sehne den Tag herbei, wenn einer von den Kleinianern wird sagen können, daß die Verläßlichkeit der inneren Mutter ihre Vorgeschichte in der Verläßlichkeit der wirklichen Mutter in der Anfangszeit hat, aber Melanie Klein würde das nicht zulassen. Sie würde nur sagen: »Natürlich, ich habe schon immer gesagt, die Umwelt ist wichtig« – und würde damit zu verstehen geben, daß sie auf etwas für sie Entscheidendes verzichten müßte, wenn sie dasselbe sagen würde, was ich hier in Worte gefaßt habe. Bion scheint mir der einzige Kleinianer zu sein, der einen Satz geschrieben hat, der auf dasselbe hinausläuft wie das, was ich eben geschrieben habe. Aber ich weiß ja, daß Du Dich in Deinem Referat in dieser Hinsicht nicht festlegen mußtest, denn Du hast nicht speziell dieses Thema behandelt. Wenn jedoch die Verläßlichkeit der inneren Figuren nicht vom wirklichen Erleben in der frühen Kindheit herrührte, dann könnte man auch sagen, daß es egal ist, ob der Analytiker verläßlich ist oder nicht, und ich meine, diese Ansicht können wir nicht vertreten.

Um auf Dein Referat zurückzukommen: Du weißt wohl, nehme ich an, daß Du, wenn Du auf Seite 3 das Wort Neid gebrauchst, plötzlich nur noch zu einem verkleinerten Publikum sprichst, nämlich der Gruppe der Kleinianer, während der Rest des Saales Dir nicht mehr folgt. Das finde ich jammerschade, denn man kann nicht immer die Aufmerksamkeit auf diese Dinge lenken, wie es die Mitglieder der Klein-Gruppe gewöhnlich tun, als wären sie entschlossen, ihre Auffassung vermittels Propaganda durchzusetzen, das heißt, durch Wiederholung. Du wirst zugeben, denke ich, daß es für einen Kleinianer nicht möglich ist, das Wort Neid in dem üblichen Sinne, in dem alle Leute es kennen, zu gebrauchen, wenn er dies nicht ausdrücklich angibt. Wenn ein Kleinianer von Neid spricht, dann schließt das Wort eine Zustimmung zu Melanies Genfer Referat (später ihrem Buch) ein, wonach die Wurzeln der Aggression mit dem Neid verbunden sind, aus dem sich der Impuls des Säuglings erklärt, die gute Brust zu stören. Wer darin einen Sinn findet, sind die Kleinianer, und alle andern Zuhörer sind verärgert, weil die Einführung des Wortes Neid an diesem Punkt der Suche nach den Ursprüngen der Aggression ihnen überhaupt nichts bringt und nur das Problem verwirrt, indem es dem Neugeborenen diese höchst komplexe Sache zuschreibt, die wir unter Neid verstehen. Darum jagst Du auf Seite 3 also drei Viertel Deiner Zuhörer weg und hoffst, daß sie wiederkommen werden, um den Rest Deines Referats anzuhören.

Dasselbe wäre es, wenn Du das Wort Todestrieb gebrauchen würdest, in der Annahme selbstverständlich, daß dies eine von Freuds sinnvollen Erfindungen sei. Wenn Du diese sehr großen Meinungsverschiedenheiten ignorierst, richtest Du Sperren zwischen Dir und Deinem Publikum auf, und die offene Diskussion wird nach und nach unmöglich. Vollkommen in Ordnung wäre es natürlich, wenn Du ein Referat über den Neid (oder den Todestrieb) hieltest, aber Du hast über Erwachsenensexualität geschrieben, und diese Wörter wurden nur hineingestreut auf eine Weise, die uns maßlos erbittert. Du weißt, was ich meine: es war eine ganze Liste, unter anderen auch die projektive Identifizierung.

Man kann sich fragen, was das wohl für Analysen gewesen sein müssen, die Melanie Klein in all den Jahren gemacht hat, bevor sie diese Glaubenssätze verkündete. Als einer, der schon vor dem Krieg mit ihr in Verbindung stand, kann ich sagen, daß sie tatsächlich sehr gute und interessante Arbeit leistete, bevor diese Ideen auftauchten. Ideen hatte sie natürlich immerzu, und sie waren ihr ungeheuer wichtig, wenn sie ihr kamen. Einmal hat sie mich mit ihrem Begriff des inneren Chaos geradezu betört, und zwar deshalb weil sie das Wort hartnäckig als CHOUS aussprach, was sich abgesehen von dem kurzen, scharfen S auf COWS reimte! Ich stand ihr damals sehr nahe und habe eine Unmenge von ihr gelernt; ihren Aussprachefehler bei diesem Wort zu korrigieren habe ich mich gehütet, weil es so ein Spaß war. Übrigens sagte sie mir damals immer, was die Society ihrer Ansicht nach nötig hatte, denn sie hatte Interesse an ihr und versuchte sie als Organisation aufzubauen. Sie sagte zu mir: »Ich hoffe, du gehst immer zu jeder Sitzung und bleibst da bis zum Schluß. Du nützt der Society nichts, wenn du nur zu den Referaten hingehst, die dir gefallen.« Sie selbst hielt sich an diese Regel und ging zu allen Sitzungen, wenn sie nicht gerade so sehr die Grippe hatte, daß sie nicht aufstehen konnte. Ich wünschte nur, sie hätte das auch zu der jetzigen Kleinianer-Gruppe gesagt, die im Begriff ist, sich von der Society abzusetzen. Wenn Du nur mal sehen könntest, wie sich das alles vom Präsidentenstuhl ausnimmt!

Anscheinend bin ich gerade in einer mitteilsamen Laune – und strapaziere irgendwie Deine Toleranz! Übrigens, mit Deiner Bemerkung über Arbeit und Spiel auf Seite 5, Mitte, bin ich nicht ohne weiteres einverstanden. Mir scheint, daß Arbeit und Spiel sich sehr ähnlich sind, abgesehen davon, daß Arbeit dem reifen Individuum gemäßer wird. Ich glaube, mit Arbeit meinst Du Gehorsam und nimmst dabei irgendeine Autoritätsperson an, die Anweisungen gibt. Das könnte jedoch auch im Spiel passieren. Etwas stimmt da nicht, und wenn Du es als Artikel oder als Kapitel eines Buches herausbringst, könntest Du das vielleicht korrigieren.

Da ich schon einmal auf Seite 5 bin, könnte ich noch sagen, daß ich zu dem Thema der Veränderung, die bei Deinem Patienten auftrat, und warum sie auftrat, gern Näheres erfahren hätte. Du sagst: »Die Erkenntnis, daß ...« Kann denn Erkenntnis so etwas wie ein Symptom auf diese Weise aufklären? Ich meine, Du solltest dies vielleicht lieber in bezug auf die Übertragung und die Unterstützung der Ich-Organisation umformulieren, die der Analytiker durch sein Verstehen leistet und die den Patienten befähigt, etwas nicht nur zu erkennen, sondern es auch in all seinen Aspekten zu erfassen. Vermutlich wärst Du etwas mit dem, was ich hier sage, einverstanden.

Gefreut habe ich mich gegen Ende, wo Du zu dem Thema kommst, was Hoden bedeuten, und auf das gesamte Phantasiesystem von Menschen eingehst. Da steht vieles, über das ich mir noch nicht im klaren bin, und jeder Beitrag hierzu ist wertvoll.

...

So, das wäre für den Augenblick alles. Daß Balint bei Deinem Vortrag rausgegangen ist, wenn es nicht bloß daran lag, daß er nach der Pause müde war, hatte vermutlich den Grund, daß Du ihn nicht erwähnt hast, und das, wo er sich doch wie kaum ein Analytiker bemüht hat, über Erwachsenensexualität zu schreiben. Wir neigen alle ein wenig dazu, seine Arbeiten zu ignorieren, und ich persönlich meine, Du hättest irgendwas von ihm ausgraben können, um auf die Tatsache hinzuweisen, daß dieser respektgebietende ältere Herr rechts vor Dir die letzten vierzig Jahre lang konstruktiv über diese Dinge nachgedacht hat.

Alles Gute,
Dein
D. W. Winnicott

[1] »The Introjective Basis of Polymorphous Tendencies in Adult Sexuality«.

103 An eine Patientin

13. Dezember 1966

Liebe Mrs. N,

danke für Ihren Brief. Es fällt mir wirklich schwer, Ihnen einen Rat zu geben. Auch Sie nur einmal zu sehen wäre im Moment für mich sehr schwierig. Ich frage mich, ob Sie sich nicht einen Termin bei einem von meinen Kollegen geben lassen sollten ...

Nach Ihrer Schilderung scheint es, als ob Sie anfangen, sich besonders in Beziehung auf Ihre Malerei wirklich zu fühlen, und es kommt mir nicht sehr wichtig vor, ob Sie sich bei diesen Erlebnissen nun in der Gegenwart, in Ihrer

Kindheit oder Säuglingszeit befinden. Es ist einfach hier, wo sich die verschiedenen Zeiten wie die Teile eines altertümlichen Teleskops zusammenfügen. Natürlich besteht auch die Möglichkeit, daß es am besten wäre, zu überhaupt keinem Therapeuten zu gehen, sondern weiterzumachen, in der Hoffnung, daß jemand kommt, der Ihre Gemälde anschaut und sie nicht wie Sie selbst als eine Art Therapie einschätzt, sondern als Gemälde. Auf die Weise finden Sie vielleicht doch manche von ihnen irgendwo an einer Wand wieder, wo sie von Leuten betrachtet werden, aber natürlich werden dies dann gerade diejenigen sein, in denen es Ihnen gelungen ist, das Stückchen, das Ihnen selbst wichtig ist, zu verhüllen.

Mit freundlichen Grüßen
D. W. Winnicott, F.R.C.P.

104 An D.N. Parfitt

22. Dezember 1966

Lieber Dr. Parfitt,

ich habe mich über Ihren Brief im B.M.J. vom 24. Dezember gefreut. Das Gebiet, das Dr. Sargant[1] und die Leute, denen es ein Bedürfnis zu sein scheint, die Existenz der dynamischen Psychologie zu leugnen, einsacken möchten, kennt offenbar keine Grenzen. Ich werde wohl selbst nichts dazu schreiben, denn man wird es ja müde, all diese Fragen eine nach der andern vorzunehmen.

Gewiß ist richtig, daß Fälle von Anorexia sehr gefährlich sein können und daß man im Laufe psychotherapeutischer Behandlungen oder bei der Verordnung von Pflegemaßnahmen, die eine andere Form von Psychotherapie sind, von Zeit zu Zeit der Hilfe eines Kollegen bedarf, der das Kind dann einfach vor dem Sterben bewahrt. Trotzdem, indem man nur physisch dem Kind das Leben rettet, heilt man noch nicht die Anorexie, die allerdings auf die Art Dinge ansprechen könnte, die sie mit den Patienten im Central Hospital in Warwick machen.

In einem Fall, den ich vor kurzem in der Analyse hatte, konnte ich nach einer langen Periode intensiver Arbeit mit großem Interesse feststellen, daß der suizidale Impuls, den die Anorexie repräsentiert, der Patientin nicht bewußt war. Als sie fähig wurde, ihre suizidalen Impulse anzuerkennen, war sie auch fähig, von der Psychotherapie Gebrauch zu machen, und wir konnten die Kinderärzte verabschieden, die ihr überhaupt erst das Leben gerettet hatten.

In einem ähnlichen Fall zu Anfang meiner Karriere verlor ich eine Patientin, bevor meine Behandlung wirksam geworden war, weil ich keine geeignete kinderärztliche Einrichtung finden konnte, die mir gestattet hätte, meine Arbeit als Psychoanalytiker fortzusetzen. Aber das ist lange her, und das Meinungsklima hat sich geändert.

Aber immer noch gibt es diese sehr gefährliche Propaganda der Psychiater, die Dr. Sargant zu repräsentieren scheint und die offenbar alles an sich ziehen und eine Krankheit draus machen. Ich meine, Sie werden mir doch sicher zugeben, daß Anorexie, ebenso wie Enuresis, keine Krankheit ist, es sei denn natürlich, man nimmt die allerschwersten Fälle und hängt ihnen ein Etikett an.

Ich hoffe, es stört Sie nicht, daß ich Ihnen einfach so schreibe. Soviel ich weiß, haben wir uns nie kennengelernt, als Sie in England waren. Ich wäre neugierig, wie das so ist, in Westaustralien als Psychiater zu praktizieren.

Mit freundlichen Grüßen
D. W. Winnicott, F.R.C.P.

[1] William Sargant, ein Psychiater mit überwiegend organischer Auffassung geistiger und emotionaler Krankheiten.

105 An Mrs. P. Aitken

13. Januar 1967

Liebe Mrs. Aitken,

danke, daß Sie mir schreiben und daß Sie mein Buch gelesen haben. Ich hoffe, Sie werden hinnehmen können, daß die allgemeine Tendenz in dem, was ich schreibe, dahin geht, daß es im Grunde kein Richtig und Falsch gibt. Zum Beispiel in dieser Sache, daß Ihr Mann sich um das Baby kümmert. Niemand kann sagen, ob dies richtig oder falsch ist. Wenn Sie mehrere Babys haben, wird er das vielleicht bei dem einen machen wollen und mit einem anderen nicht. Die einzige Möglichkeit, für Babys eine gewisse Beständigkeit in ihrer Umgebung zu erreichen, liegt darin, daß die Eltern sie selbst sein können. Ich gebe aber zu, daß es sehr interessant ist, die Folgen solcher Einzelheiten für die

Kinder zu sehen. Ihr Mann wird zum Beispiel einige Mühe haben, irgendwann von seiner mütterlichen Rolle in die Rolle der dritten Person in einem Dreieck überzuwechseln – etwas Neues. Nach Ihrem Brief bin ich ziemlich sicher, daß alles gut geht, und sicherlich ist es nicht nötig, daß ich versuche, Ihnen Angst vor der Zukunft zu machen.

Was die erste Zeit angeht, frage ich mich, warum Sie das Kind vier Tage lang nicht gesehen haben; vielleicht waren sie zu erschöpft. Ich frage aber deshalb, weil es wirklich entsetzlich ist, daß wirklich gute Ärzte und Schwestern anscheinend nicht fähig sind, die frühen Stadien, in denen die Beziehung geknüpft werden muß, der Mutter zu überlassen. Es ist offenbar unmöglich, den Ärzten und Schwestern dies eine beizubringen, daß die Grundlage für gutes Stillen die Beziehung ist, die sich zwischen Mutter und Kind herauszubilden anfängt. Nur allzu leicht stellt man sich vor, wie entsetzlich die Schwestern gewesen sein könnten, und ich will keine übereilten Schlüsse ziehen, aber mir scheint, Sie könnten die anfängliche Beziehung zu dem Baby gefunden haben, wenn man es Ihnen überlassen und zugleich unter Beachtung der körperlichen Pflege- und Behandlungserfordernisse richtig versorgt hätte. Sie haben anscheinend diese schwierige Phase überwunden und können sie offensichtlich nun als etwas, das der Vergangenheit angehört, auf sich beruhen lassen. Natürlich wäre es schön gewesen, wenn alles von Anfang an gutgegangen wäre, aber auf jeden Fall haben Sie nun erst mal eine Art Gleichgewicht gefunden, und ich erwarte, daß dies auch anhalten wird; zumindest hoffe ich es.

Es ist schwer, in einem Brief etwas Nützliches zu sagen, aber hoffentlich hat wenigstens nichts von dem, was ich geschrieben habe, Sie unruhig gemacht. Vielleicht möchten Sie in der Bibliothek nach The Family and Individual Development fragen (Tavistock Publications, 1965; dt.: *Familie und individuelle Entwicklung*, München: Kindler 1978). Darin könnten Sie Kapitel 13 und vielleicht noch 14 lesen. Die beiden ersten Kapitel könnten Sie auch interessieren.

Mit freundlichen Grüßen
D.W. Winnicott, F.R.C.P.

106 An einen Kollegen

4. September 1967

Lieber Dr. P,

ich danke Ihnen für die Zusendung [Ihres Referats]. Es ist sehr erfreulich für mich, zu sehen, daß ein Gedanke von mir in Ihre sorgfältig aufgebaute Argumentation Eingang gefunden hat. Ich denke, ich brauche auf die verschiedenen Punkte in Ihrem Aufsatz nicht einzugehen, denn Sie können sich denken, daß ich mit ihrem Gedankengang allgemein übereinstimme, und ich finde, Sie haben sich klar ausgedrückt.

Gestern hatte ich eine Patientin da, die Ihre Arbeit gelesen haben könnte; eine Frau, die schon eine lange psychoanalytische Behandlung hinter sich hat und die nun nahe bei einem Punkt angelangt ist, wo sie auf solche Weise existiert, daß sie nicht mehr immerzu nach sich selbst auf der Suche sein muß. Als sie gestern auf den Krankheits-Aspekt ihrer Persönlichkeit zu sprechen kam, beschrieb sie, wie sie in einer Kunstgalerie (und sie ist stark an Kunst interessiert) mit den Augen und dem ganzen Körper nach sich selbst sucht. Beim Malen mit Fingerfarben gebraucht sie die Hände immer in der Hoffnung, in dem Resultat auf dem Papier sich selbst sehen zu können. Alles um sie her ist unter diesen Umständen wie ein Instrument, ein Mikroskop, durch das sie hindurchsieht. Sie ist gerade erst so weit, daß sie, statt nach sich selbst zu suchen, erkennen kann, daß sie selbst an der Stelle existiert, von der die Suche ausgegangen ist. Ich brauche hier auf die Gründe nicht einzugehen, warum sie diese Schwierigkeit gehabt hat und warum sie durch die Behandlung anscheinend der Erholung von der Krankheit nahegekommen ist. Ich erwähne dies nur, weil es zur Illustration Ihres Themas dienen kann und weil es mir als ein Stück klinisches Material frisch vor Augen steht.

Ich hoffe doch, das Referat wird eine gute Aufnahme finden. Wahrscheinlich werde ich nicht kommen können, weil so viele Gruppen Sitzungen halten, daß viele davon zeitlich zusammenstoßen. Vielleicht könnten Sie so gut sein und mich wissen lassen, wie der Abend gelaufen ist.

Mit freundlichen Grüßen
D. W. Winnicott, F.R.C.P.

107 An Margaret Torrie

4. September 1967

Liebe Margaret Torrie,

danke für Ihren Brief und für die Literatur. Ich bin mehr als froh, daß Sie etwas gegen die sehr schweren psychischen Leiden tun wollen, die im Zusammenhang mit Mastektomie auftreten. Es überrascht mich keineswegs, daß Ihnen in den Antworten zu Ihren sorgfältig formulierten Fragen manches ziemlich Schreckliche begegnet ist. Das Taschenbuch, an dem Sie schreiben, wird einem echten Bedürfnis entsprechen.

Ich habe Ihr Vorwort gelesen und habe nichts Besonderes dazu zu sagen. Sicherlich werden Sie im Fortgang des Buches ein wenig auf die häufigen pathologischen Aspekte des Problems ebenso wie auf die normalen eingehen; das heißt, Sie werden auf die Tatsache hinweisen, daß ein beträchtlicher Teil der Mädchen eine Periode durchmacht, in der sie sich minderwertig fühlen, weil sie keine Jungen sind, und daß dann die Vorstellung von der gut entwickelten Brust sich besonders stark mit Bedeutung auflädt, so daß bei diesen Mädchen ein Wort wie Kastration durchaus nicht fernliegt, wenn der Chirurg sagt, daß die Brust weg muß.

Was ich dazu gern sagen möchte, ist dies, daß alle Frauen, denen die Brust wegoperiert wird, verstört sein müssen; in jeder von ihnen kommt es irgendwo zu einer gewaltigen Reaktion. Ohne Zweifel könnten verständnisvolles Vorbereiten und Heranführen an den Gedanken viel ausmachen. Trotzdem, meiner Meinung nach kann man gegen ihre Wut, ihren Haß und gegen die Kränkung, die mit jeder Verstümmelung, auch wenn sie das Leben rettet, unvermeidlich geschieht, überhaupt nichts machen. Ich denke, daß Sie in Ihrem Buch auf die eine oder andere Weise den Gedanken vorbringen könnten, daß die Wut der Frau auf den gefühlsrohen Chirurgen eine Art Ventil für die Wut darstellen könnte, die sich andernfalls nach innen hineinfressen würde, denn die Frau will nicht auf Gott oder das Schicksal wütend sein. Was ich sagen will, ist, daß ich zwar sehr für eine aufgeklärte Haltung gegen dergleichen Probleme bin und durchaus glaube, daß hier sehr viel zu tun wäre, was noch nicht getan wird, aber nichtsdestoweniger erwarte ich nicht, daß das Problem gelöst werden kann, und ich erwarte auch von Ihnen nicht, daß Sie das glauben. In jedem Fall muß die Frau mit ihrer Erbitterung fertigwerden, und es gibt Frauen, die einfach nicht wissen, wie sie das erreichen sollen, wenn sie nicht jemandem an etwas die Schuld geben können. Aus diesem Gedanken heraus würde ich gern sagen, daß sich die Chirurgen im allgemeinen bei der Mastektomie genauso übel aufführen wie bei ihren sonstigen Kunststücken auch. Sie könnten natürlich ein weiteres Taschenbuch über die Betreuung in Fällen von Gebärmutter- und Eileiter-Entfernung schreiben etc. etc.

Ich hoffe, Sie halten mich auf dem laufenden, wie Sie hier weiter vorgehen.

Da ich grad dabei bin, Ihnen zu schreiben, darf ich Ihnen eine von meinen eigenen Sorgen vortragen? ... Sie betrifft das Elend ... [einer Frau, die] mehr Geld, als sie hat, für Alkohol ausgibt. Ständig bittet sie mich, ihr jemanden zu nennen, der ihr hilft ... den Selbstmord so lange aufzuschieben ... bis ihr Sohn aus dem Haus ist ...

Sie werden meine Schwierigkeit sehr leicht verstehen, denn ich kann ihr nicht helfen, und es fällt mir schwer, jemanden zu finden, der da Rat weiß, denn sehr viele von der Art gibt es nicht, und sie braucht jemanden, zu dem sie gehen kann, ohne daß er ein Honorar verlangt. Ich selbst habe den Eindruck, wenn man ihr helfen könnte, dann würde sie ziemlich großzügig sein und wahrscheinlich eine Schenkung machen, aber wenn ein Honorar verlangt wird, dann weiß sie, daß sie keine Hilfe bekommt. Wahrscheinlich kann man dieser Frau gar nicht helfen, und es nützt nichts, daß ich ihr den Ortspfarrer empfehle. Sollten Sie jemanden kennen, zu dessen Namen Sie den Titel W.E.I.S.E.R. hinzufügen könnten und der aus irgendeinem Grund das persönliche Bedürfnis hat, Menschen, die in Not sind, zu helfen, so wäre ich schrecklich froh, wenn Sie es mich wissen ließen. Dieser Mensch müßte darauf gefaßt sein, genausowenig zu erreichen wie ich, aber irgendwie käme mir das immer noch viel besser vor als das, was ich gegenwärtig tue, nämlich gar nichts, einfach weil ich nicht weiß, was.

Ich nehme es überhaupt nicht übel, wenn Sie diesen Teil meines Briefes einfach nicht beachten, denn das ist es ja bestimmt nicht, worum Sie gebeten hatten!

Alles Gute Ihnen und Alfred.
Ihr
D. W. Winnicott

108 An Margaret Torrie

5. September 1967

Liebe Margaret Torrie,

noch etwas zu meinem Brief von gestern. Ich habe gerade eine Arbeit von Tom Main (unveröffentlicht) gelesen, mit neuen Überlegungen zum Wesen der Psychoanalyse, und darin steht ein Gedanke, den ich gestern auch in meinen Brief an Sie aufnehmen wollte. Er hat mit dem »Arzt am Scheideweg« zu tun, womit ich weniger Bernard Shaws Stück meine als vielmehr die unangenehme Tatsache, daß ein Arzt, der in der Technik frei sein will, emotional unbeteiligt sein muß. Dies ist das Zitat von Tom Main:

»Dieses Problem – wie wir das untersuchte Geschöpf als getrennt von uns selbst auffassen können, als außerhalb und verschieden von uns, ein Objekt der Untersuchung und kein Subjekt des Erlebens – ist alles andere als einfach. Wie soll man es kühl betrachten, wie sein Verhalten objektiv registrieren, ohne sich von Mitleid oder Haß anrühren zu lassen, ohne Furcht oder Dankbarkeit, ohne Abscheu oder Sympathie, ohne sich mit ihm zu identifizieren? Diese Probleme machen besonders all denen zu schaffen, denen daran gelegen ist, menschliches Verhalten zu beobachten und aufzuzeichnen. Ohne daß sie irgendwie gelöst werden, könnte der Chirurg (zum Beispiel), der es täglich mit Leiden, Schrecken und Schmerz, Tod und Verstümmelung, Blut, Kot und Urin zu tun hat, nicht mit kühlen Geschick seine Arbeit verrichten. Wie der Biologe muß er sich von dem Geschöpf, mit dem er es zu tun hat, distanzieren, die eigene Objektivität verteidigen und jede starke Identifizierung mit den Leiden seiner Patienten beharrlich vermeiden; denn er hat sich in erster Linie um ihre Körper zu kümmern.«

Das erinnert mich an eine sonderbare eigene Erfahrung, damals in den zwanziger Jahren. In Paddington Green bekam ich, nachdem ich eine Weile Ambulanz-Arzt gewesen war, auch Anspruch auf Belegbetten. Das war sehr aufregend, denn ein Arzt gewinnt Status, wenn er im Krankenhaus selbst Fälle behandelt. Betten haben heißt arriviert sein. Ohne recht zu wissen, warum, lehnte ich es ab, diese Sprosse auf der Leiter zu nehmen. Man erlaubte mir, wenn nötig, Betten zu belegen, aber die stationäre Behandlung überließ ich einem Unterarzt. Zu dem Zeitpunkt wurde mir dann klar, warum ich das tat. Ich sagte mir: Babys und kleine Kinder, auch wenn es noch so freundlich zugeht, machen in einer Krankenhausstation alles in allem doch etwas Furchtbares durch. In die Stationen zu gehen regt dich sehr auf. Wenn du Stationsarzt wirst, bildest du die Fähigkeit aus, dich über das Leiden der Kinder nicht mehr aufzuregen; andernfalls kannst du kein tüchtiger Arzt sein. Konzentriere dich darum lieber auf die ambulante Praxis, dann kannst du es vermeiden, im Interesse der Effizienz abgestumpft zu werden. Also verlor ich das Statussymbol, aber das war mir irgendwie egal. Ich glaube, dasselbe gilt auch für die Krankenpflege, und daran müssen wir denken, wenn wir uns die außerordentliche Kaltschnäuzigkeit erklären wollen, die man auch bei sehr guten Schwestern erleben kann, etwas, das verschwindet, wenn der Patient körperlich schwer krank ist, das aber auf überraschende Weise deutlich wird, sobald sich der Patient körperlich zu erholen beginnt. Ein besonderer Fall sind die Wöchnerinnenstationen, wo die Mütter und ihre Babys nicht in die Kategorie der Kranken fallen, es sei denn natürlich, daß eine körperliche Krankheit hinzukommt.

Noch einmal alles Gute,
Ihr
D. W. Winnicott

109 An Wilfred R. Bion

5. Oktober 1967

Lieber Bion,

zunächst einmal, danke für den sehr interessanten Abend.[1]

Ich bin mir noch nicht ganz im klaren über den Gedanken mit Erinnern und Begehren oder Absicht. Als ich nach Hause kam, erinnerte mich Clare wieder daran, daß der Ausdruck Erinnern und Begehren, den Sie schon mal gebraucht haben, ein T.S.-Eliot-Zitat ist, und sie konnte mir das ganze Gedicht zeigen, und aus irgendeinem Grund erscheinen mir Erinnerung und Begehren in dem Gedicht auch ganz natürlich miteinander verknüpft. Zugleich kann ich bei der Anwendung desselben Gedankens auf die psychoanalytische Praxis nicht umhin festzustellen, daß ich lieber das Wort Absicht gebrauche und Begehren nicht richtig finde. Wie Sie schon sagten, jeder von uns muß die Worte finden, die ihm passen. Für mich ist Erinnern und Begehren in einem Gedicht in Ordnung, wo es ein Erleben bezeichnet, das 100 % subjektiv ist. In bezug auf die psychoanalytische Praxis kann ich nicht zugeben, daß die auch 100 % subjektiv ist. Zum Erinnern gehören die Erinnerungen an Phänomene aus der äußeren Realität, und sicherlich kann ich das, was mir morgen wahrscheinlich bei meiner analytischen Arbeit begegnet, nicht mit dem zur Deckung bringen, was ich selber an Wünschen im Kopf habe, weil ich nämlich imstande sein muß, den Patienten eine gesonderte Person sein zu lassen, ebenso wie der Patient nun so weit ist, daß er mich außerhalb einer omnipotenten Kontrolle bleiben lassen kann.

Da haben Sie also den Grund, warum ich mit Ihrem Wort Begehren in diesem Kontext nicht zufrieden bin.

Der Rest von diesem Brief hat mit etwas ganz anderem zu tun. Es interessiert mich sehr, wie Sie die biblische Geschichte in Ihrer Arbeit über katastrophische Veränderungen heranziehen, und auch sonst oft, wenn Sie reden. Ich bin wie Sie in der christlichen Tradition aufgewachsen (Wesleyaner) und habe keine Lust, alles über Bord zu werfen, was ich mir wieder und wieder angehört und überlegt und zu verarbeiten versucht habe.

Ich kann unmöglich die Religion über Bord werfen, bloß weil die Menschen, die die Religionen der Welt organisieren, auf dem Glauben an Wunder beharren. Was ich gern wüßte, ist, ob Ihnen je das erstaunliche Buch von Robert Graves und seinem Freund Joshue Podro in die Hände gefallen ist, mit dem Titel The Nazarene Gospel Restored? Das Buch kann man nicht kaufen, aber es steht in den meisten Bibliotheken. Natürlich wird es von allen christlichen Kirchen scheel angesehen, weil es sich mit der Rekonstruktion der Geschichte von Jesus befaßt, die schon verbreitet, aber kaum aufgeschrieben war, bevor man sich irgendwann im ersten und zweiten Jahrhundert um maßgebliche Darstellungen bemühte. Mit andern Worten, diesen Autoren ist es mit einem ungeheuren Aufwand an gelehrten Nachforschungen gelungen, die ursprüngliche Geschichte zu rekonstruieren, und ich finde die Lektüre dieses Buches absolut faszinierend und sehr wichtig zum Verständnis der biblischen Erzählung, die wir seither so gut kennen. Ich wollte, ich könnte ein Exemplar kaufen und es Ihnen schicken, aber leider ist es vergriffen.

Alles Gute,
Ihr
D. W. Winnicott

[1] Dr. Bion hatte über »Negative Capability« referiert.

110 An Gillian Nelson

6. Oktober 1967

Liebe Mrs. Nelson,

danke für Ihren Brief. Es steht viel darin, und ich kann nicht behaupten, alles schon richtig verarbeitet zu haben. Alles, was Sie schreiben, ist für mich sehr interessant. Ich möchte jetzt nur versuchen, auf Ihre erste Bemerkung einzugehen.

Es scheint, in Kapitel 16[1] muß es mir irgendwie nicht gelungen sein, deutlich zu machen, daß das gesunde Kind allmählich eine persönliche Methode finden muß, die aggressiven Regungen und Gefühle unterzubringen, statt sich ihrer zu »entledigen«. Ich meine, daß das Kind dabei gewöhnlich von Zeit zu Zeit auf aggressive Weise agiert, daß all dies im Leben nun mal so ist und daß die Mutter und der Vater einbezogen und manchmal verletzt werden. Das heißt nicht, daß ich es gut fände, wenn die Eltern verletzt werden. Aber in gewisser Hinsicht sind sie selbst schuld, denn alles in allem können sie sich ja schützen, aber am besten können sie das, wenn sie wissen, worauf sie gefaßt sein müssen. Dies ist ein ziemlich gewaltiges Thema, und ich möchte es nicht dadurch verderben, daß ich ein paar Kostproben gebe; lieber möchte ich es der Phantasie überlassen.

Es bleibt jedoch die Tatsache, daß manche Eltern vor einem Problem stehen – ein Kind, dem es anscheinend ein Bedürfnis ist, ihnen wehzutun. Es gibt keine einfache Antwort auf dieses Detailproblem, wenn es dabei um die Pflege eines einzigen Kindes geht, aber ich denke, die Eltern finden gewöhnlich das eine oder andere Mittel, sich zu schützen, ohne durch die Art ihrer Reaktion die aggressiven Regungen des Kindes weiter ins Unbewußte zu treiben, so daß sie leicht in Form von Symptomen wieder hervortreten können.

Ich bin nicht sehr zufrieden mit dem, was ich geschrieben habe, aber eigentlich wollte ich Ihnen auch nur etwas schreiben, um mich für Ihren freundlichen und interessanten Brief zu bedanken.

Mit freundlichen Grüßen
D.W. Winnicott, F.R.C.P.

[1] In *The Child, the Family, and the Outside World* (dt.: *Kind, Familie und Umwelt.* München/Basel: E. Reinhardt 5. Aufl. 1991).

111 An Charles Clay Dahlberg

24. Oktober 1967

Lieber Dr. Dahlberg,

als Antwort auf Ihren Brief vom 5. Oktober kann ich sagen, daß ich über das Thema Körperkontakt zwischen Patient und Therapeut sehr viel geredet habe. Wenn man diese Dinge aufschreibt, wird man sehr leicht mißverstanden, und ich fürchte, ich kann Sie auf das, was ich zu diesem Thema geschrieben habe, nicht anders verweisen, als indem ich Sie bitte, sich aus einer Durchsicht meiner Schriften einen allgemeinen Eindruck zu bilden: insbesondere aus »Collected Papers: Through Paediatrics to Psycho-Analysis« (Tavistock Publications, London 1958, und Basic Books, N.Y., 1958 [dt.: *Von der Kinderheilkunde zur Psychoanalyse*]) und »The Maturational Processes and the Facilitating Environment« (Hogarth Press, London, 1965, und Clarke, Irwin, Toronto, 1965 [dt.: *Reifungsprozesse und fördernde Umwelt*]).

Hier bei uns hatten wir kürzlich einen besonderen Anlaß, darüber zu diskutieren, wegen des Warrendale-Films[1], der aus Kanada kommt. Ich habe eine gut besuchte Diskussion über den Film veranstaltet und möchte Sie wissen lassen, daß Sie recht haben, wenn sie denken, daß ich sehr oft auf die Frage zu sprechen gekommen bin, um die es Ihnen geht, auch wenn ich nicht darüber geschrieben habe. Ich wünsche Ihnen viel Erfolg bei Ihren Forschungen.

Mit freundlichen Grüßen
D.W. Winnicott, F.R.C.P.

[1] Der Film zeigte eine Anstalt für gewalttätige Kinder, die bei Anfällen von Gewalttätigkeit von so vielen Personen, wie zu ihrer Immobilisierung nötig waren, körperlich festgehalten wurden.

112 An Marjorie Spence

23. November 1967

Liebe Mrs. Spence,

ich freue mich, daß Sie mir geschrieben haben, denn das gibt uns die Gelegenheit, miteinander über die sehr wichtige Frage zu sprechen, wie Sie Ihr

Baby aufziehen wollen. Es wird Sie überraschen, wenn ich sage, daß ich nicht wiedererkenne, was Sie in meinem Buch[1] anscheinend gefunden haben. Könnten Sie mir noch mal schreiben und mir angeben, wo ich Ihrem Eindruck nach etwas wie das, worauf Sie hinweisen, behauptet habe?[2] Ich hätte gedacht, daß ich mich in allem, was ich geschrieben habe, immer bemüht habe, grad das Gegenteil zu sagen.

Auf jeden Fall halte ich es nicht für möglich, ein Baby nach den Anweisungen großzuziehen, die jemand in einem Buch gibt. Das Baby hat eine Beziehung zur Mutter und zum Vater, und wie diese Beziehung sich entwickelt, hängt davon ab, was sie alle drei für Menschen sind. Man kann zwar darüber reden, was passiert, und sagen, daß dies vielleicht besser wäre als jenes, aber worauf es ankommt, ist doch, daß es dabei natürlich zugeht, und nicht, ob etwas nach irgendeiner Regel richtig oder falsch ist.

Aus meiner Sicht wäre es sehr gut, wenn Sie mir sagen könnten, daß Sie aufgehört haben, über diese Dinge Bücher zu lesen, und sich gestatten zu tun, wonach Ihnen zumute ist, und sich so zu verhalten, wie es Ihnen sowohl als Mutter wie auch aus der Sicht des Kindes am liebsten ist. Ich habe doch in diesem Buch auch sagen wollen, daß die richtige Zeit zum Lesen wahrscheinlich erst nachher kommt (sogar lange nachher), wenn alles vorüber ist und die Kinder groß sind.

Ich hoffe sehr, wieder von Ihnen zu hören.

Mit freundlichen Grüßen
D. W. Winnicott, F.R.C.P.

[1] *The Child, The Family, and the Outside World* (dt.: *Kind, Familie und Umwelt*).
[2] Daß man Babys schreien lassen sollte, auch einen ganzen Tag lang.

113 An Marjorie Spence

27. November 1967

Liebe Mrs. Spence,

danke für Ihren zweiten Brief. Ich meine, Sie haben sich aus meinem Buch einen Teil herausgesucht, der leicht zu Mißverständnissen führen kann. Vielleicht kommt die Verwirrung daher, daß ich in dem Buch nicht versuche, Leuten zu sagen, was sie tun sollen, während eine Frau, die ein Baby zu pflegen hat, natürlich Ratschläge bekommen möchte, wo sie sich ihrer Sache nicht sicher ist.

Was ich erreichen will, ist, auf solche Probleme aufmerksam zu machen, die es immerhin gibt, und ich glaube, Sie werden meinen, ich hätte es vermieden Ratschläge zu geben – was auch stimmt, denn ich meine, daß keine zwei Menschen einander gleich sind, auch keine zwei Babys. Es ist nur so, daß sich bestimmte Prinzipien angeben lassen, die allgemeingültig sind.

Ich hätte doch gedacht, daß es möglich ist, zu sagen, wenn ein Baby vom Gefühl des Zorns zur Hoffnungslosigkeit übergeht, und ich denke, Sie werden finden, daß Sie Ihr Kind nie diese Grenze überschreiten lassen wollen. Andererseits ist es bei den meisten kleinen Kindern so, daß sie ziemlich oft einen Zorn haben, und man kann erkennen, daß das Kind dabei etwas erlebt, was wirklich ist und was mit der Tatsache zu tun hat, die Sie in Ihrem Brief erwähnen, nämlich daß das Kind nach und nach die Welt und ihre Unnachgiebigkeit kennenlernen muß. Die Mutter, oder die Eltern zusammen, sind nun einmal diejenigen, die in diesem frühen Stadium die Welt repräsentieren müssen.

Ich denke, wenn Sie auf Zeit spielen, werden Sie merken, daß allerlei neue Dinge auftauchen, die Ihnen die Aufgabe erleichtern. Zum Beispiel werden Sie sich bald mit Worten verständigen können, und dann werden Sie merken, daß alles leichter wird. Auch nur »Moment mal!« sagen zu können, ist manchmal schon eine Hilfe.

Ich habe wirklich nicht das Gefühl, Ihnen sagen zu müssen, was Sie tun sollen, und Sie und Ihr Mann scheinen ja ohnehin sehr gut zurechtzukommen. Vielleicht wäre es besser für Sie, zu denken, daß Ihr Baby Ihnen jetzt viel besser sagt, wie Babys sind, als ich es in einem Buch je tun könnte.

Praktisch meine ich, daß Sie wahrscheinlich nicht imstande sein werden, zu verhindern, daß Ihr Baby manchmal zornig wird, obwohl manche Leute dies versuchen, indem sie die Bedürfnisse des Kindes im voraus erfüllen. Meinen Sie nicht, daß man darin auch zu weit gehen könnte?

Ich hoffe immerhin, daß ich die Schwierigkeit ein bißchen habe aufklären können. Ich wäre sehr froh, wenn Sie mein Buch und andere Bücher dazu benutzen könnten, in Erfahrung zu bringen, was manche Leute über die kindliche Entwicklung und über Kinderpflege denken, und nicht als etwas, das einem sagt, was man tun soll. Bei der Pflege Ihres Babys, von einem Augenblick zum nächsten, müssen Sie natürlich sein können, um beständig zu bleiben.

Mit freundlichen Grüßen
D. W. Winnicott, F.R.C.P.

114 An R.S.W. Dowling

8. Dezember 1967

Lieber Dr. Dowling,

ich danke Ihnen für die Einladung in Ihrem Brief vom 24. November. Es ist möglich, daß ich Ihrem Vorschlag nicht werde folgen können, weil ich zur Zeit so vollauf beschäftigt bin.

Ich möchte Sie bitten, noch einen anderen Punkt zu bedenken, da Sie schon einmal dabei sind. Man kann nicht ein Kapitel über den Geist des Kindes schreiben, als ob der Geist auch so etwas wäre wie die Leber oder das Blut des Kindes. Das Kind ist eine im Wachsen begriffene Gesamtpersönlichkeit, und über die Entwicklung der menschlichen Persönlichkeit könnte man nur in vielen Bänden etwas aussagen. Das kann nicht einfach angeheftet werden an ein Buch über Windelausschlag und darüber, wo man ein gutes Kinderbett herbekommt!

Ich denke, Sie können vielleicht einsehen, daß ich mich mit dem Gedanken nicht recht anfreunden kann, ein bißchen was über den kindlichen Geist zu schreiben, das sich dann in Ihr vollkommen richtiges Buch über die kindlichen Körperfunktionen einfügen läßt. Natürlich, ich kann mich irren, und vielleicht finden Sie einen sehr guten Autor, der Ihnen ein oder zwei sinnvolle Kapitel über irgendeinen Aspekt des kindlichen Verhaltens schreibt oder über das, was eine glückliche Kindheit ausmacht. Es wäre aber sehr schlecht für mich, wenn ich mich darauf einließe, ein Stück über die Person zu einem Buch beizusteuern, das im übrigen vom Körper handelt und, aus medizinischer Sicht, die Gesundheit als Abwesenheit von Krankheiten auffaßt.

Mit gefällt Ihr Buch, so wie es ist, ich finde es wirklich sinnvoll, und Sie könnten es sehr leicht dadurch verderben, daß Sie ein bißchen was über ein Thema dranheften, das in Wirklichkeit sogar noch weiter ist als das Thema der Körperfunktionen und alles, wofür der Kinderarzt da ist.

Ich wüßte gern, ob Sie mir nicht womöglich zustimmen. Wie wäre es, wenn Sie diesen Brief nehmen und ihn jemandem wie Dr. Hersov in der Great Ormond Street zeigen, oder Dr. Heinz Wolff an der Maudsley-Klinik, oder vielleicht John Bowlby? Ich glaube, daß es um ein ziemlich wichtiges Prinzip geht, und vor allem denke ich an die Darstellungsweise, die nötig ist, wenn über das menschliche Individuum in seiner Entwicklung gesprochen werden soll. Als erstes müßte zum Beispiel jede Werbung gestrichen werden, und als zweites müßte der Gedanke an allgemeine Verbreitung aufgegeben und durch die Vorstellung von etwas, das nur auf Anforderung erhältlich ist, ersetzt werden. Damit meine ich, daß man mit den Leuten, die wissen wollen, was passiert, wenn sie sehen, wie ein neugeborener Mensch anfängt sich zu entwickeln, zwar darüber sprechen kann, daß es aber eine Belästigung ist, dergleichen Dinge anderen aufzudrängen, die nicht darum gebeten haben.

Mit freundlichen Grüßen
D. W. Winnicott, F.R.C.P.

115 An Donald Gough

6. März 1968

Lieber Dr. Gough,

ich bin mir sicher, daß Sie dies gar nicht zurückhaben wollen, schicke es Ihnen aber trotzdem, weil ich Ihnen auf jeden Fall gerne schreiben wollte. Hoffentlich finden Sie, daß ich die Sitzung der medizinischen Sektion genügend bekanntgemacht habe.

Ich möchte Ihnen sagen, daß Sie etwas für mich sehr Wichtiges tun, wenn Sie auf die Interaktion durch Blicke aufmerksam machen, die das Stillen während der ersten Wochen begleitet. Was ich daraus gelernt habe, hat mir geholfen, die Anwendung der direkten Konfrontation in bestimmten Phasen bestimmter Analysen zu steigern, und es hat handfesten Einfluß auch auf meine Konzeptualisierung der frühen Beziehungen gehabt. Zu ihrer Zeit werden alle diese Dinge Früchte tragen, wenn wir lange genug leben. Unterdessen lenken Sie nur weiter unsere Aufmerksamkeit auf Tatsachen! Ich denke mit Vergnügen an all die klinischen Beobachtungen, die nur darauf warten, gemacht zu werden, aber es ist eine Frage des »Wer Augen hat zu sehen, der höre!«

Manchmal möchte ich aus dem, was Sie uns gezeigt haben, entnehmen, daß das Baby, wenn es die Brust (oder die Flasche) nimmt, mit der Externalisierung des Objekts experimentiert, was den Zustand des Verschmolzenseins mit der Mutter stört, der als der primäre Zustand noch das Übergewicht hat. Die Interaktion durch Blicke scheint mir ein Festhalten an der Verschmelzung zu sein, was sehr wahrscheinlich das Experimentieren mit der Externalisierung des Objekts erleichtert. Ich weiß einstweilen noch nicht, wie es sich besser ausdrücken ließe.

Ich würde des weiteren sogar sagen, daß wir später, wenn Blicken allmählich mit Gestilltwerden gleichbedeutend wird, so etwa, wenn wir lesen, zu wünschen anfangen, daß etwas anderes dasselbe für uns leisten soll wie die Sache mit den Blicken in der ursprünglichen Situation des Gestilltwerdens. Vielleicht möchten wir dann zum Beispiel rauchen. Es gibt hier jederlei Möglichkeiten, die einfach nur spaßhaft sind, solange man nicht mit einer Behandlung zu tun hat, wo Erfolg oder Mißlingen in einem entscheidenden Stadium der Analyse von diesen Dingen abhängen können.

Sie werden verstehen, daß ich Ihnen sagen möchte, wie sehr ich das, was Sie uns lehren, und die Art von detaillierten Beobachtungen zu schätzen weiß, die Sie uns dank der Arbeit, die Sie in die Filmaufnahmen gesteckt haben, zur Diskussion stellen können.

Ich hoffe, die Sitzung der medizinischen Sektion wird ein Erfolg. Soweit ich sehen kann, werde ich nicht anwesend sein können.

Ihr D.W. Winnicott, F.R.C.P.

116 An L. Joseph Stone

18. Juni 1968

Lieber Mr. Stone,

danke für Ihren Brief. Der Fall, den ich bei der A.C.P.P. [Association of Child Psychology and Psychiatry] vortrug, war deskriptiv und nicht schriftlich festgehalten. Es gibt inzwischen mehrere Erwähnungen des Schnörkelspiels in veröffentlichten Fallbeschreibungen[1], und ich darf Sie auf die folgenden hinweisen:

»A Child Psychiatry Case Illustrating Delayed Reaction to Loss.« In: Drives, Affects, Behavior, Ed. Max Schur, Int. Univ. Press, Inc., N.Y. 1965. (Sonderdruck anbei.)

»Child Therapy: A Case of Antisocial Behaviour.« In: Modern Perspectives in Child Psychiatry. Ed. John G. Howells. Oliver & Boyd, London, 1965. (Keine Sonderdrucke verfügbar.)

»A Psychoanalytic View of the Antisocial Tendency.« In: Crime, Law and Corrections. Ed. Ralph Slovenko. Charles C. Thomas, Springfield, Illinois, 1966. (Sonderdruck anbei.)

»The Value of the Therapeutic Consultation.« In: Foundations of Child Psychiatry. Ed. Emanuel Miller, Pergamon Press, London, 1968. (Keine Sonderdrucke verfügbar.)

Sie erinnern sich vielleicht, daß ein Fall kurz auch in meinen Collected Papers: Through Paediatrics to Psycho-Analysis beschrieben wurde (Kapitel 9).

Ein weiterer Bericht wird in »Voices« erscheinen (Atlanta, John Warkentin), ist aber noch nicht herausgekommen.

Es gibt noch andere, aber ich halte es für unwahrscheinlich, daß Sie daraus wesentliche neue Aufschlüsse gewinnen.

Die Arbeit, die aus Ihrer Sicht am leichtesten zugänglich wäre, ist »A Clinical Study of the Effect of a Failure of the Average Expectable Environment on a Child's Mental Functioning«, und davon lege ich Ihnen einen Sonderdruck bei.

Ich habe in der Tat vor, alle diese Ideen zusammenzufassen, aber Sie können sich vorstellen, wie sehr es mir widerstrebt, eine »Schnörkel-Methode« in Konkurrenz zu anderen projektiven Methoden herauszubringen. Der Hauptzweck der Übung würde verfehlt, wenn etwas Stereotypisiertes wie der Rorschach-Test dabei herauskäme. Entscheidend ist die vollkommene Freiheit, damit jede Abwandlung zugelassen werden kann, wenn sie zweckmäßig ist. Das Unterscheidungsmerkmal ist wohl weniger die Verwendung von Zeichnungen als vielmehr die freie Beteiligung des Analytikers, der hier als Psychotherapeut fungiert.

Ich spreche über diese Dinge mit Vergnügen und illustriere die Anwendung der Schnörkel gern mit Fallbeispielen aus der therapeutischen Praxis, sträube mich aber zugleich, wie Sie hoffentlich sehen, dies ein für alle Mal zu Papier zu bringen. Lieber wäre mir, daß jeder, der auf diesem Gebiet tätig ist, seine eigene Methode entwickelt, so wie ich meine entwickelt habe.

Ich hoffe im November nach New York zu kommen, und vielleicht haben wir dann Gelegenheit, uns zu treffen und über die Sache zu reden. Insbesondere werde ich ein paar Fälle am William Alanson White Institut vortragen (8. November).

Mit herzlichen Grüßen
D.W. Winnicott F.R.C.P.

[1] Alle hier erwähnten Fallbeschreibungen mit Ausnahme der ersten finden sich in *Therapeutic Consultations in Child Psychiatry* (New York, Basic Books, 1971; dt.: *Die therapeutische Arbeit mit Kindern*). Die erste ist in *Psychoanalytic Explorations*, London: Karnac 1989, erschienen, einer Sammlung bisher unveröffentlichter Schriften von Winnicott.

117 An Adam Limentani

27. September 1968

Lieber Limentani,

ich denke mir, Sie haben den Abend neulich im 1952 Club[1] eher als Zeitverschwendung empfunden. Für mein Teil habe ich in der zweiten Hälfte, nach der Pause, etwas gelernt. Anscheinend habe ich mit meinen Besuchen im '52 Club kein Glück, was schade ist, denn er bietet eine gute Gelegenheit zu lockeren Diskussionen.

Übrigens, ich möchte sagen, ich weiß, daß meine drei Vorträge jedes Jahr vor den Studenten wahrscheinlich ein gewisses Maß an Aufruhr produzieren. Zunächst einmal, wie Sie glaube ich verstehen, habe ich nicht vor, Aufruhr zu stiften; aber tatsächlich finde ich die Studenten zu einem erstaunlichen Konformismus verschüchtert. Dieses Jahr war das nicht so schlimm wie sonst. Während der Diskussion kommt, wenn ich zu den Studenten rede, kaum eine Reaktion, die mit den Reaktionen der Studenten irgendwie vergleichbar wäre, die die Analytiker dieser Studenten während der nächsten Woche zu hören bekommen. Ich nehme an, all das ist unvermeidlich. Ich mache mir aber doch Sorgen deswegen, weil die Studenten anscheinend beigebracht kriegen, daß bei der Psychoanalyse in ihrer sogenannten orthodoxen Spielart am Ende auf den Erfolg Verlaß ist, wenn man nur brav weiterwurstelt. Insgesamt scheint man den Studenten nichts davon gesagt zu haben, daß alle Analytiker auch Mißerfolge und schwierige Fälle haben und daß alle auf neue Entwicklungen in der Theorie angewiesen sind, die ihren Gesichtskreis erweitern und die Behandlung weniger, vorsichtig ausgewählter Fälle ermöglichen.

Noch etwas wollte ich sagen. Es ist keine wirklich gute Idee, jemanden mit meiner Erfahrung dreimal zu einer Gruppe Studenten reden zu lassen. Was soll ich machen? Ich kann meine Unzufriedenheit verbergen und zu der Selbstgefälligkeit, die ich rings um mich her sehe, noch ein bißchen was dazutun, oder aber ich kann die Studenten auf manche Schwierigkeiten hinweisen, auf die sie unvermeidlich in ihrer Praxis bald stoßen werden. Zwischen diesen beiden Extremen ist nichts, denn in drei Vorlesungen ist die allmähliche Darlegung einer Auffassung nicht zu leisten. Weil ich einmal Ausbildungssekretär gewesen bin, ist mir vollkommen klar, daß die Zeit der Studenten zu knapp ist, als daß man erfahrene Analytiker bitten könnte, lange Vorlesungs- oder Seminarreihen zu halten. Das ist nun mal so. Trotzdem meine ich, daß Dr. Balint recht hatte, als er sagte, er wolle nicht dreimal vor den Studenten sprechen. Der einzige Grund, warum ich weiterhin bereit bin, mich einladen zu lassen, ist meine Sorge, daß ich die Studenten sonst überhaupt nicht mehr zu Gesicht bekomme.

Ich könnte noch ein historisches Detail hinzufügen. Wie Sie wissen, wurde ich lange Zeit überhaupt nicht zu psychoanalytischen Lehrveranstaltungen aufgefordert, weil weder Miss Freud noch Mrs. Klein für mich Verwendung hatten oder ihren Studenten erlauben mochten, regelmäßig zum Unterricht zu mir zu kommen, nicht mal in Kinderanalyse. Während einer kritischen Periode in meinem Leben fehlte mir daher der Anreiz, eine Vorlesungsreihe auszuarbeiten, die eindeutig auf den Unterricht in der Technik abgestellt gewesen wäre. Als ich später dann für tragbar befunden und zu manchen Lehrveranstaltungen eingeladen wurde, hatte ich schon ein paar eigene Gedanken gehabt, und die fielen mir natürlich immer wieder ein, wenn ich einen Vortrag vor Studenten halten wollte. Das erklärt gewissermaßen den jetzigen Stand der Dinge. Ich beklage mich nicht, nur finde ich diese historische Dinge manchmal doch interessant.

Mit guten Wünschen
Ihr
D. W. Winnicott, F.R.C.P.

[1] Der 1952 Club ist eine kleine Gesellschaft angesehener britischer Psychoanalytiker.

118 An F. Robert Rodman

10. Januar 1969

Lieber Dr. Rodman,

inzwischen hatte ich Zeit, Ihre Arbeit über *Accidental Technical Lapses as Therapy* zu lesen. Ich finde Ihre Bemerkungen sehr interessant und hoffe, Sie werden fortfahren, sie zu einem Beitrag zusammenzubringen, der veröffentlicht wird.

Es ist ein ziemlich schwieriges Thema in dem Sinne, daß man dabei so leicht mißverstanden werden kann, und selbstverständlich ist es viel leichter, eine Art technische Perfektion vorzuschützen, die sich lernen und lehren läßt, als die Fehler, die man macht, zuzugeben und dann einen Schritt weiter zu gehen und zu überlegen, ob diese Fehler nicht manchmal ihren Wert haben. Mit dem letzteren Gedanken bin ich völlig einverstanden, und ich glaube, Sie wissen, daß mancherlei Beispiele, darunter einige ganz fürchterliche, sich über meine späteren Schriften verstreut finden. Jedenfalls habe ich mir zuschulden kommen lassen, daß fortgeschrittene Studenten schockiert wurden, denen ich von technischen Fehlern erzählte, von denen sich manche als sinnvoll erweisen, was ich zur Diskussion stellte. Tatsächlich mögen Studenten so etwas überhaupt nicht, denn, wie Sie es beschreiben, sie versuchen gerade, auf der Grundlage gewählter Identifizierungen sich selbst zu organisieren, und sind noch nicht bereit, sich mit persönlichen Idiosynkrasien zu befassen. Was meiner Ansicht nach in Ihrer Arbeit fehlt, ist die klare Aussage, daß es auf die Diagnose ankommt. Ich meine, daß Fehler bei der Analyse von Psychoneurosen gefährlich sein können, dagegen nützlich, wenn der Patient eher psychotisch oder ein sogenannter Borderline-Fall ist. Der Unterschied, denke ich, liegt darin, daß der neurotische Patient, wenn es so etwas wie einen reinen Neurotiker überhaupt gibt, nicht nur imstande ist, eine Analyse durch Verbalisierung auf sich zu nehmen, sondern daß man bei ihm oder ihr auch all das voraussetzen kann, was bei der Analyse eines Borderline-Falls erst aufzuarbeiten ist, und das meiste davon ist präverbal. Mit anderen Worten, im Extrem eines Borderline-Falls läuft am Ende alles auf das hinaus, was ich versucht habe als das Überleben des Analytikers zu beschreiben, nur daß es Jahre dauern kann, bis der Patient in der Übertragung genug Vertrauen hat, daß er das Risiko einer Beziehung eingehen kann, in welcher der Analytiker vollkommen ungeschützt ist. Ich habe kürzlich vor der New Yorker Psychoanalytischen Gesellschaft darüber ein Referat gehalten, aber meine Gedanken sind darin nicht gut formuliert. Darin steht jedoch immerhin, daß fast alles passieren kann, wenn der Patient diesem sehr gefährlichen Zustand nahekommt, und alles ist irrelevant. Das einzige, worauf es ankommt, ist, an den Punkt zu gelangen, wo das Risiko eingegangen wird und der Analytiker überlebt oder nicht.

(Ich weiß, daß die Wortwahl hier falsch ist. Es ist nicht einfach eine Frage des Überlebens, sondern eine Frage, wie man überlebt, ohne zur Vergeltung überzugehen.)

All dies läuft auf das hinaus, was wir schon immer sagen, nämlich, daß wir als Studenten solche Patienten auswählen wollen, die keine Borderline-Patienten, nicht von einem falschen Selbst geprägt, aber psychoneurotisch sind und bei einer verbalisierten Psychoanalyse, so wie Freud sie erfunden hat, mitspielen werden. Wenn sie darin geübt sind und dem eigenen Glauben an ihre Grundidentifizierungen (mit den Analytikern) vertrauen gelernt haben, können sie anfangen, nicht mehr nur die Triebwünsche, sondern die Grundbedürfnisse des Patienten zu erfüllen. Mit anderen Worten, sie können anfangen, Borderline-Patienten und Falsches-Selbst-Organisationen zu behandeln, wo der Patient sozusagen vom Kindermädchen zur Analyse gebracht wird.

Der Analytiker muß vom Temperament her für diese tiefer ansetzende Arbeit geeignet sein, die, was die Heilung angeht, nicht immer zum Erfolg führt. Wenn der Patient meint, daß sich die Mühe lohnt, dann lohnt sie sich, trotz der Tatsache, daß jedes erreichte Stadium, in dem man einen Fortschritt sehen könnte, den Patienten in nähere Berührung mit dem Schmerz bringt. Anders ausgedrückt, der Patient gibt Abwehrhaltungen auf, und der Schmerz bleibt zurück, gegen den die Abwehr aufgebaut war. Diese Art Behandlung könnte man als grausam bezeichnen, wie ich erklärt habe, als ich über die Behandlung psychotischer Kinder sprach. Wenn sie aber gelingt, sind natürlich die Grausamkeit und das Leiden vergessen.

Eine Art von Fehlern möchte ich gern noch erwähnen. Bei Patienten, die eine Periode der Regression in die Abhängigkeit durchmachen müssen, so daß man sich viele Wochen, ja Monate lang musterhaft verhalten muß, was eine gewaltige Belastung sein kann, kommt ein Augenblick, wenn das Erfordernis einer so genauen Anpassung an das Bedürfnis abnimmt. Was mich angeht, so benehme ich mich in diesem Augenblick meistens daneben; wie ein Patient mir einmal sagte, um mich zu erziehen: »Wenn man Ihnen den kleinen Finger reicht, nehmen Sie die ganze Hand.« Mit anderen Worten, die Erleichterung darüber, daß ich nicht mehr so künstlich angepaßt sein muß, wie ich es im Privatleben nie wäre, ist so groß, daß ich gleich auf den Köder anbeiße, den der Patient mir hinhält, und merke, daß ich über alles Mögliche rede und mich so benehme, als ob der Patient plötzlich gesund geworden wäre. Dies ist eine große Gefahrenzone bei der Behandlung von Borderline-Fällen, wo die Regression in die Abhängigkeit ein hervorstechendes Merkmal ist. Vielleicht würden Sie dem zustimmen. Andererseits möchte ich nicht einmal von dieser Art von Fehlern sagen, daß sie ganz unnütz sind, sofern der Patient das Erlebnis übersteht. Ohne Zweifel zeigen sie dann dem Patienten das Ausmaß der Anspannung, unter der man gestanden hat. Wenn ein Patient in diesem Stadium Selbstmord macht, so ist das Furchtbare daran, daß der Analytiker die Spannung nun für immer aushalten muß und sich nicht das kleinste Fehlverhalten mehr leisten darf. Ich meine, dies ist ein immanenter Teil der Rache, die ein solcher Selbstmord mit einschließt, und ich muß sagen, daß dem Analytiker darin immer recht geschieht. Ich sage das, nachdem ich gerade einen Patienten verloren habe, weil ich krank war. Ich konnte nichts dafür, daß ich krank war, aber wenn ich krank werden kann, darf ich einen solchen Patienten nicht in Behandlung nehmen. Es ist fast mechanisch, wenn man bedenkt, wie es in diesem Bereich zugeht.

Ich hoffe doch, Sie setzen Ihre Arbeit fort und halten mich auf dem laufenden.

Mit freundlichen Grüßen
D.W. Winnicott, F.R.C.P.

119 An einen amerikanischen Leser

14. Januar 1969

Lieber Mr. Q,

Ihr Brief erreichte mich schon vor etwa sechs Monaten, aber hier ist seitdem viel geschehen. Nicht nur, daß es mir selbst nicht allzu gut ging, sondern ich war auch noch in New York und wurde dort für einige Wochen sehr krank. Jetzt erhole ich mich von dieser Krankheit, und darum habe ich endlich Zeit und Ruhe gehabt, Ihren Brief zu lesen. Natürlich, durchlesen kann man einen Brief ja immer, aber in diesem Falle nützte das nichts, denn in Ihrem Brief stellen Sie Fragen und werfen Probleme auf, die bis an den Rand unseres Verstehens reichen. Es muß Ihnen scheinen, daß ich Sie »eine Ewigkeit« auf meine Antwort habe warten lassen, aber nun endlich kann ich Ihnen für Ihren Brief danken, und vielleicht kann ich mich getrauen, doch ein paar Worte dazu zu sagen.

Ich bin sehr froh, daß Sie meinen Versuch, Ihre Art von Problemen zu beschreiben und zu verstehen, ermutigend und vielleicht auch ein bißchen nützlich fanden. Mehr Hilfe könnten Sie in einem neueren Buch von mir finden: The Maturational Processes and the Facilitating Environment (Hogarth Press, London 1965) – ein Band in der International Psycho-analytic Library.

Ich darf Sie auf die Stellen dort verweisen, wo ich von der *unvorstellbaren Angst* spreche, die manche Menschen ihr Leben lang mit sich herumschleppen müssen. Daß ich das Wort »unthinkable« gebrauche, könnte eine Verbindung zu Ihrem verschwindenden Geist darstellen, den Sie als mit dem Kern Ihrer selbst eng verknüpft ansehen. (In dem Buch, auf das Sie sich beziehen, schrieb ich über einen abgespaltenen Intellekt, der manchen Menschen zu schaffen macht, aber das ist es nicht, was Sie meinen; Sie sprechen über einen

Verlust ihrer Fähigkeit, ein ganzer, einheitlicher Mensch zu sein, der alle Ängste (und guten Dinge), die in Ihrer gesamten Anlage stecken mögen, in sich fassen und ertragen kann.

Es könnte sein, daß dann, wenn Sie »voll da« sind, früher oder später diese Angst über alles für Sie Erträgliche hinaus über Sie kommt, und Sie können Sie nicht lange genug aushalten, um hinzuschauen und zu sehen, welches der Inhalt dieser Angst ist. Könnten Sie es, so würden Sie feststellen, daß sie – an ihrer Wurzel – die tiefste Quelle Ihrer psychischen Energie enthält, so daß Sie, wenn Sie sie auslöschen müssen (oder wenn sie Ihnen ausgelöscht wird), sozusagen die Pfahlwurzel verlieren.

Wo ich nun Gelegenheit hatte, einzelnen Patienten in dieser Art von Leiden zu helfen, habe ich eine Umgebung für sie schaffen müssen, die dem Zustand sehr nahe kommt, der gewöhnlich herrscht, wenn eine Mutter ein eigenes Kind hat, ganz zu Anfang. Die Mutter widmet sich während dieser Zeit ganz und gar der Aufgabe, den Bedürfnissen des Säuglings zu entsprechen – sie lebt zum Beispiel nicht nach ihrem eigenen Zeitplan, sondern in der Zeit des Kindes, etc. etc.

Dies in einer Behandlung zu leisten ist sehr schwierig, und ich habe es oft nicht gut genug gemacht oder habe in einem kritischen Augenblick versagt. Es ist eine grausame Angelegenheit, dies zu versuchen, denn der Erfolg ist so prekär und jeder Fehlschlag unvorstellbar schmerzlich für den Patienten.

Die Heilung kommt zustande, wenn das Vertrauen auf »die Mutter« so groß ist, daß der Patient beim kleinsten Zeichen eines Anpassungsfehlers wütend werden kann. Auf diese Weise gelangt der Patient in den Zorn zurück, der dem frühesten Stadium gemäß gewesen wäre.

Nun können wir vermuten, worin Ihre Mutter versagt hat, nämlich insofern sie es in manchen Momenten versäumt hat (was mir für sie leid tut), Sie vor einem Vater, so wie Sie ihn beschrieben haben, zu schützen. An irgendeinem Punkt also, bevor Sie soweit waren, daß Sie ihn auf eine Weise lieben konnten, die *auch* zuließe, daß Sie ihn haßten, bezeigte er Ihnen seinen Haß, und darum verloren Sie Ihren eigenen destruktiven, mörderischen Haß, der ohnehin damals erst rudimentär war. (Ich muß hier auf eigene Faust raten.) Für die eigene tiefe Aggression mußten Sie sich also darauf verlassen, daß sie in Form der »verrückten« Aggressivität Ihres Vaters zum Vorschein kommen würde. Bei Ihrem Bruder scheint es dasselbe gewesen zu sein, aber (danach, wie Sie ihn beschreiben) er hat versucht, die *eigene* Aggressivität wiederzugewinnen, indem er ein »guter« destruktiver US-Soldat wurde; wofür sein Tod der Preis war.

Können Sie sehen, daß Sie, wenn Sie imstande gewesen wären, Ihre eigene

Aggressivität zu erreichen, hätten feststellen können, daß die Welt jedenfalls weiterbesteht und daß Sie dann Ihre Aggressivität hätten ins Auge fassen und entdecken können, daß sie eine der Quellen der Lebensenergie darstellt? Die Liebe gibt es zwar auch, im eher körperlichen Sinne, mitsamt Sexualität, Genitalität und Objektliebe, aber weil ein so großer Teil des Lebens aus konstruktiven Tätigkeiten besteht, hat es als Kehrseite die Gesamtheit der aggressiven und destruktiven Phantasie.

Ich erwarte nicht, daß Sie dies im vollen Umfang verstehen können, aber ich kann jetzt nur versuchen, Sie ein wenig zu verstehen, denn ich bin nicht imstande, Bedingungen für Sie zu schaffen, unter denen Sie das ursprüngliche Vertrauen wieder erreichen könnten, aus dem Sie wegen der Ängstlichkeit Ihrer Mutter und den wilden Ausbrüchen Ihres Vaters roh und verfrüht herausgerissen wurden.

Sie sollten wissen, daß diese Probleme in gewissem Maße jedem zu schaffen machen, aber bei Ihnen hat die Realität in der Verfassung Ihrer Eltern Ihrem Leiden ein Muster aufgeprägt und es für Sie unmöglich gemacht, sich selbst die fördernde Umwelt zu schaffen, in der Ihre Reifungsprozesse hätten wirksam werden können.

Ich grüße Sie herzlich
Ihr
D. W. Winnicott, F.R.C.P.

120 An Anna Freud

20. Januar 1969

Liebe Anna Freud,

danke für Ihren Brief, den Sie mir zu meiner Krankheit[1] geschrieben haben. Jetzt, wo ich mich zu Hause erhole, scheint alles wieder in Ordnung zu sein, aber beruflich kann ich für die Zukunft noch keine Pläne machen.

Ich schreibe Ihnen auch, damit Sie wissen, wie leid es mir tut, daß Ihr Bruder Ernst wieder krank gewesen ist.

Wenn Sie mich fragen, was mit meinem Referat The Use of an Object gewesen ist, so ist die Antwort kompliziert. Ich habe das Referat gehalten und konnte beträchtlichen persönlichen Gewinn aus den Stellungnahmen der drei Diskussionsteilnehmer ziehen; darum bin ich jetzt dabei, es in einer ganz anderen Sprache umzuschreiben. Schade war nur, daß die drei besagten Diskussionsteilnehmer die gesamte Zeit in Anspruch nahmen, so daß keine Reaktion mehr aus der großen Zuhörerschaft kommen konnte, die sich aus unbekannten Gründen angesammelt hatte. Man hatte eine interne Bildschirmübertragung arrangiert, damit man mich auch außerhalb des Saales, in der Bibliothek, sehen konnte, was ich ganz lustig fand. Tatsächlich war ich da schon krank, aber ich glaube, es wurde nicht bemerkt.

Mit guten Wünschen
und freundlichen Grüßen
D. W. Winnicott, F.R.C.P.

[1] Bei seinem Besuch in New York, wo er vor der New York Psychoanalytic Society »The Use of an Object and Relating through Identifications« (dt.: Objektverwendung und Identifizierung. In: *Vom Spiel zur Kreativität*, a.a.O.) vortrug, hat sich Winnicott mit der asiatischen Grippe angesteckt. Er bekam Lungenödeme und schwebte eine Zeitlang in Lebensgefahr.

121 An J. D. Collinson

10. März 1969

Lieber Mr. Collinson,

ich habe mich gefreut, von Ihnen mitten aus Tansania zu hören, und der Gedanke amüsiert mich, daß mein Buch jetzt bis nach Tabora vorgedrungen ist. Herzliche Grüße Ihnen und Ihrer Frau, und ich hoffe, daß Ihr Ex-Zweijähriger sich gut macht.

Es überrascht mich überhaupt nicht, daß Sie einen Zusammenhang zwischen der Sozialanthropologie und dem Studium der frühen Kindheit sehen, besonders wenn man bei der Kindheit auch die Abhängigkeit sieht, die mit dazugehört. Vielleicht komme ich irgendwann mal dazu, Ihren Artikel über die Universalien der Symbolik zu lesen.

Es ist schwer, Ihre sehr interessanten Fragen in einem Brief zu beantworten. Wir müßten uns treffen und darüber reden, welche Vorstellungen wir gemeinsam haben und wo unsere Meinungen vielleicht auseinandergehen. Wie ich es sehe, läßt *innate* [eingeboren] die Sache offener als *inborn* [angeboren], in dem Sinne, daß manche Tendenzen zwar ererbt wären, aber nicht notwendig verwirklicht werden. Eines von meinen Büchern habe ich *The*

Maturational Processes and the Facilitating Environment genannt, und Sie sehen schon aus diesem Titel, daß ich finde, die ererbte Tendenz kann nicht allein wirksam werden, und beim Baby und Kind ist es die Umwelt, die das individuelle Wachstum fördert. Das gegenteilige Extrem wäre die Behauptung, daß wir unseren Kindern alles erst beibringen müßten, was natürlich offenbarer Unsinn ist. Wir können ihnen nicht mal das Gehen beibringen, aber ihre eingeborene Tendenz, in einem bestimmten Alter gehen zu lernen, käme ohne uns als Entwicklungshelfer nicht aus, und es ist doch gut möglich, daß Ihr Sohn beim Aufrechtgehen in der ersten Zeit wenigstens jemanden am Finger berühren mußte, was ihm eine moralische Unterstützung bei einer Sache gab, die für ihn in physiologischer und anatomischer Hinsicht schon möglich geworden war. Ich denke, Sie würden sehen, daß es uns nicht schwerfiele, uns in diesen Dingen einig zu werden, aber es kann natürlich sein, daß ich mit meinem Sprachgebrauch manche Fragen, die besser formuliert ganz einfach wären, durcheinanderbringe.

Was die schwierigere Frage der Moral angeht, so meine ich in der Tat, daß hier dieselben Prinzipien gelten, die ich eben besprochen habe, aber natürlich ist die ganze Sache viel komplexer. Ich könnte nicht behaupten zu glauben, daß die Prinzipien von Recht und Unrecht angeboren seien. Trotzdem glaube ich, daß sie nicht lehrbar sind; oder, wenn sie lehrbar sind, dann sind sie nicht sehr nützlich. Zwischen beidem liegt die Vorstellung, daß Babys und Kinder schließlich eine Art persönliche Moral erwerben, insofern sie sich selbst gefunden und begonnen haben, eine gewisse Selbstkenntnis und ein Gefühl des persönlichen Daseins zu erlangen. Es muß alles sehr kompliziert sein, und es hätte keinen Sinn, wenn ich versuchen wollte, es so zu sagen, daß es sich einfach anhört, und darin sind wir uns sicherlich wieder ganz einig.

Während die Entwicklungsprozesse im einzelnen Kind vorankommen, in der fördernden Umwelt, wie ich das nenne, ist das Kind imstande, vorläufige Lösungen durch Identifizierungen zu finden, etwa indem es wie die Mutter oder der Vater sein will oder wie jemand anders in der Umgebung. Andererseits muß die Moral am Ende eine persönliche Moral sein und nicht bloß eine von den Elternfiguren übernommene; jedenfalls beim gesunden Kind. Man kann nicht annehmen, daß alle Kinder im psychiatrischen Sinne vollauf gesund sind, und sicherlich muß man erwarten, in jeder Familie nicht nur alle Arten von Kindern zu finden, sondern auch Gesundheit und Krankheit in allen Abstufungen, von der Art, wie wir es hier besprechen.

Zu dem, was Sie am Ende Ihres zweiten Absatzes schreiben, meine ich, daß das Wort *innate* nicht nur die Vorstellung von ererbten Tendenzen in Richtung auf die Grundtriebe tragen kann, sondern auch die Tendenzen zum

Wachstum jeder Art, einem Wachstum, das vielleicht in der frühen Kindheit noch gar keine Bedeutung hat, aber in einem späteren Stadium bedeutsam wird. Dies zeigt sich besonders deutlich beim Wachstum der Jugendlichen. Außerdem ist die ererbte Tendenz zur Integration der Persönlichkeit vielleicht das wichtigste, was Menschen durch Vererbung erhalten können, und das berührt das ganze Thema, das die Psychoanalytiker als Ich-Psychologie bezeichnen, und die Arbeit, die dazu seit zwanzig Jahren, also seit Freuds Tod, hauptsächlich von Psychoanalytikern geleistet wurde.

Wenn ich Ihren Brief lese, habe ich den Eindruck, daß wir uns in einem Gespräch sehr leicht über diese Dinge einig werden könnten – aber wie schwer sind sie in Ausdrücken von universeller Bedeutung zu formulieren! Ich schicke diesen Brief ab, damit Sie schnell eine Antwort bekommen, aber ich würde Ihnen gern noch andere Literatur zugänglich machen, die dort, wo Sie sich befinden, womöglich nicht so leicht zu beschaffen ist. Es gibt noch andere Bücher von mir, welche die Gedanken aus dem Pelikan-Buch weiterverfolgen, und davon würde ich Ihnen gern Exemplare schicken.

Wenn man so weit von der Heimat entfernt lebt, muß es sehr schwer sein zu wissen, bei welchen der Tausende von Büchern, die neu erscheinen, es sich lohnen könnte, sie bei einem Buchhändler zu bestellen. Ich warte also auf Ihre Nachricht, ob ich Ihnen die Titel der Bücher oder aber die Bücher selbst schicken soll.

Mit guten Wünschen
und freundlichen Grüßen
D. W. Winnicott, F.R.C.P.

122 An M. B. Conran

8. Mai 1969

Lieber Dr. Conran,

Sie werden bald nach dem 19. März, an dem Sie mir schrieben, eine vorläufige Nachricht von mir bekommen haben. Darin schrieb ich nur, daß ich mich freue, wenn ich nützlich sein kann, und die entfesselte Flut, wie Sie es nannten, habe ich überstanden. Seither habe ich oft daran gedacht, daß ich gern noch mehr zu Ihrem Brief sagen oder wenigstens versuchen möchte, etwas aus dem, was Sie da schreiben, zu lernen. Anscheinend habe ich bis heute den Inhalt Ihres Briefes noch nicht richtig absorbiert. Es wäre schön, wenn wir uns einfach treffen und diese Dinge besprechen könnten, aber ich denke mir, das wäre für uns beide wirklich schwer zu machen. Aber wir könnten es ja versuchen. Für mein Teil habe ich im Augenblick die perfekte Entschuldigung: Jemand hat meinen Wagen gestohlen!

Lassen Sie mich zunächst etwas zu Ihrem dritten Absatz auf der ersten Seite sagen, wenn Sie noch einen Durchschlag haben, um zu vergleichen. Ich stimme Ihnen allgemein zu in dem, was Sie über das Kind schreiben, das seine Medizin einnimmt, ohne jede Ahnung von Pharmakologie, und nur weiß, wie die Mutter dazu steht. Irgendwie muß Medizin immer bitter sein. Als die Mütter mit Kleinkindern noch in großer Zahl zu mir in die Sprechstunde kamen, habe ich gemerkt, daß viele unserer Bemühungen, die Medizin zu versüßen, umsonst waren und dem Kind nur wie Teile eines Riesenschwindels vorkamen. Wir hatten nur eine gute Möglichkeit, daran vorbeizukommen, und das war die Erfindung einer Kindernahrung wie Parrishes Food, die mit Lebertran und Malz angereichert werden konnte. Und die wurde nun ein Universalmittel, denn sie war nicht nur gut für Slum-Kinder, die im Dunkeln aufwachsen, sondern setzte sich auch als Krankenhauskost durch. Das aber änderte nichts an dem allgemeinen Prinzip, daß Medizin bitter ist. Ich würde so weit gehen zu sagen, daß wir eine Kategorie von Patienten hatten, eine ziemlich große sogar, die bittere Medizin mochten und danach gierten; im Extremfall war sie ihnen sogar wichtiger als das Essen. Das war eine Art umgekehrter Anorexie. Oft hing dies mit irgendwas in der Mutter zusammen, aber nicht immer, denn es konnte auch ein unbequemes Pflegedetail sein, das zu den Aufgaben der normalen Mutter noch hinzukam. Über all dies habe ich in den ersten 25 Jahren meiner kinderärztlichen Praxis einiges gelernt, als wir natürlich immer und für jeden Patienten ein, zwei oder drei Fläschchen irgendwas oder ein paar Pillen verordneten. Zuletzt ließ ich das alles sein und verschrieb überhaupt nichts mehr; aber natürlich hieß das, daß ich nun mit den Patienten viel persönlicher umgehen mußte und den kurzen Schleichweg zum Glück oder zur Psycho-Therapie nun nicht mehr benutzen konnte. Gleichzeitig hatte ich mich besser auf die Erkenntnisse und zunehmenden Einsichten umgestellt, die auf der Mütterschulung in den Slums von Ost- und Nord-Kensington beruhten.

Ich erzähle Ihnen das alles, damit Sie wissen, daß ich die Probleme kenne, die Sie in diesem Abschnitt über Medikamente berühren, und ich weiß, daß dies von unmittelbarer Bedeutung ist, wenn man nun an psychiatrische Medikamente in Form von Tranquilizern, Schlafmitteln, Antidepressiva und manchen Präparaten denkt, die angeblich die Schizophrenie heilen sollen. (Aus der Massenpresse erfahre ich, daß die beglückten Ärzte in Dublin oder irgendwo nächste Woche ein neues Medikament bekommen, das die Hausbehandlung der Schizophrenie ermöglicht!)

Es kam mir logisch vor, daß Sie von da aus zu einer Beschreibung der Pfleger mit ihren Persönlichkeiten und Temperamenten übergehen; und dann kommen sie zu R. Das sind schon Probleme! Es war erstaunlich, wie er sich schließlich selbst entlassen hat und nach Hause gegangen ist. Seine Wiederkehr und die sehr gefährliche Lage, in die Sie dann kamen, erinnern mich daran, daß es mir in meiner Krankenhaus-Praxis (obwohl ich es nur mit Kindern zu tun hatte) sehr geholfen hat, als ich die Diagnose erfand: »Kinder, denen ich nicht helfen kann«. Ich wüßte nicht, warum wir uns einbilden sollten, daß wir jeden Fall erfolgreich behandeln können, wenn doch, von der Vererbung ganz abgesehen, die Vorgeschichte der Pflegeversäumnisse so lang sein kann, daß man einfach zu vielem entgegenwirken müßte; und außerdem haben diese Patienten, wenn ihre Aussichten sich bessern, ein Bedürfnis, uns vielleicht härter auf die Probe zu stellen, als wir es ertragen können. Ich denke, Sie werden mir zustimmen, daß man für einen Patienten, der auf eine Weise gewalttätig wird, wie R es an diesem Tag geworden ist, nur eines tun kann, das befriedigend ist, nämlich überleben und die Sache durchstehen, ohne daß der Patient ein Moment der Rache in Ihrem Verhalten erkennt. Ich meine, Sie waren hier in Gefahr, die Sache nicht zu überleben oder zumindest verletzt zu werden, und der Patient hat mit Sicherheit keinen Nutzen davon, wenn er Ihnen, einem Ihrer Mitarbeiter oder womöglich dem Gebäude einen Schaden zugefügt hat. Ich gebe zu, daß das Gebäude in einem gewissen Maß zu leiden gehabt hat, und der flüchtige Betrachter würde vielleicht sagen, daß das Gebäude sogar stark gelitten hat, aber das läßt sich reparieren. Das Ausmaß des Schadens, den ein Mensch nimmt, so scheint mir, sollte man eher nach der Erschöpfung als nach dem Schaden bemessen. Dem Patienten kann der Schaden nie etwas nützen, und Patienten, die Schaden anrichten, sind immer dem Selbstmord sehr nahe. Ich sage das ganz dogmatisch, und wahrscheinlich versteht es sich für Sie von selbst, daß es stimmt, was ich sage; andernfalls lassen Sie mich wissen, wo Sie meinen, daß ich mich irre.

Jetzt haben Sie das Problem, keine Mitarbeiter finden zu können, die imstande sind, Sie in genau dem Sinne zu unterstützen, in dem Sie es grad eben schaffen, sich selbst zu verhalten. Ich sehe wohl, daß die Villa im Hinblick auf ihre zwei Prinzipien manchmal versagen muß. Manchmal muß man einen Patienten, der in Analyse ist, in eine psychiatrische Anstalt verlegen und die Verantwortung für den Fall einstweilen abgeben, und von meinen Patienten jedenfalls holen sich viele Medikamente von ihrem Arzt oder vom Apotheker. Ich gebe selbst nur ganz selten Medikamente aus, aber natürlich hat der Krankheitsgrad, mit dem ich in meiner Art von Praxis fertigwerden kann, auch eine sehr klare Grenze. Es gibt immense Schwierigkeiten, wenn wir mit einem praktischen Arzt zu kooperieren versuchen, zum Beispiel wegen der Medikamente, und die Schwierigkeiten rühren von dem Patienten her, der dissoziiert ist und der notwendigerweise den einen Arzt gegen den anderen ausspielt, so daß ich und mein Freund, der praktische Arzt, uns mit den gegensätzlichen Elementen in der Dissoziation des Patienten verbünden; und wenn wir uns dann irgendwo begegnen, mögen wir uns kaum mehr grüßen, es sei denn, wir nehmen die Sache von der spaßigen Seite und lachen darüber.

Auf Seite drei oben begreife ich gern, daß S mit seinem Latein am Ende war. Wegen solcher Gefühle, wie S sie hier geschildert hat, habe ich das Kapitel in meinem Buch, das den Titel »Haß in der Gegenübertragung« hat, geschrieben. Ich fand, daß es nötig ist, uns die Momente voll einzugestehen, in denen das Verhalten eines Patienten für einen bestimmten Arzt oder eine Schwester aus dem einen oder anderen Grund unerträglich wird. Wie Sie mehr oder weniger auch sagen, besteht ein großer Unterschied zwischen Haß und Rachsucht, die sich zur festen Einstellung auswächst. Es kommt vor, daß es für den Patienten eine Erleichterung ist, wenn man ihm sagt, daß er gehaßt wird; aber dazu muß der Patient so weit gesund sein, daß er sich die Worte anhören kann, und natürlich kann es sein, daß dies ganz ausgeschlossen ist.

Ich bin nun auf Seite drei, Mitte. Es muß für Sie sehr quälend sein, wenn Sie merken, daß Ihre Mitarbeiter über Ihren Kopf hinweg Beschwerden vorbringen. Ihre eigene latente Paranoia (ich habe auch allerhand davon) wird schnell aufgerührt. Sie hatten hierfür ein sehr gutes Beispiel, wie R in einer Situation mit dem gesamten Mitarbeiterstab die eine Seite gegen die andere ausspielt. Aus seiner Sicht hatte der Fortbestand der Villa nichts zu bedeuten, solange er nicht alles, was in seiner Macht stand, getan hatte, um sie sich von innen heraus selbst zerstören zu lassen. Es ist schon sehr interessant, daß S sich in seinem Verhalten mäßigte, als Sie diese Dinge offengelegt hatten.

Dann kommt die Frage auf, wie wär's mit Medikamenten? Denn alle sind an die Grenzen des Erträglichen gekommen, und darum werden die Medikamente gesteigert, und schon ist man wieder im psychiatrischen Routinebetrieb.

Ich bin bisher nicht auf die Komplikation mit der Mutter von S eingegangen, die es anscheinend als nötig empfand zu beweisen, daß Sie auch nur ein Mensch und daher unvollkommen sind. Dann hat anscheinend S selbst angefangen, Sie zu kritisieren, weil Sie gegen Ihre eigenen Prinzipien verstoßen hätten, und Sie merken, wie Sie die Schwestern verteidigen, weil sie Menschen und keine Prinzipien sind, denn Prinzipien sind etwas Lebloses, auch wenn sie vitale Bedeutung gewinnen können. Das Ergebnis war (zu der Zeit, als Sie schrieben), daß S keine Medikamente bekam, und Sie fingen an, ihn nicht mehr so übel zu finden. Ich nehme an, »übel« *[ugly]* heißt hier soviel wie provokativ, üble Reaktionen provozierend. Davon erlöst, merken Sie beide, daß Sie sich gernhaben, oder sollte ich sagen, daß Sie sich lieben; und dann haben Sie mit dieser unerwarteten Liebe zu tun und mit den Komplikationen, die sich aus der unerwarteten Veränderung ergeben. Höchst interessant ist, wie Sie es am Ende zusammenfassen und sagen, daß die affektive (oder vielleicht soll es heißen effektive?) Komponente der Deutung offenbar von der Schwester erlebt wurde, das heißt, nicht von S. Mit anderen Worten, die Mutter hatte die Trauben, die nicht sauer waren, gegessen, und das Kind war es, dem die Zähne nun nicht mehr lang waren.

Ob Sie diesen Brief nun nützlich finden oder nicht, war er vielleicht doch unterhaltsam. Jedenfalls sehen Sie hoffentlich, daß ich mich über Ihre Mitteilung gefreut habe.

Mit guten Wünschen
und herzlichen Grüßen
D. W. Winnicott, F.R.C.P.

123 An Agnes Wilkinson

9. Juni 1969

Liebe Dr. Wilkinson,

herzlichen Dank, daß Sie mir geschrieben haben.

Es ist interessant, was Sie über intellektuelle Redlichkeit sagen. Ich erinnere mich, daß ich in Gedanken einmal zu mir selbst gesagt habe: »Eigentlich kann man nur im abgespaltenen Intellekt 100 % ehrlich sein; sobald Lebensvorgänge ins Spiel kommen, gibt es Betrug und Selbstbetrug, Kompromiß und Ambivalenz.«

Was T angeht, so wäre ein Gespräch mit ihm für mich sehr interessant, aber ich kann mir nicht vorstellen, daß ich ihn auf bemerkenswerte neue Gedanken bringen oder ihm dieses verzwickte Problem aus einem neuen Blickwinkel zeigen könnte.

Übrigens gibt es dazu meinen Vortrag bei der Tagung der Student Health Association in Newcastle, von dem mir keine Korrekturfahnen geschickt wurden, und mir graut davor, daß er unter meinem Namen herauskommt. Ich könnte Ihnen davon einen korrigierten Sonderdruck schicken, wenn Sie wollen, aber ich weiß natürlich, daß dieser Vortrag, obwohl er mir selbst eine ganze Menge bedeutet hat, doch nicht bis zum Kern der Sache gekommen ist. Ich vermute, niemand kommt so ohne weiteres zum Kern dieser Sache, aber zugleich muß man zugeben, daß es Pflegeprobleme gibt, die ins Hier-und-Jetzt gehören und von den ewigen Wahrheiten getrennt zu behandeln sind. Es freut mich, von Ihnen zu hören.

Ihr
D. W. Winnicott, F.R.C.P.

124 An William W. Sargant

24. Juni 1969

Lieber Dr. Sargant,

es wird Sie überraschen, aus heiterem Himmel etwas von mir zu hören, aber ich habe etwas, das ich Ihnen sagen möchte, und den Anstoß gab Ihr interessanter Artikel über *The Physiology of Faith* in World Medicine.

Wenn wir uns begegnen, wirken Sie immer freundlich, und wir scheinen ganz gut miteinander auszukommen; Sie haben sogar zu Robert Graves ein paar Worte gesagt, die ihn glauben machten, daß ich kein ganz verwerfliches Subjekt sein könnte. Können Sie daher einen Brief von mir ertragen, in dem ich ein bißchen Kritik übe?

In diesem Artikel, von dem ich jetzt rede, wie in so vielen Sachen, die Sie geschrieben haben, machen Sie sich die Mühe, ein paar Bemerkungen über die Psychoanalyse einzustreuen, Bemerkungen von der Art, die auf die Leser vielleicht stärkere Wirkung haben als der Artikel selbst. Der Leser ist gefesselt von Ihrem Gedankengang insgesamt und Ihren Beschreibungen, und da macht er sich nicht die Mühe, die zwei, drei Dinge anzuzweifeln, die Sie so nebenbei fallen lassen; es läuft daher auf eine Art Propaganda gegen etwas hinaus, das Sie Psychoanalyse nennen.

Was ich meine, finden Sie in dem Artikel, wenn Sie Seite 19, Mitte des ersten Absatzes, lesen. Mit einem Sprung kommen Sie von Buddha und Christus zu Freud und Jung, und der uninformierte Leser muß denken, der Patient auf der Couch werde auf mehr oder weniger behutsame Weise dazu überredet, den unbedingten Glauben anzunehmen. Das trifft sich mit einer kürzeren Bemerkung auf Seite 14: »… wie der unbedingte und unerschütterliche Glaube des Psychoanalytikers an die Existenz eines stark sexualisierten Freudschen Unbewußten; …« Ich meine, Sie stellen nur ganz übel sich selbst bloß, wenn Sie so etwas immer wieder schreiben.

Ich muß mich fragen, wo Sie die Psychoanalyse und die analytische Psychologie kennengelernt haben. Natürlich kenne auch ich Analytiker, die dogmatische und indoktrinationsfreudige Eiferer sind, und meiner Ansicht nach sind sie allesamt schlechte Analytiker. Was ich über die Jungianer weiß, gibt mir denselben Eindruck, nämlich daß sie schlechte Jungianer sind, wenn sie sich in ihrer Arbeit auf so etwas wie den von ihnen erwähnten Glauben an Jung verlassen. Vielleicht haben Sie sich mit der Psychoanalyse durch Lektüre gewisser Arbeiten von Freud vertraut gemacht, die aus den ersten zwanzig Jahren unseres Jahrhunderts stammen, als Freud daran arbeitete, auf der Grundlage seiner Theorie aufzubauen, die in der *Traumdeutung* von 1900 schon ziemlich ausformuliert war.

Ich meinerseits, seit ich zu Beginn der zwanziger Jahre zur Psychoanalyse gekommen bin und eine Analyse bei James Strachey gemacht habe (der mit Sicherheit von keinem Glauben geblendet war), habe die Psychoanalyse vollkommen anders gefunden, als Sie sie beschreiben. Ich nehme an, weil ich in der psychoanalytischen Bewegung großgeworden bin und alle ihre inneren Spannungen und Schwierigkeiten kenne, sehe ich in der Psychoanalyse nur eine Wissenschaft, die zu kämpfen hat, und zu dem Glauben an Freud, von dem Sie immer reden, bin ich jedenfalls nie gekommen, weil ich Freud gar nicht gekannt habe. Ich hatte zwar anfangs meine Loyalitäten, gegen Freud, gegen Melanie Klein und andere, aber zuguterletzt ist man doch nur gegen sich selbst loyal, und das muß wohl auch für die meisten meiner Kollegen gelten. Ich glaube wirklich, daß Sie mit Ihrer Sicht der dynamischen Psychologie bei etwas steckengeblieben sind, was drei oder vier Jahrzehnte zurückliegt, und das finde ich sehr schade.

Ich könnte weitergehen und anmerken, daß in dem, was Sie schreiben, nichts Spielerisches und daher auch nichts Schöpferisches zu sein scheint. Vielleicht behalten Sie sich die Kreativität für irgend etwas anderes in Ihrem Leben vor, für Freundschaften zum Beispiel oder für Malerei. Ich weiß es nicht. Das Ergebnis aber, wie in dieser verkürzten Fassung Ihrer Maudsley-

Vorlesung ziemlich klar herauskommt, ist ein Materialismus von der groben Art, und das einzig Gute, was ich daran finden kann, ist der genaue Einblick, den er uns in die Denkweise des nächsten Diktators bietet, und vielleicht werden dann wir die Opfer sein, denen der Diktator das nimmt, was das Leben lebenswert macht, indem er das persönlich schöpferische Element an der Wurzel zerstört.

Mit anderen Worten, wenn ich diesen Artikel als Ihre zutreffende persönliche Selbstdarstellung auffaßte, würde ich meinen, daß Sie und ich uns niemals als zwei Menschen begegnen könnten, selbst wenn wir miteinander reden sollten. Dies ist mir ein Rätsel, denn wenn ich Ihnen begegne, finde ich, daß ich mit einem anderen Menschen meinesgleichen rede, einem empfindenden Wesen und einem Mann, der aufrichtig um seine Patienten bemüht ist.

Was den Glauben angeht, so scheint mir, daß Sie in diesem Artikel den Glauben an die Biologie und die biologischen Prozesse ausgelassen haben, deren Höhepunkte die Belange der menschlichen Persönlichkeit sind, die Wechselbeziehungen unter Menschen und die Summe der menschlichen Leistungen, die man gewöhnlich mit den Begriffen Kultur und Zivilisation belegt.

Wenn ich mich nach dem Grund umschaue, warum ich Ihnen grad in diesem Augenblick diesen Brief schreibe, kann ich mir die selbstgestellte Frage nicht beantworten.

Mit freundlichen Grüßen
D. W. Winnicott, F.R.C.P.

125 An Helm Stierlin

31. Juli 1969

Lieber Dr. Stierlin,

ich danke Ihnen für das zugeschickte Exemplar von *Conflict and Reconciliation*. Ich sehe, daß Sie versucht haben, ein umfassendes Bild von den Voraussetzungen der Schizophrenie unter dem Aspekt der menschlichen Beziehungen zu geben. Wie Sie wissen, bin ich an diesem Gebiet sehr interessiert.

Ich benutze die Gelegenheit, Ihnen einen Sonderdruck von etwas zu schicken, das Ihnen wahrscheinlich schon anderswo begegnet ist (La Schizophrénie infantile en termes d'échec d'adaptation).

Ich habe Ihr Buch noch nicht durchgelesen und werde hoffentlich später dazu kommen. Was ich im Augenblick gern sagen würde, ist dies, daß in dem Zitat auf Seite 87, das Sie freundlicherweise meinen Schriften entnehmen, die Worte *good experience* von *Ihnen* sind. Ich lege Wert darauf, in meinen Schriften immer *good-enough* und nicht *good* zu sagen. Ich denke, daß die Worte *good-enough* den Leser von Sentimentalität und Idealisierung fernhalten helfen. Übrigens vermerken Sie mich im Register als auf Seite 78 zitiert, was um eine Zeile verfehlt ist, denn irgendwie, vielleicht durch die Druckerei, ist mein Name auf Seite 79 verschoben worden – freilich ein ganz winziges Detail. Ich bin Ihnen dankbar, daß Sie in dieser Form auf meine Schriften hinweisen.

Sollten Sie eine Neuausgabe machen, könnten Sie in der ausgewählten Bibliographie unter meinem Namen die Titel der Bücher statt der Aufsätze nennen, an die heranzukommen den Leuten oft schwerfällt.

Übrigens ist *Mother and Child: A Primer of First Relationships* nicht mehr im Handel, und die englische Fassung ist nun in den USA erhältlich, ein Penguin (*Pelican* A668).

Die drei anderen Quellen sollten besser so angegeben werden:

(1) Collected Papers: Through Paediatrics to Psycho-Analysis. Tavistock Publications, London, 1958.
(2) The Family and Individual Development. Tavistock Publications, London, 1965.
(3) The Maturational Processes and the Facilitating Environment. Hogarth Press, London, 1965.

All diese Einzelheiten sind relativ unwichtig, aber vielleicht können Sie meinen Brief an die richtige Stelle weitergeben und bei einer neuen Ausgabe meine Vorschläge verwenden.

Ich hoffe, das Buch geht gut, und habe vor, Ihnen in einem Monat oder in zweien wieder zu schreiben.

Mit herzlichen Grüßen
D. W. Winnicott, F.R.C.P.

126 An Robert Tod

6. November 1969

Lieber Robert,

ich weiß kaum, wie ich Deinen Brief vom 30. Oktober beantworten soll. Ich glaube, das Wichtigste über mein Leben, soweit es in eine Veröffentlichung gehört, kennst Du ja schon.

Ich wurde 1923 als Arzt verantwortlich für eine eigene Abteilung am Kinderkrankenhaus Paddington Green und bin nach vierzig Jahren dort in den Ruhestand gegangen. Im Laufe dieser Zeit verlagerte sich die Arbeit der Abteilung allmählich von körperlichen Krankheiten zu emotionalen Störungen oder zum psychologischen Aspekt der Persönlichkeit, wenn man das Wort psychologisch ohne speziellen Bezug zur akademischen Psychologie gebraucht.

Zur gleichen Zeit hatte ich in den zehn Jahren von 1923–33 eine ähnliche Stellung im East End inne, am Queen's Hospital for Children, heute Queen Elizabeth's. Hier behandelte ich eine sehr große Anzahl Patienten und war auch für die Rheumatismus-Klinik des L[ondon] C[ounty] C[ouncil] zuständig, wo rheumatische Fieber, Chorea und mit ihr verbundene Herzkrankheiten behandelt wurden. Glücklicherweise ist dieses körperliche Syndrom seit Mitte der dreißiger Jahre verschwunden.

Anfang der zwanziger Jahre habe ich auch noch einige andere sehr schlimme Epidemien miterlebt, besonders Enzephalitis lethargica. Wir hatten auch mit sehr schwerer Sommer-Diarrhöe und mancherlei Polio-Epidemien zu tun, und natürlich, das waren die Zeiten vor den Antibiotika, und darum hatten wir die Stationen voller Kinder mit Eiter in den Lungen, in den Knochen oder der Mininx. Das Penicillin machte all dem ein Ende und verwandelte die körperliche Kinderheilkunde in eine Angelegenheit, bei der man es sich erlauben konnte, sich um die Störungen zu kümmern, die im Leben körperlich gesunder Kinder auftreten. In gewisser Hinsicht haben daher die Fortschritte in der körperlichen Behandlung der Kinderpsychiatrie den Boden bereitet. Ich habe versucht, diese neue Entwicklung voll auszunutzen.

Dabei bekam ich mit den Mißerfolgen der Evakuierungsprogramme zu tun und konnte daher dem Thema der antisozialen Tendenz nicht länger aus dem Weg gehen. Schließlich begann ich mich für die Ätiologie der Delinquenz zu interessieren und kam daher ganz selbstverständlich in Berührung mit John Bowlby, der damals mit seinen Arbeiten begann, die auf der Beziehung basierten, die er zwischen Jugendkriminalität und Trennungsperioden zu wichtigen Zeiten in der frühen Kindheit festgestellt hatte.

Ich kann mir nicht vorstellen, was Du aus all dem für Deine biographische Notiz herausholen willst.

Die ganze Zeit über, angefangen gleich 1923, als ich meine persönliche Analyse begann, habe ich mit Psychoanalyse zu tun gehabt, wurde Ende der zwanziger Jahre Student am Institute for Psycho-Analysis und war Anfang der dreißiger Jahre qualifizierter Analytiker. Etwa 10 Jahre lang habe ich mich auf Kinderanalyse konzentriert. Nach dem Krieg jedoch führte ich meine psychoanalytische Praxis mehr mit Erwachsenen weiter, und später habe ich dann auch Heranwachsende behandelt. Nachdem ich schon allerlei Posten in der Britischen Psychoanalytischen Gesellschaft innegehabt hatte, wurde ich irgendwie auch noch Präsident, in zwei Amtsperioden über je drei Jahre.

Jetzt bin ich damit beschäftigt, meine Methode für die Behandlung der Fälle in meiner Privatpraxis zu verbessern, die ihre besonderen Eigenschaften hat, mit dem Hauptmerkmal, daß man selber das ganze Team ist und die volle Verantwortung selbst trägt. Wie man sich denken kann, hat das seine Vor- und Nachteile.

Wahrscheinlich es ist überhaupt nicht das alles, was Du wissen willst, aber wie sonst kann ich Dir helfen? Ruf mich an, wenn Du darüber sprechen willst.

Alles Gute,
mit freundlichen Grüßen
D. W. Winnicott, F.R.C.P.

LISTE DER ADRESSATEN

(BPS: Mitglied der British Psycho-Analytical Society)

Aitken, Mrs. P. (105)[1]
Eine Leserin von Winnicotts *The Child, The Family, and the Outside World* (dt.: *Kind, Familie und Umwelt*).

Balint, Enid (60)
BPS; Frau von Michael Balint.

Balint, Michael (78)
Angesehenes Mitglied der mittleren Gruppe, gebürtiger Ungar; Autor von *The Basic Fault* (dt.: *Therapeutische Aspekte der Regression. Die Theorie der Grundstörung*) und anderen Werken.

Beveridge, Lord (5)
Autor eines Berichts über den Zustand des britischen Gesundheitswesens, der zur Verstaatlichung der ärztlichen Versorgung führte.

Bick, Esther (30)
BPS.

Bion, Wilfred R. (57, 81, 83, 109)
Umstrittener post-kleinianischer Theoretiker, vielseitiger Autor.

Bonnard, Augusta (21, 69, 70)
BPS; Direktorin der East London Child Guidance Clinic.

Bowlby, John (40)
BPS; schrieb einflußreiche Werke über Auswirkungen der Trennung bei kleinen Kindern und die Anwendung ethologischer Gedanken auf die psychoanalytische Theorie.

[1] Die Zahlen in Klammern geben die Nummern der Briefe in diesem Band an.

British Medical Journal (4, 10)
Redaktion der Zeitschrift

Casuso, Gabriel (61)
Psychoanalytiker, früher in Kuba.

Chamberlain, Mrs. Neville (2)
Frau des britischen Premierministers.

Chaplin, D. (49)
Kinder-Psychotherapeut.

Collinson, J.D. (121)
Anthropologe, arbeitete in Tansania.

Conran, M.B. (122)
Psychiatrischer Leiter des Shenley Hospital, St. Albans; assoziiertes Mitglied der BPS.

Dahlberg, Charles Clay (111)
Forschungs-Psychologe, William Alanson White Institute of Psychiatry, New York City.

Dowling, R.S.W. (114)
Redakteur der Zeitschrift *Family Doctor.*

Dr. P. (anonymisiert) (106)
Ein Kollege

Ezriel, H. (23)
Assoziiertes Mitglied der BPS.

Federn, Paul (9)
Verfasser früher Beiträge zur psychoanalytischen Literatur über die Psychose.

Fitzgerald, Otho W.S. (15)
Medizinischer Leiter des Shenley Hospital, St. Albans.

Fordham, Michael (44, 55, 93, 94)
Jungianischer Analytiker; Freund von Winnicott.

Frank, Klara (41)
BPS; Mitarbeiterin von Anna Freud.

Freud, Anna (8, 36, 43, 58, 120)
Tochter von Sigmund Freud; eine der Begründerinnen der Kinder-Psychoanalyse; vielseitige Autorin; Begründerin des Hampstead Child-Therapy Course and Clinic.

Friedlander, Kate (3)
BPS; Mitarbeiterin von Anna Freud.

Glover, Edward (19)
Umstrittenes Mitglied der BPS, trat in den 40er Jahren aus; vehementer Gegner der Auffassungen von Melanie Klein.

Gough, Donald (115)
Assoziiertes Mitglied der BPS; psychiatrischer Berater der National Spastics Society; Kinderpsychiater.

Guntrip, Harry (45, 47)
Früherer Geistlicher; Psychoanalytiker; Analysand bei Fairbairn und Winnicott; Verfasser einer Theorie von der Entstehung und Behandlung schizoider Phänomene.

Hazlehurst, R.S. (13)
Pfarrer, der auf Winnicotts Brief an die *Times* (Brief 12) geantwortet hatte.

Henderson, Sir David K. (39, 42)
Professor der Psychiatrie an der Universität Edinburgh, beratender Psychiater am Royal Infirmary, Edinburgh.

Hodge, S.H. (14)
Pfarrer, der auf Winnicotts Brief an die *Times* (Brief 12) geantwortet hatte.

Hoffer, Willi (22)
BPS; Mitarbeiter von Anna Freud.

James, Martin (68)
BPS, mittlere Gruppe; Freund von Winnicott.

Jaques, Elliot (76)
BPS; schrieb über das Thema »Mid-life-crisis«.

Jones, Ernest (24)
Gehörte zu dem frühesten Kreis um Freud; Freud-Biograph; hatte Melanie Klein nach London geholt.

Joseph, Betty (37)
BPS; Mitarbeiterin von Melanie Klein.

Khan, Masud (82)
Einer von Winnicotts wichtigsten Mitarbeitern und Interpreten; verfaßte mehrere Bücher.

Klein, Melanie (25, 43, 67)
Eine der Begründerinnen der Kinder-Psychoanalyse; umstrittene und brillante Theoretikerin; zentrale Gestalt in der englischen Schule der Psychoanalyse (im Unterschied zur Wiener Schule, deren Mittelpunkt Anna Freud war).

Knopf, Mrs. B.J. (91)
Leserin, die auf Winnicotts Brief an den *Observer* (Brief 88) geantwortet hatte.

Kulka, Anna M. (65)
Kinder-Psychiaterin aus Wien, die nach Los Angeles emigriert war.

Lacan, Jacques (79)
Umstrittener französischer Analytiker; begründete eine Schule psychoanalytischen Denkens.

Laing, Ronald D. (72)
BPS; Autor zahlreicher Bücher, darunter *Das geteilte Selbst.*

Lantos, Barbara (64)
BPS, Mitarbeiterin von Anna Freud.

Limentani, Adam (117)
BPS; früherer Präsident der International Psychoanalytical Association.

Lowry, Oliver H. (62)
Dekan der School of Medicine, Washington University, St. Louis, Missouri.

Luria, A.R. (80)
Angesehener sowjetischer Neurophysiologe.

M. (anonymisiert) (99)
Ein Vertrauter.

Main, Thomas (66)
BPS; vormals leitender Psychiater am Cassel Hospital, West Ham, Surrey.

McKeith, Ronald (85)
Englischer Kinderarzt; Präsident der Royal Society of Medicine, Section on Paediatrics, 1970.

Meltzer, Donald (75, 102)
In Amerika geborenes Mitglied der BPS; Anhänger von M. Klein und Bion; Autor mehrerer Bücher.

Money-Kyrle, Roger (26, 48, 51, 52)
BPS; Anhänger von Melanie Klein.

Mr. Q. (anonymisiert) (119)
Ein amerikanischer Leser, der Winnicott wegen seiner persönlichen Probleme geschrieben hatte.

Mrs. N. (anonymisiert) (103)
Eine Patientin.

Nagera, Humberto (92)
In Kuba geborener Kinder-Psychoanalytiker; Mitarbeiter von Anna Freud.

Nelson, Gillian (110)
Leserin von *The Child, the Family, and the Outside World.*

New Society (87)
Redaktion der Zeitschrift.

Observer (88, 90)
Redaktion der Zeitschrift.

Parfitt, D.N. (104)
Australischer Psychoanalytiker.

Payne, Sylvia (31, 101)
Hatte viele wichtige Ämter innerhalb der BPS inne; es ist hauptsächlich ihr zu verdanken, daß es heute nur eine Britische Psychoanalytische Gesellschaft gibt.

Peller, Lili E. (100)
Ehrenmitglied der Philadelphia Association for Psychoanalysis.

Raison, Timothy (86)
Redakteur der Zeitschrift *The New Society.*

Rapaport, David (32)
Angesehener amerikanischer Psychologe und Psychoanalytiker.

Ries, Hannah (33)
BPS; Anhängerin von Anna Freud; in die USA emigriert.

Riviere, Joan (59, 71)
Winnicotts zweite Analytikerin; enge Mitarbeiterin von Melanie Klein; Freud-Übersetzerin.

Rodman, F. Robert (118)
Psychoanalytiker, Los Angeles.

Rodrigue, Emilio (53)
Argentinischer Analytiker, in London ausgebildet, praktiziert heute in Salvador, Brasilien.

Rosenfeld, Herbert (27, 73, 97)
BPS; Mitarbeiter von Melanie Klein; schrieb über die Behandlung von

Psychosen.

Rycroft, Charles F. (54)
BPS (später ausgetreten); schrieb Bücher und Artikel für Analytiker und Laien.

Sargant, William W. (124)
Organisch ausgerichteter Psychiater.

Scott, P.D. (17)
Beratender Psychiater am Maudsley Hospital; leitender Psychiater am London County Council Remand Home.

Scott, W. Clifford M. (29, 34, 35, 38)
Mitglied der BPS und der Kanadischen Psychoanalytischen Gesellschaft; Freund von Winnicott.

Segal, Hanna (20, 28, 56)
Angesehenes Mitglied der BPS; eine der einflußreichsten Schülerinnen von Melanie Klein.

Sharpe, Ella (7)
BPS; verfaßte Bücher zur psychoanalytischen Technik und zur Traumanalyse.

Smirnoff, Victor (74)
Mitglied der Association psychanalytique de France.

Spence, Marjorie (112, 113)
Leserin von *The Child, the Family, and the Outside World.*

Spock, Benjamin (84)
Bekannter amerikanischer Kinderarzt; Autor von *Baby and Child Care.*

Stierlin, Helm (125)
Psychoanalytiker, Washington, D.C., heute Heidelberg.

Stone, L. Joseph (116)
Professor am Vassar College.

Stone, Marjorie (11)
Spielzeugherstellerin.
Storr, Charles Anthony (95)
Angesehener britischer Psychologe, Psychoanalytiker und Autor.

Strachey, James (18)
Winnicotts erster Analytiker; Freud-Übersetzer.

Szasz, Thomas (77)
Amerikanischer Analytiker; Autor von *Geisteskrankheit. Ein moderner Mythos* und anderen polemischen Werken.

Thorner, Hans (98)
BPS.

Times (6, 12, 16, 46, 50, 96)
Redaktion der Zeitung.

Tizard, J.P.M. (63)
Professor der Pädiatrie in Oxford, emeritiert; alter Freund von Winnicott.

Tod, Robert (126)
Freund Winnicotts und seiner Frau Clare; Winnicott schrieb ein Vorwort zu Tods Buch über Jugendkriminalität.

Torrie, Margaret (107, 108)
Frau eines Freundes von Winnicott.

Wilkinson, Agnes (123)
Beratende Psychiaterin an der London School of Economics.

Winnicott, Violet (1)
Winnicotts Schwester.

Wisdom, John O. (89)
Professor der Philosophie an der London School of Economics; ehemaliger Präsident und Ehrenmitglied der Soeciety for Psychosomatic Research; ehemaliges Mitglied der BPS.

REGISTER

Die *kursiv* gesetzten Zahlen beziehen sich auf Anmerkungen.